"十三五"职业教育规划教材

生物药物检验技术

SHENGWU YAOWU JIANYAN JISHU

刘洋　张可君　主编

化学工业出版社

·北京·

《生物药物检验技术》是在我国职业教育规模、专业设置与经济社会发展需求相适应的新形势下推出的一本高职高专教材，本书以国家药典委员会《中国药典》（2015 年版）、《GMP》（2010 年版）为依据。教材内容立足于检验技术，偏重于生物药物方向，围绕高职高专的特点和需要来编写，以立德树人、注重技能培养为核心，以职业教育人才培养必需知识体系为要素，具有关注现代科学技术在生物药物检验中的应用及技术创新、环境保护等特点。内容涵盖药物分析基本知识，生物药物的检查、生物检定及分析方法，各类生物药物及制剂的检验及体内药物分析，并针对各部分内容设计有配套的实训项目和目标检测。本书配有电子课件及目标检测题答案，可从 www. cipedu. com. cn 下载参考。

本书可供全国高职高专院校药品生产技术、生物制药技术、医学生物技术、药品生物技术等专业使用，也可供生物药物质量检验、管理的高级应用型人才学习使用，使之能从事药品质量检验及规范化管理，能够监督药品质量，并具有较强的环保意识、创新精神，适应医药产业和职业教育要求。

图书在版编目（CIP）数据

生物药物检验技术/刘洋，张可君主编. —北京：化学工业出版社，2019.8（2023.10 重印）
“十三五”职业教育规划教材
ISBN 978-7-122-34709-1

Ⅰ.①生… Ⅱ.①刘…②张… Ⅲ.①生物制品-药物-药品检定-高等职业教育-教材 Ⅳ.①R927.1

中国版本图书馆 CIP 数据核字（2019）第 121838 号

责任编辑：迟 蕾 李植峰 张春娥　　文字编辑：焦欣渝
责任校对：宋 玮　　装帧设计：王晓宇

出版发行：化学工业出版社（北京市东城区青年湖南街 13 号 邮政编码 100011）
印 装：涿州市般润文化传播有限公司
787mm×1092mm 1/16 印张 17¼ 字数 493 千字 2023 年 10 月北京第 1 版第 2 次印刷

购书咨询：010-64518888　　售后服务：010-64518899
网 址：http://www.cip.com.cn
凡购买本书，如有缺损质量问题，本社销售中心负责调换。

定 价：49.80 元　

《生物药物检验技术》编写人员

主　　编　刘　洋　张可君

副 主 编　王梦禅　张　媛　周　敏

编　　者　（以姓名笔画为序）

王梦禅（重庆三峡医药高等专科学校）

刘　洋（长春职业技术学院）

汤灿辉（江西中医药高等专科学校）

何　姗（天津渤海职业技术学院）

张　媛（天津生物工程职业技术学院）

张可君（天津生物工程职业技术学院）

周　敏（江苏食品药品职业技术学院）

前言

我国生物技术产业规模不断壮大，年均增速20%左右，已成为中国经济一个重要增长点，并形成了一批如上海张江、天津滨海、泰州医药城等有代表性的专业化高新技术园区，以及以长三角地区、环渤海地区、珠三角地区为核心的生物医药产业聚集区。2017年5月国家科技部正式印发《"十三五"生物技术创新专项规划》。该规划提出要利用基因测序、影像、大数据分析等手段，在产前胎儿罕见病筛查、肿瘤、遗传性疾病等方面实现新突破，实现精准预防、诊断和治疗。随着企业技术创新、科技含量增加，对员工的企业适应性、专业知识和技能等方面均提出了更高的要求。

生物药物检验技术立足于检验技术，偏重于生物药物方向，主要包括对生物药物检验的理论和实验技术。本书是在我国职业教育规模、专业设置与经济社会发展需求相适应的新形势下推出的一本高职高专教材，具有关注现代科学技术在生物药物检验中的应用及技术创新、环境保护等特点。

本书以国家药典委员会《中国药典》(2015年版)、《GMP》(2010年版) 为依据，全书共十五章。每章内容前有知识目标、能力目标等，后有目标检测、实训项目等，全书还配备PPT教学资料及目标检测题答案，可从 www.cipedu.com.cn 下载参考，实训项目突出了对学生实训操作能力的培养。

本书符合高等职业教育的特点，内容简明扼要，理论难度适中，实践性强。本书主要适用于全国高职高专院校药品生产技术、生物制药技术、医学生物技术、药品生物技术等专业使用，也可供生物药物质量检验、管理的高级应用型人才学习使用，使之能从事药品质量检验及规范化管理，能够监督药品质量，并具有较强的环保意识、创新精神，适应医药产业和职业教育要求。

本书绪论、第一章、第十章由长春职业技术学院刘洋编写；第二章、第三章、第十五章由天津生物工程职业技术学院张可君编写；第四章、第七章由天津生物工程职业技术学院张媛编写；第五章、第六章由天津渤海职业技术学院何姗编写；第八章、第九章由江西中医药高等专科学校汤灿辉编写；第十一章、第十四章由江苏食品药品职业技术学院周敏编写；第十二章、第十三章由重庆三峡医药高等专科学校王梦禅编写。全书由刘洋、张可君负责统稿工作。

本书的编写，得到了参编单位各级领导和相关院校老师的大力支持，在此表示衷心的感谢。

因作者水平有限，书中难免存在疏漏之处，欢迎各位读者多提意见，以便我们不断改进，进一步修订完善。

编者

2019年2月

前言

[illegible]

目 录

绪论

第一章 药物检验基本知识

第二章 生物药物的检查

第三章 生物检定

第四章 免疫分析

第五章 电泳分析

第六章　色谱分析

第七章　酶分析

第八章　氨基酸、肽类、蛋白质类药物分析

第九章 抗生素类药物分析

第十章 维生素类药物分析

第十一章 核酸类药物分析

第十二章 甾体激素类药物分析

第十三章 药物制剂及工艺用水分析

第十四章 基因工程药物分析

第十五章 体内药物分析

参考文献

绪 论

1

知识目标

◇ 掌握生物药物检验的性质与任务及药品质量标准的主要内容；
◇ 熟悉《中国药典》(2015年版)的结构；
◇ 了解我国药品质量管理规范。

能力目标

◇ 能够利用《中国药典》(2015年版)查找有关药品的质量标准；
◇ 能准确说出药品质量管理规范法令文件。

一、生物药物检验的性质与任务

生物药物检验是生物制药技术专业的一门专业课，是应用有机化学、物理化学、无机与分析化学、生物化学、微生物学、仪器分析、免疫学等学科的理论及其技术，对生物药物质量进行全面分析的一门综合性学科。本课程旨在培养学生重视生物药物质量的观念，从而不断提高分析问题和解决问题的能力，为培养和造就生物技术人才打下基础。

生物药物检验的基本任务是分析各种生物药物的化学成分、化学结构、组分含量、相关物质及降解产物含量等。当然，控制生物药物质量应当是多方面、多学科、全过程的综合性工作，应当体现在药品的研发、生产、供应、使用和药品监督管理的各个环节和流程，需要各部门的共同努力。生物药物检验以其对药品质量的有效分析和评价，为全方位、全过程地控制药品质量提供了依据，成为药品质量控制环节的一个重要组成部分。生物药物检验的具体任务如下。

1. 对药品质量的检验分析

为确保药品的质量，应严格按照国家法定的药品质量标准，对药品进行分析和检验。为此，国家设立了专门负责药品检验的机构，如中国食品药品检定研究院（原中国药品生物制品检定所)、各省（市）食品药品检验所（研究院）等，从事药品生产、流通和使用的药厂、公司和医院等也有各自的药品检验部门。

2. 在药品生产过程中进行质量分析与控制

药品的生产常是多个环节、多步骤完成的，任何一个环节出现问题，都会造成其后工作的无效和浪费。在药品生产的各个节点上及时、有效地发现问题，并加以改正，是药品生产过程中不可缺少的工作。因此，从生产药品的原料到成品生产全过程的质量分析和检验，可保障生产正常运行，促进生产工艺的改进，保证药品质量，提高生产效率，减少不必要的损失。

3. 在药品贮藏、使用过程中进行质量分析与控制

绝大多数药品要经历一定时间的贮藏过程，才能最终供患者使用。通过药物分析，研究和跟踪药物在贮藏过程中的质量与稳定性，有利于采取科学合理的贮藏条件和方法，保证药物的质量。

4. 开展药物体内过程的分析

要实现科学、合理用药，必须了解药物在体内的浓度、分布、代谢和排泄等过程，必须了解药物在人体内的动力参数，这些都离不开药物分析的开展和研究。所以，有效的分析手段还有利于促进临床合理用药。

二、《中国药典》

《中华人民共和国药典》，简称《中国药典》，其英文名称是 Chinese Pharmacopoeia，缩写 Ch.P，不同版本以其后括号中的年份来表示。《中国药典》由国家药典委员会编制，是记载药品质量标准的法典，是国家监督、管理药品质量的法定技术标准，具有法律约束力。自新中国成立后发行第一部《中国药典》（1953 年版）以来，《中国药典》大约五年更新一版，迄今为止已出版了 10 版。《中国药典》（2005 年版）首次分为三部：一部收载药材及饮片、植物油脂和提取物、成方制剂和单味制剂等；二部收载化学药品、抗生素、生化药品、放射性药品以及药用辅料等；三部收载药物制品。《中国药典》（2015 年版）参照《美国药典》（USP）、《欧洲药典》（EP）和《英国药典》（BP）体例模式，将附录部分与辅料部分独立成卷，既可以解决长期以来各部附录之间不协调、不统一的问题，又可以避免各部重复收录，同时还可以使附录内容更系统、更完善，真正实现附录先行的机制。属于中药、化学药、药用辅料、生物制品特定使用的附录，应按照其类别特点进行收载，进行合理的分类与排序，因此，最新版《中国药典》（2015 年版）分为四部出版：一部为中药（分上、下两卷）；二部为化学药；三部为生物制品；四部为附录和辅料。《中国药典》（2015 年版）收载品种总数达 5608 种，较上版药典增幅 18.6%；增加了新的通用检测方法，提高了药品质量分析方法的可选择性，如新增聚合酶链反应法；建立药用辅料功能学评价方法和项目，如多孔性检查、密度检查（包括固体、黏合剂）、粉末细度检查、粉末流动检查、特殊表面积检查等方法。同时《中国药典》（2015 年版）英文版作为开展国际交流与合作的重要载体，与中文版同步出版，以适应国际发展的需要。

《中国药典》（2015 年版）按内容可分为凡例、标准正文和附录三部分。

1. 凡例

凡例是解释和正确使用《中国药典》进行质量检定的基本原则。凡例把与正文品种、附录及质量检定有关的共性问题做了规定，避免在全书中重复说明。凡例中的有关规定具有法定的约束力。如规定本版药典使用的滴定液和试液浓度，以 mol/L 表示者，其浓度要精密标定的滴定液用“×××滴定液（…mol/L）表示；若做其他用途不需精密标定其浓度时，用…mol/L ×××溶液”表示，以示区别。溶液后标示的“（1 → 10）”等符号，是指固体溶质 1.0g 或液体溶质 1.0ml 加溶剂使成 10ml 的溶液；未指明用何种试剂则均指水溶液；两种或两种以上的液体混合物，名称用半字线“-”隔开；其括号内所示的“：”符号，系指各液体混合时的体积比例。标准品是指用于生物检定、抗生素或生化药品含量或效价测定的标准物质。按效价单位计算，以国际标准品进行标定，对照品除另有规定外，均按干燥品进行计算后使用。“精密量取”是指量取体积的准确度应符合国家标准中对该体积移液管的精密度要求；取用量为“约”若干时，是指取用量不得超过规定量的±10%。

2. 正文

正文是药典的主要内容，记载药品或制剂、辅料的质量标准，其内容主要包括中文名、汉语拼音名、英文名、结构式、分子式和分子量、性状、鉴别、检查、含量测定、类别、贮藏及制剂等。下面以注射用胰蛋白酶为例说明正文的主要内容。

注射用胰蛋白酶

Zhusheyong Yidanbaimei

Trypsin for Injection

本品为胰蛋白酶的无菌冻干品。含胰蛋白酶的活力单位应为标示量的90.0%～120.0%。

【性状】本品为白色或类白色冻干块状物或粉末。

【鉴别】取本品约5000单位，照胰蛋白酶项下的鉴别试验，显相同的反应。

【检查】酸度　取本品，加水溶解并稀释制成每1ml中含5000单位的溶液，依法测定（通则0631），pH值应为5.0～7.0。

溶液的颜色　取本品，加0.9%氯化钠溶液溶解并稀释制成1ml中含2.5万单位的溶液，应无色；如显色，与黄色2号标准比色液（通则0901第一法）比较，不得更深。

干燥失重　取本品约0.2g，以五氧化二磷为干燥剂，在60℃减压干燥4h，减失重量不得过8.0%（通则0831）。

异常毒性　取本品，加灭菌注射用水溶解并稀释制成每1ml中含125单位的溶液，依法检查（通则1141），应符合规定。

无菌　取本品，用适宜溶剂溶解后，经薄膜过滤法处理，依法检查（通则1101），应符合规定。

其他　应符合注射剂项下有关的各项规定（通则0102）。

【效价测定】取本品5支，分别加适量0.001mol/L盐酸溶液溶解，并全量转移至同一100ml量瓶中，用上述盐酸溶液稀释至刻度，摇匀，精密量取适量，用上述盐酸溶液定量稀释制成每1ml中约含50～60单位的溶液。照胰蛋白酶项下的方法测定。

【类别】同胰蛋白酶。

【规格】(1) 1.25万单位 (2) 2.5万单位 (3) 5万单位 (4) 10万单位

【贮藏】密闭，在凉暗处保存。

3. 通则

通则由通用检测方法、制剂通则、指导原则等构成。通用检测方法包括一般鉴别试验、光谱法、色谱法、物理常数测定法、限量检查法、特性检查法、生物检查法、生物活性测定法、微生物检查法等；制剂通则是按照药物剂型分类，针对剂型特点所规定的基本技术要求；指导原则中收载了原料药物及制剂稳定性试验指导原则、药物制剂人体生物利用度和生物等效性试验指导原则、生物样品定量分析方法验证指导原则等。

4. 索引

索引包括中文索引和英文索引，使用药典时，既可以通过前面的品名目次查找，也可通过中文索引或英文索引查找。

知识链接　　**国外药典简介**

在药品分析中可供参考的国外药典主要有以下几种。

1. 美国药典/国家处方集

美国药典/国家处方集（U. S. Pharmacopoeia / National Formulary，简称USP/NF）由美国政府所属的美国药典委员会（The United States Pharmacopoeia Convention）编辑出版。USP于1820年出第一版，每年更新，到2016年已出至第39版。NF于1883年出第一版，自1980年第15版起并入USP，但仍分两部分，前面为USP，后面为NF。

2. 英国药典

英国药典（British Pharmacopoeia，简称 BP）是英国药品委员会正式出版的英国官方医学标准集，是英国制药标准的重要出处，也是药品质量控制、药品生产许可证管理的重要依据。英国药典最新版本为 2016 版，此版英国药典专论于 2016 年 1 月 1 日起生效。

3. 日本药局方

日本药典的名称是《日本药局方》，英文缩写 JP，最新版本为《日本药局方第十六改正版》，它由一部和二部组成，共一册。

4. 欧洲药典

《欧洲药典》（European Pharmacopoeia，缩写为 Ph. Eur）是欧洲药品质量控制标准，由欧洲药典委员会编制。《欧洲药典》的基本组成有凡例、通用分析方法、常用含量测定方法、正文等。

三、药品质量标准

1. 药品质量标准概述

药品的特殊性决定了对其进行质量控制的重要性，由于不同厂家生产工艺、技术水平及设备条件、运输与贮存条件的差异等都会影响药品的质量，所以国家必须制定对药品有强制执行力的统一的质量标准，即药品质量标准。药品质量标准是国家对药品质量、规格及检验方法所做的技术规定，是药品生产、供应、使用、检验和药政管理部门共同遵循的法定依据。制定并贯彻统一的药品标准，对医药科学技术、生产管理、经济效益和社会效益都会产生良好的影响。

药品质量标准通常由药品研究试制单位提出草案，经药品监督管理部门审批，在批准药品生产的同时，颁布法定质量标准。凡经过国家药品监督管理部门批准生产的药品，都必须有其法定的质量标准，不符合这个标准的药品不准生产、销售和使用。我国已经形成了以《中华人民共和国药典》（简称《中国药典》）和《国家食品药品监督管理局　国家药品标准》（简称《局颁药品标准》）为主体的国家药品质量标准体系（具有法律效力），同时还有《临床研究用药品质量标准》（仅供研制单位和临床试验单位使用）、《暂行或试行药品标准》（新药报试生产时所制定的药品标准）及《企业标准》（生产企业自行制定并用于控制相应药品质量的标准）。

药品质量标准不是一成不变的，随着科学技术的发展和生产工艺的改进，药品质量标准也在不断提高。目前国家正着力规范提高药品标准，对多个企业生产的同一品种，标准的制定“就高不就低”，力争基本实现药品标准管理计算机网络化的目标。

2. 制定药品质量标准的原则

药品的质量标准与药品总是同时产生的，是药品研发、生产、经营及临床应用等的综合成果。在进行新药的研究时，除了对新药的生产工艺、药理和药效等方面进行研究外，还要对新药的质量控制方法进行系统的研究，并在此基础上制定药品质量标准。制定药品质量标准主要应遵循以下原则：①充分考虑药品的安全性和有效性；②检测项目、分析方法和限度要合理可行；③从生产、流通及使用各个环节考察影响药品质量的因素；④制剂质量标准与原料药质量标准要有关联性。

3. 生物药品质量标准的主要内容

生物药品质量标准的主要内容有名称、性状、鉴别、检查、含量测定、类别和贮藏等。

(1) 名称　药品质量标准中药品的名称包括中文名、汉语拼音名和英文名三种。

中文名称是按照《中国药品通用名称》（Chinese Approved Drug Names，简称 CADN）推荐的名称以及命名原则命名的，是药品的法定名称。英文名称应尽量采用世界卫生组织制定的《国际非专利药品名》（International Nonproprietary Name For Pharmaceutical Substances，简称

INN)，INN没有的可采用其他的合适英文名称。

药物的中文名称应尽量与英文名称对应，可采用音译、意译或音意合译，一般以音译为主。

(2) 性状 药品的性状是药品质量标准的重要表征之一，主要包括药品的外观、臭、味、溶解度、物理常数等。

① 外观与臭味 药品的外观是对药品的色泽和外表的感观规定，具有一定的鉴别意义，可以在一定程度上反应药物的内在质量。臭味是药物本身所固有的。

② 溶解度 溶解度是药品的一种物理性质，各药品项下选用的部分溶剂及其在该溶剂中的溶解性能，可供精制或配制溶液时参考。《中国药典》(2015年版) 中药物的溶解性用术语来表示，如“极易溶解”“易溶”“溶解”“ 略溶”“几乎不溶或不溶”等，《中国药典》(2015年版) 凡例中对以上术语有明确的规定。

③ 物理常数 物理常数是药物的物质常数，具有鉴别意义，也能反映药物的纯杂程度，是评价药品质量的重要指标。《中国药典》(2015年版) 在第四部通则0600中收载的物理常数有相对密度、熔点、旋光度、折射率、黏度等。

(3) 鉴别 鉴别是指用规定的方法对药物的真伪进行判断，是控制药品质量的重要环节。鉴别必须对每个具体药品能正确无误地作出准确判断，选用的方法应准确、灵敏、简便、快速，主要依据是该药品的化学结构和理化性质。

(4) 检查 《中国药典》(2015年版) 凡例中规定检查项目包括有效性、均一性、纯度要求和安全性四个方面的内容。

有效性的检查是以实验为基础，最终以临床疗效来评价的，一般是针对某些药品的特殊药效需要进行的特定项目的检查，主要控制除真伪、纯度和有效成分含量等因素以外其他可能影响疗效的因素。

均一性主要是指制剂的均一程度，如固体制剂的“重量差异”及“含量均匀度”检查等。

纯度检查是药品检查项目下的主要内容，是对药物中的杂质进行的检查。

安全性检查的目的是在正常用药的情况下，保证用药的安全，如“热原检查”“毒性检查”“过敏试验”等。

(5) 含量测定 含量测定主要是针对药品中有效成分含量的测定，是保证药品安全有效的重要手段。常用的含量测定方法有理化方法和生物学方法。使用理化方法测定药物的含量，称为“含量测定”，测定结果一般用含量百分率 (%) 来表示。生物学方法包括生物检定法和微生物检定法，是依据药物对生物或微生物作用的强度来测定含量的方法，常称为“效价测定”，测定结果通常用“效价”来表示。对于测定方法的选择，除应要求方法的准确性与简便性外，还应强调测定结果的重现性，含量测定必须在鉴别无误、杂质检查合格的基础上进行。

(6) 类别 药品的类别是指按药品的主要作用、主要用途或学科划分的类别。如解热镇痛药、抗生素等。

(7) 贮藏 贮藏项下规定的贮藏条件，是依据药物的稳定性，对药品包装和贮藏的基本要求，以避免或减缓药品在正常贮存期内的变质。

四、药品质量管理规范

药品是一种特殊的商品，国家和政府为了确保药品质量，制定出每种药品的管理依据，即药品质量标准。一个有科学依据、切合实际的药品质量管理规范应该是从药物的研究试制开始的，直至临床使用整个过程中研究工作的成果。但是要确保药品的质量能符合药品质量标准的要求，对药物存在的各个环节加强管理是必不可少的，许多国家都根据本国的实际情况制定了一个科学管理规范和条例。我国对药品质量全过程起指导作用的法令文件如下：

(1)《药品非临床研究质量管理规范》(Good Laboratory Practices，GLP) 任何科研单位和部门为了研制出安全、有效的药物，都必须按照GLP的规定开展工作。该规范从各个有关方面明确规定了如何严格控制药物研制的质量，以确保实验研究的质量与实验数据的准确可靠。我国的《药品非临床研究质量管理规范》（试行）于1999年发布并于1999年11月1日起施行。

(2)《药品生产质量管理规范》(Good Manufacturing Practices，GMP) GMP作为制药企业指导药品生产和质量管理的法规，是药品生产和质量管理的基本准则，适用于药品制剂生产的全过程、原料药生产中影响成品质量的关键工序，也是新建和改建医药企业的依据。我国卫生部正式发布《药品生产质量管理规范》文件是在1988年。生产企业为了生产全面符合药品质量标准的药品，必须按照GMP的规定组织生产和加强管理。

(3)《药品经营质量管理规范》(Good Supply Practices，GSP) 药品供应部门为了保证药品在运输贮存和销售过程中的质量和效力，必须按照GSP的规定进行工作。

(4)《药品临床试验管理规范》(Good Clinical Practices，GCP) 这项规范的制定有两个作用：一是为了在新药研究中保护志愿受试者和病人的安全和权利；二是有助于生产厂家申请临床试验和销售许可时，能够提供符合质量的、有价值的临床资料。该规范对涉及新药临床研究的所有人员都明确规定了责任。

除了药品研究、生产、供应和临床各环节的科学管理外，有关药品检验工作本身的质量管理更应重视，分析质量管理（Analytical Quality Control，AQC）即用于检验分析结果的质量。

目标检测

一、单项选择题

1.《中国药典》目前共出版了（　　）。

A. 9版　　B. 8版　　C. 10版

D. 7版　　E. 6版

2. 目前，《中华人民共和国药典》的最新版为（　　）。

A. 2015年版　　B. 2005年版　　C. 2010年版

D. 2007年版　　E. 2009年版

3. 在药品质量标准中，药品的外观、臭、味等内容归属的项目为（　　）。

A. 性状　　B. 鉴别　　C. 检查

D. 含量测定　　E. 类别

4.《中国药典》(2015年版）将药物物理常数的测定列入（　　）。

A. 第一部　　B. 第二部　　C. 第三部

D. 第四部　　E. 第五部

5. 药典规定的标准是对药品质量的（　　）。

A. 最低要求　　B. 最高要求　　C. 一般要求

D. 行政要求　　E. 内部要求

6. 药典中所用乙醇未指明浓度时系指（　　）。

A. 95％（ml/ml)　　B. 95％（g/ml)　　C. 95％（g/g）的乙醇

D. 无水乙醇　　E. 75％（ml/ml)

二、多项选择题

7.《中国药典》第四部内容包括（　　）。

A. 药用辅料　　B. 制剂通则　　C. 含量测定法

D. 限量检查　　E. 物理常数测定法

8. 评价一个药物质量的主要方面有（　　）。

A. 鉴别　　B. 含量测定　　C. 性状

D. 检查　　E. 剂量

9. 对照品是（　　）。

A. 色谱中应用的内标准
B. 由国务院药品监督部门指定的单位制备、标定和供应
C. 按效价单位（或 μg）计
D. 按干燥品（或无水物）进行计算后使用
E. 制剂的原料药物
10. 标准品系指（　　）。
A. 用于生物检定的标准物质
B. 用于抗生素含量或效价测定的标准物质
C. 用于生化药品含量或效价测定的标准物质
D. 用于校正检定仪器性能的标准物质
E. 用于鉴别、杂质检查的标准物质
11. 我国药品质量标准规范包括（　　）。
A. GMP　　B. GLP　　C. GSP
D. GCP　　E. GUP

三、问答题

12. 生物药物检验的性质与任务是什么？
13. 常见的药品标准主要有哪些？各有何特点？

第一章
药物检验基本知识

知识目标

◇ 掌握药品检验的基本程序和方法；
◇ 熟悉生物药品常用的物理常数测定的操作方法；
◇ 了解生物药物常用物理常数的测定原理。

能力目标

◇ 能够运用药品质量标准完成生物药物常用物理常数的测定操作并作出结果判定；
◇ 能遵循药品检验的程序及方法完成药品的检验工作。

第一节　药品检验的基本程序和方法

药品检验工作的基本程序一般为取样、检验、记录和报告，药品检验工作就是按照这个程序一步一步完成的。任何一步出现问题，带来偏差，都会对整个检验结果造成致命的错误。所以，每一名药物分析工作者都要有全程质量控制的观念，认真执行每一步的规范操作，确保检验结果的质量。

一、取样

为确保检验结果的科学性、真实性和代表性，取样必须坚持随机、客观、均匀、合理的原则，药品生产企业抽取的样品包括进厂的原辅料、中间体及产品。取样时必须填写取样记录，内容主要包括品名、日期、规格、批号、数量、来源、编号、必要的取样说明、取样人签名等，取样由专人负责。

1. 取样量

取样应根据被取样品的特性按批进行。若批总件数（原料：袋；中间体：桶锅；产品：箱、袋、盒、桶等）为 x，则当 $x \leqslant 3$ 时，每件取样；当 $3 < x \leqslant 300$ 时，按 $\sqrt{x}+1$ 随机取样；当 $x > 300$ 时，按 $\frac{\sqrt{x}}{2}+1$ 随机取样。一次取样量最少可供三次检验用量，同时还应保证留样观察的用量。

2. 取样方法

① 原辅料取样时，应将被取物料外包装清洁干净后移至与配料室洁净级别相当的取样室或其他场所进行取样，以免被取物料被污染。

② 固体样品用取样器或其他适宜的工具从袋口一边斜插至对边袋深约 $\frac{3}{4}$ 处抽取均匀样品，

取样数较少时，应选取中心点和周边四个抽样点，从上往下垂直抽取样品。

③ 液体样品用于两端开口、长度和粗细适宜的玻璃管，慢慢插入液体中，使管内外液面保持同一水平，插至底部时，封闭上端开口，提出抽样管，抽取全液位样品。

④ 所取样品经混合或振荡均匀后用“四分法”缩分样品，直至缩分到所需样品量。

⑤ 将所取样品按规定的数量分装两瓶，贴上标签或留样证，一瓶供检验用，另一瓶作为留样保存。

⑥ 制剂样品和包装材料随机抽取规定的数量即可。

⑦ 针剂澄明度检查，按取样规定每盘随机抽取若干，全部混匀再随机抽取。

⑧ 外包装按包装件50%全检。

⑨ 取样后应及时将打开的包装容器重新包扎或封口，同时在包装容器上贴上取样证，并填写取样记录。

3. 注意事项

① 取样器具、设备必须清洁干燥，且不与被取物料起化学反应，应注意由于取样工具不干净而引起的交叉感染。抽取供细菌检查用的样品时，取样器具必须按规定消毒灭菌。

② 盛放样品的容器必须清洁干燥，密封。盛放遇光不稳定样品和菌检样品的容器应分别使用不透光容器和无菌容器。

③ 取样必须由质检人员进行，取样人必须对所取样品负责，不得委托岗位生产人员或其他非专业人员代抽取。

④ 取样者必须熟悉被取物料的特性、安全操作的有关知识及处理方法，抽取有毒有害样品时，应穿戴适宜的保护用品。

⑤ 进入洁净区去取样时，应按符合洁净区的有关规定进出。

⑥ 取样后应尽快检验，若一次检验不合格，除另有规定外，应加大取样数量，从两倍数量的包装中进行检验。重新取样时，也应符合本标准规定的要求。

⑦ 易变质的原辅料，贮存期超过规定期限时，领用前要重新取样抽检。

二、检验

检验员接到检验样品后依据检验标准操作规程进行检验。

1. 鉴别

鉴别是药品检验工作的首要任务，只有在鉴别无误的情况下，进行药品的杂质检查和含量测定工作才有意义。鉴别首先是药品性状的观测及物理常数的测定，其次是依据药物的结构特征和理化性质采用灵敏度高、专属性强的反应对药品的真伪进行判断。不能将药品的某个鉴别实验作为判断该药品检验真伪的唯一依据，鉴别实验往往是一组实验项目综合评价才能得出结论。

2. 检查

检查包括纯度检查和其他项目的检查，主要是按药品质量标准规定的项目进行限度检查。

3. 含量测定

药品的含量测定是指对药品中有效成分含量的测定，可采用理化方法和生物学检测方法。

三、记录与报告

1. 检验记录

检验人员在检验过程中必须做好原始记录，因为检验记录是出具检验报告的依据，是进行科学研究和技术总结的原始资料。检验记录必须做到真实、完整、清晰。检验记录包括品名、规格、批号、数量、来源、检验依据、取样日期、报告日期、检验项目、实验现象、实验数据、计算、结果判定及检验人员签字等。应及时做检验记录，严禁事后补记或转抄，检验记录不得任意涂改，若需要更改，必须用斜线将涂改部分划掉，并在旁边签上涂改者的名字或盖印章，涂改地方要保证清晰可见，以便日后有据可查。分析数据与计算结果中的有效数位应符合“有效数字和数值的修订及其运算”中的规定。检验记录应保存至药品有效期后一年。

2. 检验报告

① 检验报告单主要内容包括物料名称、规格、流水号或批号、数量、生产单位、取样日期、检验日期、检验依据、检验结果、检验人、复核人、质检部负责人签字等。

② 检验报告是对药品质量检验的定论，要依法作出明确肯定的判断。

③ 检验报告单上必须有检验者、复核者、部门主任签字或签章以及质检部门盖章方可有效。

④ 检验报告单结果中有效数字与法定标准规定一致。

⑤ 检验报告单字迹要清晰，色调一致，书写正确。

四、结果判定与复检

将检验结果同质量标准相比较，判定是否符合质量标准的要求，进而对整批产品质量作出评定，复检及结果判定原则如下。

① 检验原始结论和检验报告，除检验人自查外，还必须经第二人进行复核。检验报告还必须交化验室主任或由其委托指定的人员进行审核。

② 复核人主要复核原始记录和检验报告的结果是否一致，双平行实验结果是否在允许误差范围内，压限和不合格指标是否已经复验，指标是否漏检，有无异常数据，判断结果是否准确等。

③ 复核、审核接受后，复核人、审核人均应在原始记录或检验报告上签字，并对复核、审核结果负全部责任。凡属计算错误的，应由复核者负责；凡属判断错误的，应由审核人负责；凡属原始数据错误的，应由检验者本人负责。

④ 对原始记录和检验报告上查出的差错，由复核人、审核人提出，告知检验者本人，并有公证人签章。

⑤ 检验报告经检验人、复核人、审核人三级签章，并由审核人加盖质量管理部章方可外报。

⑥ 凡符合以下情况之一者必须由检验人进行复验：a. 平行实验结果误差超过规定允许的范围；b. 检验结果指标压限或不合格；c. 复核人或审核人提出有必要对某项指标进行复验的；d. 技术标准中有复验要求的；e. 原辅料超过贮存期限的。对抽样检验的品种，复验时应加大一倍取样重新抽样检验。如原样检验和复验结果不一致时，除技术标准中另有规定外，应查找原因，排除客观因素，使原检验人与复验人的结果在允许误差范围内，以二人的平均值为最终结论。

⑦ 平行实验结果的误差允许范围规定为：a. 中和法、碘量法、配位滴定法、非水滴定法，相对偏差不超过0.3%；b. 直接重量法的相对偏差不得超过0.5%；c. 比色法、分光光度法、高效液相色谱法，相对偏差不得超过1.5%。

课堂互动

药品检验的内容是指依次进行药物的性状观察、鉴别、检查和含量测定。请讨论，是否必须按照这个顺序进行药物的分析检验，这些检验项目之间有何内在联系？

第二节　常用物理常数的测定

一、相对密度测定

（一）原理

相对密度系指在相同的温度、压力条件下，某物质的密度与水的密度之比。除另有规定外，温度为20℃。纯物质的相对密度在特定的条件下为不变的常数。但如物质的纯度不够，则其相对密度的测定值会随着纯度的变化而改变。因此，测定药品的相对密度，可用以检查药品的纯杂程度。

（二）方法

液体药品的相对密度，一般用比重瓶（图1-1）测定；测定易挥发液体的相对密度，可用韦氏比重秤（图1-2）。用比重瓶测定时的环境（指比重瓶和天平的放置环境）温度应略低于20℃或各品种项下规定的温度。

1. 比重瓶法

（1）测定方法

① 取洁净、干燥并精密称定质量的比重瓶［图1-1(a)］，装满供试品（温度应低于20℃或各品种项下规定的温度）后，装上温度计（瓶中应无气泡），置20℃（或各品种项下规定的温度）的水浴中放置若干分钟，使内容物的温度达到20℃（或各品种项下规定的温度），用滤纸除去溢出侧管的液体，立即盖上罩。然后将比重瓶自水浴中取出，再用滤纸将比重瓶的外面擦净，精密称定，减去比重瓶的质量，求得供试品的质量后，将供试品倾去，洗净比重瓶，装满新沸过的冷水，再照上法测得同一温度时水的质量，按式(1-1)计算，即得。

$$供试品的相对密度=\frac{供试品质量}{水质量} \tag{1-1}$$

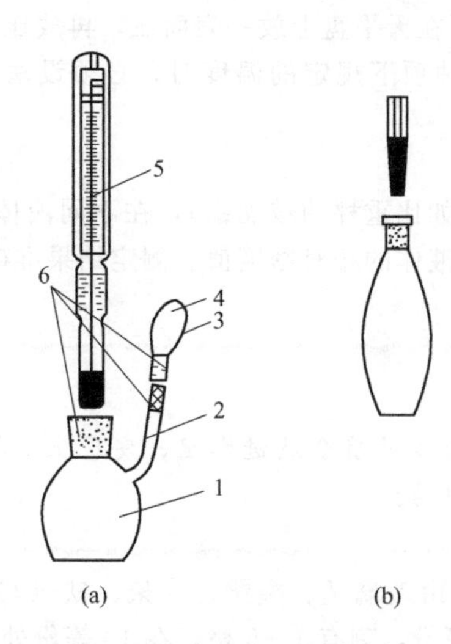

图1-1 比重瓶

1—比重瓶主体；2—侧管；3—侧孔；4—罩；5—温度计；6—玻璃管口

【例】 银黄口服液相对密度的测定

本品为合剂，在温度为20℃的条件下，精密称定恒重的比重瓶，质量为21.597g，将供试品装满比重瓶后精密称定，质量为32.150g；供试品取出后，比重瓶洗净烘干至恒重，装满新沸过的冷水，测定其总质量为31.530g。求银黄口服液的相对密度。

解：

$$供试品质量=32.150g-21.597g=10.553g$$

$$比重瓶质量+水质量=31.530g$$

$$水质量=31.530g-21.597g=9.933g$$

$$银黄口服液相对密度=\frac{10.553}{9.933}=1.06$$

② 取洁净、干燥并精密称定质量的比重瓶［图 1-1(b)］，装满供试品（温度应低于 20℃或各品种项下规定的温度）后，插入中心有毛细孔的瓶塞，用滤纸将从塞孔溢出的液体擦干，置 20℃（或各品种项下规定的温度）恒温水浴中，放置若干分钟，随着供试液温度的上升，过多的液体将不断从塞孔溢出，随时用滤纸将瓶塞顶端擦干，待液体不再由塞孔溢出，迅即将比重瓶自水浴中取出，照上述①法，自“再用滤纸将比重瓶的外面擦净”起，依法测定，即得。

(2) 注意事项

① 空比重瓶必须洁净、干燥。

② 操作顺序为先称量空比重瓶，再装供试品称量，最后装水称量。

③ 装过供试品的比重瓶必须冲洗干净。如供试品为油剂，测定后应尽量倾去，连同瓶塞可先用有机溶剂（如石油醚或氯仿）冲洗数次，待油完全洗去后，用乙醇、水冲洗干净，再依法测定水质量。

④ 供试品及水装瓶时，应小心沿壁倒入比重瓶内，避免产生气泡；如有气泡，应稍放置待气泡消失后再调温称量。供试品若为糖浆剂、甘油等黏稠液体，装瓶时更应缓缓沿壁倒入，避免因黏度大产生的气泡很难除去进而影响测定结果。

⑤ 比重瓶从水浴取出时，应用手指拿住瓶颈，而不能拿瓶肚，以免手温影响液体，使其体积膨胀而外溢。

⑥ 测定有腐蚀性供试品，可在天平盘上放一表面皿，再放比重瓶称量。

⑦ 当温度高于 20℃或各品种项下规定的温度时，必须设法调节环境温度至略低于规定的温度。

2. 韦氏比重秤法

本法根据一定体积的物体（如比重秤的玻璃锤），在不同液体中所受的浮力与该液体的相对密度成正比，利用浮力大小反映液体的相对密度值。测定结果准确可靠，而且操作迅速，在秤上可直接读得相对密度读数。

课堂互动

阿基米德把王冠和相同重量的黄金放进水里，发现王冠排出的水比黄金多，说明王冠掺假了，你认为这种观点对吗？

(1) 仪器构造 韦氏比重秤由玻璃锤、横梁、支架、砝码与玻璃筒五部分组成，见图 1-2。横梁的右半臂分为等距离的 10 等份，刻有 1～9 格，在 10 等份处有一秤钩，可挂玻璃锤和砝码。横梁左端有一指针，当比重秤平衡时，可与固定支架左上方的另一指针对准。比重秤配有大小不等 4 种游码（5g、500mg、50mg、5mg），每种 2 个，各游码在横梁最右端悬挂时，分别表示相

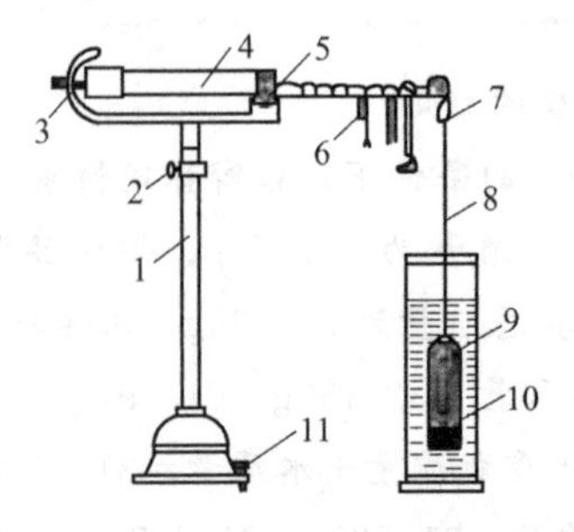

图 1-2 韦氏比重秤

1—支架；2—调节器；3—指针；4—横梁；
5—刀口；6—游码；7—小钩；8—细铂丝；
9—玻璃锤；10—玻璃圆筒；11—调整螺丝

对密度为1、0.1、0.01、0.001，如果挂在第5格时，分别表示相对密度为0.5、0.05、0.005、0.0005。每种砝码代表的相对密度数值见表1-1。

表1-1　韦氏比重秤游码代表的相对密度数值

游码所在位置	游码所表示的相对密度数值			
	5g	500mg	50mg	5mg
第10格	1	0.1	0.01	0.001
第9格	0.9	0.09	0.009	0.0009
第8格	0.8	0.08	0.008	0.0008
第7格	0.7	0.07	0.007	0.0007
第6格	0.6	0.06	0.006	0.0006
第5格	0.5	0.05	0.005	0.0005
第4格	0.4	0.04	0.004	0.0004
第3格	0.3	0.03	0.003	0.0003
第2格	0.2	0.02	0.002	0.0002
第1格	0.1	0.01	0.001	0.0001

(2) 测定方法

① 仪器的调整　将20℃时相对密度为1的韦氏比重秤，安放在操作台上，放松调节器螺丝，将托架升至适当高度后拧紧螺丝，横梁置于托架玛瑙刀座上，将等重游码挂在横梁右端的小钩上，调整水平调整螺丝，使指针与支架左上方另一指针对准即为平衡，将等重游码取下，换上玻璃锤，此时必须保持平衡。允许有±0.005g的误差，否则应予校正。

② 用水校准　取洁净的玻璃圆筒，将新沸过的冷水装至八分满，置20℃（或各品种项下规定的温度）的水浴中，搅动玻璃圆筒内的水，调节温度至20℃（或各品种项下规定的温度），将悬于秤端的玻璃锤浸入圆筒内的水中，秤臂右端悬挂游码于1.000处，调节秤臂左端平衡用螺丝使平衡。

③ 供试品的测定　将玻璃圆筒内的水倾去，拭干，装入供试液至相同的高度，并用上述相同的方法调节温度后，再把拭干的玻璃锤沉入供试液中，调节秤臂上游码的数量与位置使平衡，读取数值至小数点后4位，即为供试品的相对密度。

如该比重秤系在4℃时相对密度为1，则用水校准时游码应悬挂于0.9982处，并应将在20℃测得的供试品相对密度除0.9982。

【例】 测锤浸没入20℃水中时，加上各种游码，使横梁平衡。所加游码为5g、500mg、50mg、5mg，分别放在横梁V形槽的第七位、第六位、第四位、第二位，则可直接读出相对密度为0.7642。

(3) 注意事项

① 韦氏比重秤应安装固定在操作台上，避免受热、冷气流及振动的影响。
② 玻璃筒应洁净，装水及供试液时高度应一致，使玻璃锤沉入水和供试液液面的深度一致。
③ 玻璃锤应全部浸入液面。

(三) 应用

相对密度测定法主要用于药品的鉴别和纯度判断，用测定的结果与《中国药典》（2015年版）中药物的相对密度进行比较，以判定药品是否符合规定。如《中国药典》（2015 年版）规定乙醇的相对密度不大于 0.8129，相当于含 C_2H_6O 不少于 95.0%（ml/ml）。

二、馏程测定

（一）原理

液体的蒸气压随温度升高而增大。当蒸气压增大到与外界大气压相等时，液体沸腾，此时的温度称为沸点。液体的沸点随所受到的压力而改变。通常所说的沸点，是指在 101.3kPa（760mmHg）压力下液体沸腾的温度。

纯物质一般具有固定的沸点，所以沸点是物质的重要物理常数之一。不纯的物质其沸点往往为一个区间，称为沸点范围或馏程。《中国药典》（通则 0611）的馏程系指一种液体药物照下述方法蒸馏，校正到标准压力（101.3kPa）下，自开始馏出第 5 滴算起，至供试品仅剩 3～4ml，或一定比例的容积馏出时的温度范围。

某些液体药品在一定的气压下具有一定的馏程，测定馏程可以区别药品或检查药品的纯杂程度。

（二）方法

1. 仪器装置

《中国药典》（2015 年版）馏程测定法采用国产 19 号标准磨口蒸馏装置一套。如图 1-3 所示，A 为蒸馏瓶；B 为冷凝管，馏程在 130℃以下时用水冷却，馏程在 130℃以上时用空气冷凝管；C 为具有 0.5ml 刻度的 25ml 量筒；D 为分浸型具有 0.2℃刻度的温度计，预先经过校正，温度计汞球的上端与蒸馏瓶出口支管的下壁相齐；根据供试品馏程的不同，可选用不同的加热器，通常馏程在 80℃以下时用水浴（其液面始终不得超过供试品液面），80℃以上时用直接火焰或其他电热器加热。

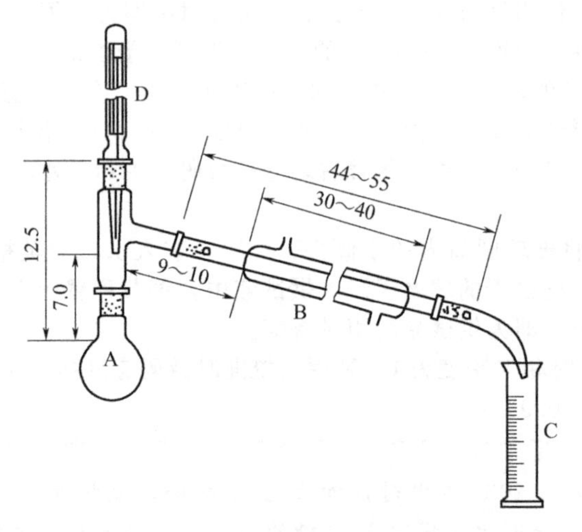

图 1-3 标准磨口蒸馏装置（单位：mm）

A—蒸馏瓶；B—冷凝管；C—量筒；D—温度计

2. 测定方法

取供试品 25ml，经长颈的干燥小漏斗，转移至干燥蒸馏瓶中，加入洁净的无釉小瓷片数片，插上带有磨口的温度计，冷凝管的下端通过接流管接以 25ml 量筒为接收器。如用直接火焰加热，则将蒸馏瓶置石棉板中心的小圆孔上（石棉板宽 12～15cm，厚 0.3～0.5cm，孔径 2.5～3.0cm），并使蒸馏瓶壁与小圆孔边缘紧密贴合，以免汽化后的蒸气继续受热，然后用直接火焰加热使供试品受热沸腾，调节加热强度使每分钟馏出 2～3ml，注意检读自冷凝管开始馏出第 5

滴时与供试品仅剩3～4ml或一定比例的容积馏出时，温度计上所显示的温度范围，即为供试品的馏程。

3. 注意事项

① 测定时，如要求供试品在馏程范围内馏出不少于90%时，应使用100ml蒸馏瓶，并量取供试品50ml，接收器用50ml量筒。

② 测定时，大气压如在101.3kPa（760mmHg）以上，每高0.36kPa（2.7mmHg），应将测得的温度减去0.1℃；如在101.3kPa（760mmHg）以下，每低0.36kPa（2.7mmHg），应增加0.1℃。

③ 为防止蒸馏时发生爆沸现象，在蒸馏开始前应加入一些止爆剂或用一端封闭的毛细管或洁净的小瓷片。

④ 蒸馏速度不宜过快，调节温度，使每分钟馏出2～3ml，火力不宜太强，以免产生过热蒸气。开始加热至初馏点应为5～10min，馏出90%至终沸点为3～5min。

（三）应用

馏程测定法主要用于少数液体药物的鉴别和纯度判断，用测定的结果与《中国药典》（2015年版）中药物的馏程比较，以判断药品是否符合规定。

三、熔点测定

（一）原理

熔点是指一种物质按规定方法测定，由固体熔化成液体的温度或融熔同时分解的温度或在熔化时初熔至全熔经历的温度范围。融熔同时分解是指某一药品在一定温度产生气泡、变色或浑浊等现象。

测定熔点的药品，应是遇热晶型不转化，其初熔和终熔点容易分辨的药品。测定熔点可以鉴别药物，检查药物的纯杂程度。

（二）方法

熔点测定法一般有三种方法：第一法，测定易粉碎的固体药品；第二法，测定不易粉碎的固体药品（如脂肪、脂肪酸、石蜡、羊毛脂等）；第三法，测定凡士林或其他类似物质。各品种项下未注明时，均系指第一法。

1. 测定方法

第一法：测定易粉碎的固体药品

(1) 仪器与用具

① 加热用容器　硬质高型玻璃烧杯，或可放入内热式加热器的大内径圆底玻璃管，供盛装传温液用。

② 搅拌器　电磁搅拌器，或用垂直搅拌的杯状玻璃搅拌棒，用于搅拌加热的传温液，使之温度均匀。

③ 温度计　具有0.5℃刻度的分浸型温度计，其分浸线的高度宜在50～80mm（分浸线低于50mm的，因汞球距离液面太近，易受外界气温的影响；分浸线高于80mm的，则毛细管容易漂浮，不宜使用），温度计的汞球宜短，汞球的直径宜与温度计柱身的粗细接近（便于毛细管装有供试品的部位能紧贴在温度计汞球上）。温度计除应符合国家质量技术监督局的规定外，还应经常采用药品检验用熔点标准品进行校正。

④ 毛细管　用洁净的中性硬质玻璃管拉制而成，内径为0.9～1.1mm，壁厚为0.10～0.15mm，分割成长9cm以上；最好将两端熔封，临用时再锯开其一端（用于第一法）或两端（用于第二法），以保证毛细管内洁净干燥。

⑤ 传温液与熔点标准品

a. 水　用于测定熔点在80℃以下者。用前应先加热至沸使脱气，并放冷。

b. 硅油或液状石蜡　用于测定熔点在80℃以上者。硅油或液体石蜡经长期使用后，硅油的黏度易增大而不易搅拌均匀，液状石蜡色泽易变深而影响熔融过程的观察，应注意更换。

c. 药品检验用熔点标准品　由中国食品药品检定研究院分发，专供测定熔点时校正温度计用。用前应在研钵中研细，并按所附说明书中规定的条件干燥后，置五氧化二磷干燥器中避光保存备用。

(2) 测定步骤　取供试品适量，研成细粉，除另有规定外，应按照各药品项下干燥失重的条件进行干燥。若该药品为不检查干燥失重、熔点范围低限在135℃以上、受热不分解的供试品，可采用105℃干燥；熔点在135℃以下或受热分解的供试品，可在五氧化二磷干燥器中干燥过夜或用其他适宜的干燥方法干燥，如恒温减压干燥。

分取供试品适量，置熔点测定用毛细管（简称毛细管，当所用温度计浸入传温液在6cm以上时，管长应适当增加，使露出液面3cm以上）中，轻击管壁或借助长短适宜的洁净玻璃管，垂直放在表面皿或其他适宜的硬质物体上，将毛细管自上口放入使自由落下，反复数次，使粉末紧密集结在毛细管的熔封端。装入供试品的高度为3mm。另将温度计（分浸型，具有0.5℃刻度，经熔点测定用对照品校正）放入盛装传温液（熔点在80℃以下者，用水；熔点在80℃以上者，用硅油或液状石蜡）的容器中，使温度计汞球部的底端与容器的底部距离2.5cm以上（用内加热的容器，温度计汞球与加热器上表面距离2.5cm以上）；加入传温液以使传温液受热后的液面适在温度计的分浸线处。将传温液加热，待温度上升至较规定的熔点低限约低10℃时，将装有供试品的毛细管浸入传温液，贴附在温度计上（可用橡皮圈或毛细管夹固定），位置须使毛细管的内容物部分适在温度计汞球中部。继续加热，调节升温速率为每分钟上升1.0～1.5℃，加热时须不断搅拌使传温液温度保持均匀，记录供试品在初熔至全熔时的温度，重复测定3次，取其平均值，即得。

(3) 说明及注意事项

① “初熔”系指供试品在毛细管内开始局部液化出现明显液滴时的温度；“全熔”系指供试品全部液化时的温度。

② 测定熔融同时分解的供试品时，方法如上述，但调节升温速率为每分钟上升2.5～3.0℃；供试品开始局部液化时（或开始产生气泡时）的温度作为初熔温度；供试品固相消失全部液化时的温度作为全熔温度。遇有固相消失不明显时，应以供试品分解物开始膨胀上升时的温度作为全熔温度。某些药品无法分辨其初熔、全熔时，可以其发生突变时的温度作为熔点。

③ 初熔之前，毛细管内的供试物可能出现“发毛”“收缩”“软化”“出汗”等现象，在未出现局部液化的明显液滴和持续熔融过程时，均不作初熔判断。但如上述现象严重，过程较长，或因之影响初熔点的观察时，应视为供试品纯度不高的标志而予以记录；并设法与正常的该药品作对照测定，以便于最终判断。

“发毛”系指毛细管内的柱状供试物因受热而在其表面呈现毛糙；

“收缩”系指柱状供试物向其中心聚集紧缩，或贴在某一边壁上；

“软化”系指柱状供试物在收缩后变软，而形成软质柱状物，并向下弯塌；

“出汗”系指柱状供试物收缩，在毛细管内壁出现细微液滴，但尚未出现局部液化的明显液滴和持续的熔融过程。

④ 全熔时毛细管内的液体应完全澄清，个别药品在熔融成液体后会有小气泡停留在液体中，此时容易与未熔融的固体相混淆，应仔细辨别。

第二法：测定不易粉碎的固体药品（如脂肪、脂肪酸、石蜡、羊毛脂等）

取供试品，注意用尽可能低的温度熔融后，吸入两端开口的毛细管（同第一法，但管端不熔封）中，使高达约10mm。在10℃或10℃以下的冷处静置24h，或置冰上放冷不少于2h，凝固后用橡皮圈将毛细管紧缚在温度计（同第一法）上，使毛细管的内容物部分适在温度计汞球中部。照第一法将毛细管连同温度计浸入传温液中，供试品的上端应适在传温液液面下约10mm处。小心加热，待温度上升至较规定的熔点低限尚低约5℃时，调节升温速率使每分钟上升不超过0.5℃，至供试品在毛细管中开始上升时，检读温度计上显示的温度，即得。

第三法：测定凡士林或其他类似物质

取供试品适量，缓缓搅拌并加热至温度达90～92℃时，放入一平底耐热容器中，使供试品厚度达到12mm±1mm，放冷至较规定的熔点上限高8～10℃。取刻度为0.2℃、水银球长18～28mm、直径5～6mm的温度计（其上部预先套上软木塞，在塞子边缘开一小槽），使冷至5℃后，擦干并小心地将温度计汞球部垂直插入上述熔融的供试品中，直至碰到容器的底部（浸没12mm），随即取出，直立悬置。待黏附在温度计球部的供试品表面浑浊，将温度计浸入16℃以下的水中5min，取出，再将温度计插入一外径约25mm、长150mm的试管中，塞紧，使温度计悬于其中，并使温度计汞球部的底端距试管底部约为15mm。将试管浸入约16℃的水浴中，调节试管的高度使温度计上分浸线同水面相平。加热使水浴温度以每分钟2℃的速率升至38℃，再以每分钟1℃的速率升温至供试品的第一滴脱离温度计。检读温度计上显示的温度，即可作为供试品的近似熔点。再取供试品，照前法反复测定数次。如前后3次测得的熔点相差不超过1℃，可取3次的平均值作为供试品的熔点；如3次测得的熔点相差超过1℃时，可再测定2次，并取5次的平均值作为供试品的熔点。

2. 结果与判定

① 对第一法中的初熔、全熔或分解突变时的温度，以及第二法中熔点的温度，都要估读到0.1℃，并记录突变时的温度或不正常的现象。每一检品应至少重复测定3次，3次读数的极差不大于0.5℃且不在合格与不合格边缘时，可取3次的均值加上温度计的校正值后作为熔点测定的结果。如3次读数的极差为0.5℃以上，或在合格与不合格边缘时，应再重复测定2次，并取5次的均值加上温度计的校正值后作为熔点测定的结果。必要时可选用正常的同一药品再次进行测定，记录其结果并进行比较。

② 测定结果的数据应按修约间隔为0.5进行修约，即0.1～0.2℃舍去，0.3～0.7℃修约为0.5℃，0.8～0.9℃进为1℃；并以修约后的数据报告。但当标准中规定的熔点范围，其有效数字的定位为个位数时，则其测定结果的数据应按修约间隔为1进行，即一次修约到标准规定的个位数。

③ 经修约后初熔、全熔或分解突变时的温度均在各药品“熔点”项下规定的范围以内时，判为“符合规定”。但如有下列情况之一者，即判为“不符合规定”：

a. 初熔温度低于规定范围的低限；

b. 全熔温度超过规定范围的高限；

c. 分解点或熔点温度处于规定范围之外；

d. 初熔前出现严重的“发毛”“收缩”“软化”“出汗”现象，且其过程较长，并与正常的该药品作对照比较后有明显的差异。

3. 注意事项

① 样品需先干燥后才能测定熔点。

② 毛细管内装入供试品的量应以高度为3mm为宜，供试品应研细装紧，无气泡。

③ 温度计应先进行校正。

④ 熔点管必须洁净。

⑤ 熔点管底未封好会产生漏管。

⑥ 样品粉碎要细，填装要实，否则产生空隙，不易传热，造成熔程变大。

（三）应用

熔点测定法主要用于固体药物的鉴别和纯度判断，用测定的结果与《中国药典》（2015年版）中药物的熔点进行比较，以判定药品是否符合规定。如己烯雌酚的熔点为169～172℃，丙磺舒的熔点为198～201℃。

知识拓展　　显微熔点测定法

用毛细管法测定熔点，操作简便，但样品用量较大，测定时间长，同时不能观察出样品在加热过程中晶型的转化及其变化过程。为克服这些缺点，实验室常采用显微熔点测定仪。

显微熔点测定仪有两种，透射式和反射式。透射式光源在热台的下面，热台上有个孔，光线从孔中透上来，视野便于观察，但热台中心有孔，热电偶不能测量热台中心的温度，因此有时温度测得不准。反射式光源在侧上方，使用时开灯直接照射加热台，目前显微熔点测定仪多是这种结构，反射式有时视野不清不便观察，但温度测得准，制造也比较简单。

显微熔点测定仪的优点：a. 可测微量样品的熔点；b. 可测高熔点（熔点可达 350℃）的样品；c. 通过放大镜可以观察样品在加热过程中变化的全过程，如失去结晶水、多晶体的变化及分解等。

四、旋光度测定

（一）原理

当平面偏振光通过含有某些光学活性物质（如具有不对称碳原子的化合物）的液体或溶液时，能引起旋光现象，使偏振光的振动平面向左或向右旋转。偏振光旋转的度数称为旋光度。旋光度有右旋、左旋之分，偏振光向右旋转（顺时针方向）称为“右旋”，用符号“＋”表示；偏振光向左旋转（逆时针方向）称为“左旋”，用符号“－”表示。

偏振光透过长 1dm，且每 1ml 中含有旋光性物质 1g 的溶液，在一定波长与温度下，测得的旋光度称为比旋度。比旋度是旋光物质的重要物理常数，可以用来区别药物或检查药物的纯杂程度，也可用来测定含量。

物质的旋光度不仅与其化学结构有关，而且还和测定时溶液的浓度、光路长度以及测定时的温度和偏振光的波长有关。

知识链接　　平面偏振光

在光前进的方向上放一个 Nicol 棱镜或人造偏振片，只允许与棱晶晶轴互相平行的平面上振动的光线透过棱晶，而在其他平面上振动的光线则被挡住。这种只在一个平面上振动的光称为平面偏振光，简称偏振光或偏光。

（二）方法

1. 旋光仪构造

旋光仪的基本部件有单色光源、起偏镜、测定管、检偏镜、检测器等五个部分，如图 1-4 所示。

在起偏镜与检偏镜之间未放入旋光物质，如起偏镜与检偏镜允许通过的偏振光方向相同，则在检偏镜后面观察的视野是明亮的；如在起偏镜与检偏镜之间放入旋光物质，则由于物质旋光作用，使原来由起偏镜出来的偏振光方向旋转了一个角度 α，结果在检偏镜后面观察时，视野就变得暗一些。若把检偏镜旋转某个角度，使恢复原来的亮度，这时检偏镜旋转的角度及方向即是被测供试品的旋光度。

2. 测定方法

当一单色光（钠光谱的 D 线即 589.3nm）通过起偏镜产生直线偏振光向前进行，通过装有

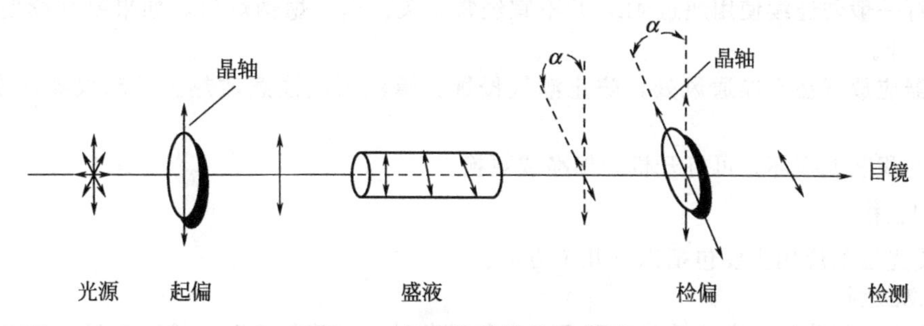

图 1-4 旋光仪的结构示意图

含有某些光学活性（即旋光性）化合物液体的测定管时，偏振光的平面（偏振面）就会向左或向右旋转一定的角度，即该旋光性物质的旋光度。其值可以从自动示数盘上直接读出。

对液体供试品：
$$[\alpha]_D^t=\frac{\alpha}{ld} \tag{1-2}$$

对固体供试品：
$$[\alpha]_D^t=\frac{100\alpha}{lc} \tag{1-3}$$

式中，$[\alpha]_D^t$ 为比旋度；D 为钠光谱的 D 线；t 为测定时的温度；l 为测定管长度，dm；α 为测得的旋光度；d 为液体的相对密度；c 为每 100ml 溶液中含有被测物质的质量（按干燥品或无水物计算），g。

3. 影响旋光度测定的因素

（1）物质的化学结构 物质的化学结构不同，旋光性也不同。有的旋转角度大，有的旋转角度小；有的呈左旋（“－”表示），有的呈右旋（“＋”表示）；有些物质无手性碳原子，无旋光性。

（2）溶液浓度 溶液的浓度越大，其旋光度也越大。在一定的浓度范围内，药物溶液的浓度和旋光度呈线性关系。测比旋度时，要求在一定浓度的溶液中进行。

（3）溶剂 溶剂对旋光度的影响比较复杂，随溶剂与药物而有所不同。有些溶剂对药物无影响，有的溶剂影响旋光的方向及旋光度的大小。

测定药物的旋光度和比旋度时，应注明溶剂的名称。

（4）光线通过液层的厚度 光线通过液层的厚度越厚，旋光度越大。除另有规定外，《中国药典》（2015 年版）采用 1dm 长的测定管。

（5）光的波长 波长越短，旋光度越大。《中国药典》（2015 年版）采用钠光谱的 D 线（589.3nm）测定旋光度。

4. 注意事项

① 配制溶液及测定时，均应调节温度至 20℃±0.5℃（或各药品项下规定的温度）。

② 供试的液体或固体物质的溶液应不显浑浊且不能含有混悬的小粒。如有上述情况时，应预先滤过，并弃去初滤液。

③ 每次测定前应以溶剂作空白校正，测定后，再校正 1 次，以确定在测定时零点有无变动，如第 2 次校正时发现零点有变动，则应重新测定旋光度。

④ 测定供试品与空白校正，应按相同的位置和方向放置测定管于仪器样品室，并注意测定管内不应有气泡，否则影响测定的准确度。

⑤ 测定管使用后，尤其在盛放有机溶剂后，必须立即洗净，以免橡皮圈受损发黏。测定管每次洗涤后，切不可置烘箱中干燥，以免发生变形，橡皮圈发黏。

⑥ 测定管两端的通光面，使用时须特别小心，避免碰撞和触摸，只能以擦镜纸揩拭，以防磨损，应保持其光亮、清洁，否则影响测定结果。

⑦ 测定管螺帽不宜旋得过紧，以免产生应力，影响读数。

⑧ 钠灯一般勿连续使用超过4h，并不宜经常开关。当关熄钠灯后，如果要继续使用，应等钠灯冷后再开。

⑨ 仪器应放置在干燥通风处，防止潮气侵蚀，镇流器应注意散热。搬动仪器应小心轻放，避免震动。

⑩ 光源积灰或损坏，可打开机壳擦净或更换。

（三）应用

测定旋光度的应用主要包括以下几个方面：

1. 药物鉴别

具有旋光性的药物，在“性状”项下，一般都收载有“比旋度”的检验项目。测定比旋度值可用来鉴别药物或判断药物的纯杂程度。《中国药典》（2015年版）要求测定比旋度的药物很多，如肾上腺素、硫酸奎宁、葡萄糖、头孢噻吩钠等。

2. 杂质检查

某些药物本身无旋光性，而所含杂质具有旋光性，所以可通过控制供试液的旋光性大小来控制杂质的限量。如硫酸阿托品中莨菪碱的检查，硫酸阿托品为外消旋体，无旋光性，而所含杂质莨菪碱具有左旋性，《中国药典》（2015年版）规定5%的硫酸阿托品溶液的旋光度不得超过−0.40°。

3. 含量测定

具有旋光性的药物，特别是在无其他更好的方法测定其含量时，可采用旋光度法测定。具体方法有两种：

① 精密称取一定量供试品，配成一定浓度的溶液，装入测定管中，测定其旋光度，然后计算其含量。

② 标准曲线法。

a. 先测出一系列标准溶液的旋光度，以旋光度作为纵坐标、标准溶液的浓度为横坐标，绘制旋光度-浓度（α-c）曲线。

b. 在同样条件下测出供试液的旋光度，即可在标准曲线上查出供试液的浓度。

《中国药典》（2015年版）采用旋光度法测定含量的药物有葡萄糖注射液、葡萄糖氯化钠注射液、右旋糖酐氯化钠注射液、右旋糖酐葡萄糖注射液等。

【例】 葡萄糖注射液的含量测定。

精密量取本品适量（约相当于葡萄糖10g），置100ml量瓶中，加氨试液0.2ml（促使葡萄糖溶液的变旋现象达到平衡），用水稀释到刻度，摇匀，静置10min，照《中国药典》（2015年版）第四部通则0621测定该注射液的旋光度为+4.9°，空白试验为0。求此葡萄糖注射液中葡萄糖（$C_6H_{12}O_6 \cdot H_2O$）的含量。

《中国药典》（2015年版）规定：无水葡萄糖25℃时的比旋度为+52.5°～+53.0°。

解：

$$[\alpha]_D^{25}=\frac{52.5°+53.0°}{2}=52.75°$$

按公式计算：

$$c=\frac{\alpha}{[\alpha]_D^t l}\times 100\%=\frac{4.9}{52.75°\times 1}\times 100\%=9.29\%$$

计算所得是无水葡萄糖的含量，如按$C_6H_{12}O_6 \cdot H_2O$计算，则：

$$c=9.29\%\times\frac{198.17}{180.16}=10.22\%$$

由以上可得： $c=\alpha\times 2.0852$

2.0852为每1°旋光度相当于待测溶液每100ml中$C_6H_{12}O_6 \cdot H_2O$的质量（g）。

五、折射率测定

（一）原理

光线自一种透明介质进入另一透明介质的时候，由于光线在两种介质中的传播速度不同，使光线在两种介质的平滑界面上发生折射。常用的折射率系指光线在空气中进行的速度与在供试品中进行速度的比值。根据折射定律，折射率是光线入射角的正弦与折射角正弦的比值，如图 1-5 所示，即：

$$n=\frac{\sin i}{\sin \gamma} \tag{1-4}$$

式中，n 为折射率；$\sin i$ 为光线入射角的正弦；$\sin \gamma$ 为光线折射角的正弦。

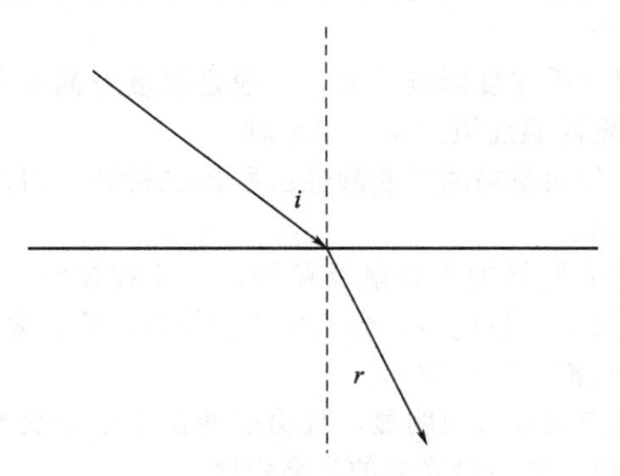

图 1-5　折射定律示意图

当光线从光疏介质进入光密介质，它的入射角接近或等于 90°时，折射角就达到最高限度，此时的折射角称为临界角 r_c，而此时的折射率应为：

$$n=\frac{\sin i}{\sin r_c}=\frac{\sin 90°}{\sin r_c}=\frac{1}{\sin r_c}$$

因此，只要测定了临界角，即可计算出折射率。

物质的折射率因温度或光线波长的不同而改变：透光物质的温度升高，折射率变小；入射光的波长越短，折射率越大。折射率以 n_D^t 表示，D 为钠光谱的 D 线，t 为测定时的温度。

测定折射率可以区别不同的油类或检查某些药品的纯杂程度。

（二）方法

《中国药典》（2015 年版）采用钠光谱 D 线（589.3nm）测定供试品相对于空气的折射率（如用阿培折光计，可用白光光源），除另有规定外，供试品温度为 20℃，折射率记为 n_D^{20}。

测定用的折射率需能读数至 0.0001，测量范围 1.3～1.7，如用阿培折光计或与其相当的仪器，测定时应调节温度至 20℃±0.5℃（或各品种项下规定的温度），测量后再重复读数 2 次，3 次读数的平均值即为供试品的折射率。

1. 测定方法

将仪器置于有充足光线的平台上，但不可受日光直射，并装上温度计，置 20℃恒温室中至少 1h，或连接 20℃恒温水浴至少半小时，以保持稳定温度。然后使折射棱镜上透光处朝向光源，将镜筒拉向观察者，使成一适当倾斜度，对准反射镜，使视野内光线最明亮为止。将上下折射棱镜拉开，用玻璃棒或吸管蘸取供试品约 1～2 滴，滴于下棱镜面上，然后将上下棱镜关合并拉紧扳手。转动刻度尺调节钮，使读数在供试品折射率附近，旋转补偿旋钮，使视野内虹彩消失，并有清晰的明暗分界线。再转动刻度尺的调节钮，使视野的明暗分界线恰位于视野内十字交叉处，记下刻度尺上的读数。投影式折光计在读数时眼睛应与读数垂直，测量后要求再重复读数 2 次，取 3 次读数的平均值，即为供试品的折射率。

用标准玻片校正仪器时，应先将仪器置于光线明亮处，光线不经反射镜而直接射入棱镜，将下面的棱镜拉开，上面的棱镜平放，镜筒略向观察者下方，取标准玻片，大光滑面用溴萘黏附在上面棱镜的光滑面上，并使玻片的小光滑面朝向光线，然后旋转补偿旋钮，使视野内虹彩基本消失，并转动刻度的调节钮，使视野的明暗分界线恰位于视野内十字交叉处，记下刻度尺读数。此时明暗两半的位置与正常观察时方向相反，但不影响读数结果，测量后再重复测量2次，取3次读数的平均值。如读数与玻片规定值相符，则折光计不需校正，否则可将棱镜恰好调至玻片规定的折射率处，再用附件的小钥匙插向镜筒旁的小方孔内螺丝上，轻微转动，直至明暗交界处恰好移至十字交叉处即可。投影式折光计校正方法同上，但标准玻片黏附在下面棱镜上。

2. 注意事项

① 仪器必须置于有充足光线和干燥的房间，不可在有酸碱气或潮湿的实验室中使用，更不可放置仪器于高温炉或水槽旁。

② 大多数供试品的折射率受温度影响较大，一般是温度升高折射率降低，但不同物质升高或降低的值不同，因此在测定时温度恒定至少半小时。

③ 上下棱镜必须清洁，勿用粗糙的纸或酸性乙醚擦拭棱镜，勿用折光计测试强酸性或强碱性供试品或有腐蚀性的供试品。

④ 滴加供试品时注意棒或滴管尖不要触及棱镜，防止在棱镜上造成划痕。加入量要适中，使在棱镜上生成一均匀的薄层，检品过多，会流出棱镜外部，检品太少，能使视野模糊不清，同时勿使气泡进入样品，以免气泡影响折射率。

⑤ 读数时视野中的黑白交叉线必须明显，且明确的位于十字交叉线上，除调节色散补偿旋钮外，还应调整下部反射镜或上棱镜透光处的光亮强度。

⑥ 测定挥发性液体时，可将上下棱镜关闭，将测定液沿棱镜进样孔流入，要随加随读。测固体样品或用标准玻片校正仪器时，只能将供试品或标准玻片置于测定棱镜上，而不能关闭上下棱镜。

⑦ 测定结束时，必须用能溶解供试品的溶剂如水、乙醇或乙醚将上下棱镜擦拭干净，然后晾干，放入仪器箱内，并放入硅胶防潮。

知识拓展　　影响折射率测定的因素

（1）物质的性质　物质折射率的大小是由物质的性质决定的。

（2）物质的浓度　在通常情况下，溶液的浓度越大，其折射率也越大。在一定的浓度范围内，药物溶液的浓度和折射率呈线性关系。

（3）温度　温度对介质折射率的影响，主要是由于温度变化伴随着密度的变化。通常情况下，温度升高，折射率降低。

（4）波长　光在物质中的传播速度与光的频率有关。通常情况下，波长越短，折射率越大；反之，波长越小，折射率越小。波长对折射率影响较大，所以在表示折射率时，要注明测定波长。

（5）压力　一般情况下，压力增加，物质的密度增加，故物质的折射率随压力升高而增加。但压力对气体物质影响较大，对液体物质和固体物质的影响较小，因此，通常在测定液体和固体药物的折射率时，可以不考虑压力的影响。

（三）应用

折射率是有机化合物最重要的物理常数之一，它能精确而方便地测定出来，作为液体物质纯度的标准，它比沸点更为可靠。具体的应用如下：

1. 药物鉴别及纯度检查

利用折射率，可鉴定未知化合物。如果一种化合物是纯的，那么就可以根据所测得的折射率排除考虑中的其他化合物，从而识别出这个未知物来。如《中国药典》（2015 年版）规定二甲硅油的折射率为 1.400～1.410。

折射率也用于确定液体混合物的组成。在蒸馏两种或两种以上的液体混合物且当各组分的沸点彼此接近时，那么就可利用折射率来确定馏分的组成。因为当组分的结构和极性相似，混合物的折射率和物质的量组成之间常呈线性关系。例如，由 1mol 四氯化碳和 1mol 甲苯组成的混合物折射率为 1.4822，而纯甲苯和纯四氯化碳在同一温度下折射率分别为 1.4944 和 1.4651。所以，要分馏此混合物时，就可利用这一线性关系求得馏分的组成。

一般通过在规定的实验条件下测定供试品的折射率，将实验结果与《中国药典》（2015 年版）收载的药物折射率进行比较看是否一致，以判断供试品是否符合规定。

2. 含量测定——标准曲线法

本法是先测定一系列标准溶液的折射率，以测得的折射率为纵坐标、标准溶液的浓度为横坐标，绘制折射率-浓度（n-c）曲线，再在相同条件下测出供试品的折射率，从标准曲线上查得供试品的浓度。

六、黏度测定

（一）原理

黏度系指流体对流动的阻抗能力，采用动力黏度、运动黏度或特性黏度表示。

流体分牛顿流体和非牛顿流体两类。牛顿流体流动时所需剪应力不随流速的改变而改变，纯液体和低分子物质的溶液属于此类；非牛顿流体流动时所需剪应力随流速的改变而改变，高聚物的溶液、混悬液、乳剂分散液体和表面活性剂的溶液属于此类。

黏度的测定可用黏度计。黏度计有多种类型，《中国药典》（2015 年版）采用毛细管式和旋转式两类黏度计。毛细管黏度计因不能调节线速度，不便测定非牛顿流体的黏度，但对高聚物的稀薄溶液或低黏度液体的黏度测定影响不大；旋转式黏度计适用于非牛顿流体的黏度测定。

动力黏度是指液体以 1cm/s 的速度流动时，在每 $1cm^2$ 平面上所需剪应力的大小，以Pa・s为单位。

运动黏度是指在规定条件下测定供试品在平氏黏度计中的流出时间（s），与该黏度计用已知黏度的标准液测得的黏度计常数（mm^2/s^2）相乘所得的值，单位为 mm^2/s。

在相同温度下，液体的动力黏度与其密度（kg/m^3）的比值，再乘 10^{-6}，即得该液体的运动黏度。

在溶液中，溶剂的黏度（η_0）常因高聚物的溶入而增大，溶液的黏度（η）与溶剂的黏度（η_0）的比值（η/η_0）称为相对黏度（η_r），常用在乌氏黏度计中的流出时间的比值（t/t_0）来表示；当高聚物溶液的浓度较稀时，其相对黏度的对数值与高聚物溶液浓度的比值，即为该高聚物的特性黏数［η］，根据高聚物的特性黏数可以计算其平均分子量。

（二）方法

1. 用平氏毛细管黏度计测定运动黏度或动力黏度

本法用相对法测量一定体积的液体在重力作用下流经毛细管所需时间，以求得液体的运动黏度或动力黏度。

本法适用于测定牛顿流体（如纯液体和低分子物质的溶液）的动力黏度或运动黏度。

(1) 仪器与用具

① 平氏毛细管黏度计　如图 1-6 所示。毛细管内径有 0.8mm±0.05mm、1.0mm±0.05mm、1.2mm±0.05mm、1.5mm±0.1mm 或 2.0mm±0.1mm 多种，可根据各品种项下规定选用（流出时间不小于 200s）。

② 恒温水浴　直径 30cm 以上、高 40cm 以上的玻璃缸或有机玻璃缸，附有电动搅拌器及电

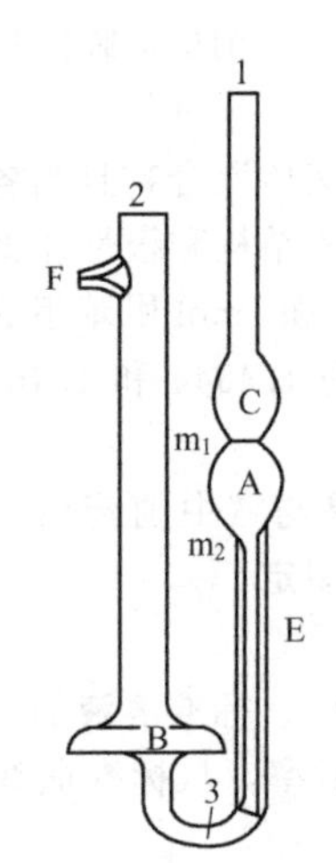

图 1-6 平氏毛细管黏度计

1—主管；2—宽管；3—弯管

A—测定球；B—储器；C—缓冲球；E—毛细管；F—支管；m_1，m_2—环形测定线

热装置，恒温精度±0.1℃。

③ 温度计 分度 0.1℃，经周期检定。

④ 秒表 分度 0.2s，经周期检定。

(2) 操作方法

① 黏度计的清洗和干燥。取黏度计，置铬酸洗液中浸泡 2h 以上（沾有油渍者，应依次先用三氯甲烷或汽油、乙醇、自来水洗涤晾干后，再用铬酸洗液浸泡 6h 以上），自来水冲洗至内壁不挂水珠，再用水洗 3 次，120℃干燥，备用。

② 按各品种项下规定的测定温度调整恒温水浴温度。

③ 取黏度计，在支管 F 上连接一橡皮管，用手指堵住管口 2，倒置黏度计，将管口 1 插入供试品（或供试溶液）中，自橡皮管的另一端抽气，使供试品充满球 C 与 A 并达到测定线 m_2 处，提出黏度计并迅速倒转，抹去黏附于管外的供试品，取下橡皮管接于管口 1 上，将黏度计垂直固定于恒温水浴中，并使水浴的液面高于球 C 的中部，放置 15min 后，自橡皮管的另一端抽气，使供试品充满球 A 并超过测定线 m_1，开放橡皮管口，使供试品在管内自然下落，用秒表准确记录液面自测定线 m_1 下降至测定线 m_2 处的流出时间；依法重复测定 3 次以上，每次测定值与平均值的差数不得超过平均值的±5%。另取一份供试品同样操作，并重复测定 3 次以上。以先后两次取样测得的总平均值按公式计算，即得。

④ 测定动力黏度时，按“相对密度测定法”测定供试溶液在相同温度下的密度（ρ）。

(3) 记录与计算 记录测定温度，平氏毛细管黏度计的编号、K 值和毛细管内径，以及每次流出时间等；测定运动黏度时，还应按《中国药典》（2015 年版）“相对密度测定法”项下的规定，记录有关数据。

计算公式：

$$\nu = Kt$$

$$\eta = 10^{-6} Kt\rho \tag{1-5}$$

式中，K 为用已知黏度标准液测得的黏度计常数，mm^2/s^2；t 为测得的平均流出时间，s；ρ 为供试溶液在相同温度下的密度，kg/m^3。

2. 用旋转黏度计测定动力黏度

旋转黏度计通常是根据在旋转过程中作用于液体介质中的切应力大小来完成黏度测定的。本法用于测定液体的动力黏度。

(1) 仪器

① 同轴双筒黏度计，将供试品注入同轴的内筒和外筒之间，并自动转动，当一个筒以指定的角速度或扭力矩转动时，测定对另一个圆筒上产生的扭力矩或角速度，由此可计算出供试品的黏度。

② 单筒转动黏度计，在单筒类型的黏度计中，将单筒浸入供试品溶液中，并以一定的角速度转动，通过测量作用在圆筒表面上的扭力矩来计算黏度。

③ 锥板型黏度计，在锥板型黏度计中，供试品注入锥体和平板之间，锥体和平板可同轴转动，测量作用在锥体或平板上的扭力矩或角速度以计算黏度。

④ 转子型旋转黏度计，按各品种项下的规定选择合适的转子浸入供试品溶液中，使转子以一定的角速度旋转，测量作用在转子上的扭力矩以计算黏度。

常用的旋转黏度计有多种类型，可根据供试品实际情况的黏度范围适当选用。

(2) 操作方法 使用各品种项下所规定的仪器，按仪器说明书操作。

(3) 计算

$$供试品的动力黏度(\eta)=KT/\omega \tag{1-6}$$

式中，K 为用已知黏度的标准液测得的旋转式黏度计常数，rad/m^3；T 为扭力矩，N·m；ω 为角速度，rad/s。

3. 第三法：用乌氏毛细管黏度计测定特性黏数

溶剂的黏度常因高聚物的溶入而增大。本法利用毛细管法测定溶液和溶剂流出时间的比值，可求出高聚物稀溶液的特性黏数，以间接控制其分子量值。

(1) 仪器与用具

① 乌氏毛细管黏度计 如图 1-7 所示。除另有规定外，毛细管 E 内径为 0.5mm±0.05mm，长 140mm±5mm，测定球 A 的容量为 3.5ml±0.5ml（选用流出时间在 120～180s 之间为宜）。

② 恒温水浴 直径 30cm 以上、高 40cm 以上的玻璃缸或有机玻璃缸，附有电动搅拌器及电热装置，恒温精度 ±0.05℃。

③ 温度计 分度 0.1℃，经周期检定。

④ 秒表 分度 0.2s，经周期检定。

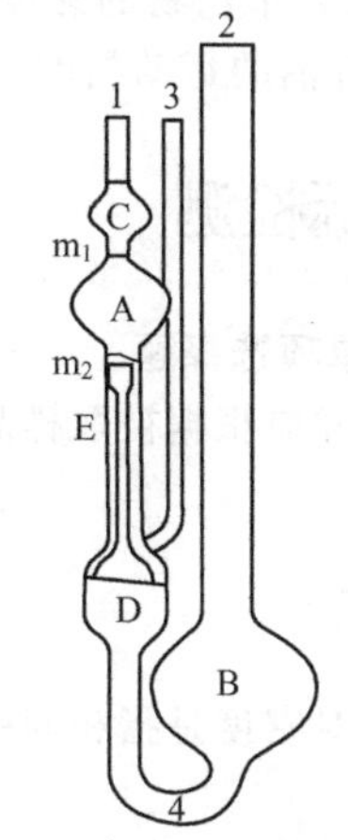

图 1-7 乌氏毛细管黏度计

1—主管；2—宽管；3—侧管；4—弯管；A—测定球；B—储器；C—缓冲球；D—悬挂水平储器；E—毛细管；m_1,m_2—环形测定线

(2) 操作方法

① 黏度计的清洗和干燥。取黏度计，置铬酸洗液中浸泡 2h 以上（沾有油渍者，应依次先用三氯甲烷或汽油、乙醇、自来水洗涤晾干后，再用铬酸洗液浸泡 6h 以上），自来水冲洗至内壁不挂水珠，再用水洗 3 次，120℃干燥，备用。

② 除另有规定外，调整恒温水浴温度在 25℃±0.05℃。

③ 取供试品，照各品种项下的规定制成一定浓度的溶液，用 3 号垂熔玻璃漏斗滤过，弃去初滤液，取续滤液（不得少于 7ml），沿洁净、干燥的乌氏毛细管黏度计的管 2 内壁注入 B 中，将黏度计垂直固定于恒温水浴中，并使水浴液面高于球 C，放置 15min，将管口 1、3 各接一乳胶管，夹住管口 3 的胶管，自管口 1 处抽气，使供试品溶液的液面缓缓升高到球 C 的中部，先开放管口 3，再开放管口 1，使供试品溶液在管内自然下落，用秒表准确记录液面自测定线 m_1 下降至测定线 m_2 处的流出时间；重复测定 2 次，2 次测定值相差不得超过 0.1s，取 2 次的平均值为供试液的流出时间（t）。另取 1 份供试品，依法制成溶液后，按上述操作测定流出时间。取经 3 号垂熔玻璃漏斗滤过的溶剂同样操作，重复测定 2 次，2 次测定值应相同，为溶剂的流出时间（t_0）。按公式计算特性黏数，即得。

(3) 记录与计算 记录供试品取样量，供试溶液的制备、测定温度，供试溶液和空白溶剂的流出时间等。

计算公式：

$$特性黏数[\eta]=\frac{\ln\eta_r}{c} \tag{1-7}$$

式中，η_r 为$\frac{t}{t_0}$；c 为供试液的浓度，g/ml。

(4) 结果与判定 两份供试品的测定值与平均值的差数未超过平均值的±1%时，取平均值 $[\eta]$，即得供试品的特性黏数。若超过±1%，应另取 2 份复试。

4. 注意事项

① 黏度随温度升高而减小，故测定黏度时应严格按规定的温度测定。实验室温度与黏度测定温度相差不应太大，当室温高于测定温度时，应注意降低室温。

② 在抽气吸取供试液时，不得产生断流或气泡。

③ 黏度计应垂直固定于恒温水浴中，不得倾斜，以免影响流出时间。

④ 测定 t（或 t_0）时，应再将黏度计内壁清洗洁净，并用待测溶液（溶剂）分次淋洗。

⑤ 黏度计应用汽油或石油醚洗净，若有不易冲洗的污渍，可用重铬酸钾洗液荡洗，然后再用水、乙醇等依次洗涤，待完全干后才能使用。

(三) 应用

测定液体药品或药品溶液的黏度可以鉴别或检查其纯杂程度。用测定的结果与《中国药典》(2015 年版）中药物的黏度进行比较，以判定药品是否符合规定。如《中国药典》(2015 年版）规定二甲硅油的运动黏度（第一法，毛细管内径 2mm）在 25℃时为 500～1000mm²/s。

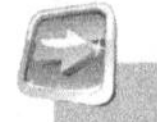

目标检测

一、单项选择题

1. 取样应根据被取样品的特性按批进行，若批总件数 $3<x\leqslant 300$ 时，按（　　）随机取样。

A. x　　B. 每件取样　　C. $\sqrt{x}+1$

D. $\frac{\sqrt{x}}{2}+1$　　E. 1

2. 相对密度是指相同的温度及压力条件下某物质的密度与（　　）密度的比值。

A. 水　　B. 乙醇　　C. 甲醇

D. 乙醚　　E. 分散剂

3. 挥发性液体的相对密度测定采用下列哪种方法？（　　）

A. 比重瓶法　　B. 韦氏比重秤法　　C. 阿基米德法

D. 浮力法　　E. 压强法

4. 熔点是指一种物质照规定方法测定，在熔化时（　　）。

A. 初熔时的温度　　B. 全熔时的温度

C. 自初熔至全熔的一段温度　　D. 自初熔至全熔的中间温度

E. 被测物晶型转化时的温度

5. 右旋糖酐 20 氯化钠注射液采用旋光度测定法的方法如下：精密量取本品 10ml，置 25ml 量瓶中，加水稀释至刻度，摇匀，按规定方法测得旋光度为 +19.5°。已知右旋糖酐 20 的比旋度为 195°，其注射液中右旋糖酐 20 的含量是（　　）。

A. 5.0%　　B. 25.0%　　C. 15.0%

D. 20.0%　　E. 50.0%

6. 测定旋光度的药物分子结构特点是（　　）。

A. 饱和结构　　B. 不饱和结构

C. 具有光学活性（含不对称碳原子）　　D. 共轭结构

E. 含杂原子（如氮、氧、硫等）

7. 测定旋光度时，配制溶液与测定时，应调节温度至（　　）。

A. 10℃　　B. 20℃±0.5℃　　C. 25℃±0.1℃

D. 室温　　E. 30℃

8. 20℃时水的折射率为（　　）。

A. 1.3316　　B. 1.3325　　C. 1.3305

D. 1.3313　　E. 1.3330

9. 测定折射率时，通常情况下，当波长越短时折射率（　　）。

A. 越大　　B. 越小　　C. 不变

D. 先变大后变小　　E. 先变小后变大

10. 黏度是指（　　）。

A. 流体的流速　　B. 流体流动的状态

C. 流体的流动惯性　　D. 流体对变形的阻力

E. 流体对流动的阻抗能力

二、配伍选择题

【11～14】

A. 589.3nm　　B. 2.0852　　C. ＋52.5°～＋53.0°

D. 标准石英旋光管　　E. 毛细管法

11. 测定葡萄糖注射液含量时的计算因数是（　　）。

12. 无水葡萄糖25℃时的比旋度是（　　）。

13. 测定熔点（　　）。

14. 钠光谱D线是（　　）。

【15～18】

A. 熔点　　B. 比旋度　　C. 折射率

D. 牛顿流体　　E. 非牛顿流体

15. 流动时所需切应力不随流速的改变而改变的流体称为（　　）。

16. 流动时所需切应力随流速的改变而改变的流体称为（　　）。

17. 按规定方法测定，由固体熔化成液体的温度称为（　　）。

18. 偏振光透过长1dm且每1ml含1g光学活性物质的溶液，在一定波长与温度条件下测得的旋光度，称为（　　）。

三、多项选择题

19. 药品检验原始记录要求（　　）。

A. 完整　　B. 真实　　C. 不得涂改

D. 检验人签名　　E. 送检人签名

20. 关于折射率下列描述正确的是（　　）。

A. 光线在空气中进行的速度与在供试品中进行速度的比值

B. 光线入射角的正弦与折射角正弦的比值

C. 它的入射角接近或等于90°时，折射角就达到最高限度，此时的折射角称为临界角

D. 光线在空气中进行的速度与在水中进行速度的比值

E. 光线入射角的余弦与折射角余弦的比值

21. 下列何种形体药品可测其熔点？（　　）

A. 易粉碎的固体药品

B. 不易粉碎的固体药品，如脂肪、石蜡、羊毛脂等

C. 凡士林

D. 低凝点的液体

E. 超临界液体

22. 药品的熔点测定可用于（　　）。

A. 药品含量测定　　B. 药品的鉴别　　C. 药品的纯度检查

D. 评价药品质量　　E. 评价药品疗效

23. 若药品的熔点在80℃以上时，测定其熔点时选用的传温液应是（　　）。

A. 水　　B. 乙醇　　C. 硅油

D. 液体石蜡　　E. 植物油

24. 与旋光度测定有关的因素是（　　）。

A. 温度　　B. 光波长　　C. 供试液的浓度

D. 溶剂　　E. 水

25. 测定液体的折射率时，应（　　）。

A. 在规定的温度下测定　　B. 在规定浓度下测定

C. 在规定光线波长下测定　　D. 保护棱镜不受磨损

E. 在规定的压力下测定

26. 测定黏度常用的黏度计是（　　）。

A. 阿培黏度计　　B. 凯氏黏度计　　C. 平氏毛细管黏度计

D. 乌氏毛细管黏度计　　E. 旋转黏度计

四、问答题

27. 旋光度测定的意义、方法及影响因素是什么？

28. 精密称取经干燥的盐酸赖氨酸 2.345g，置 50ml 容量瓶中，加无水乙醇使溶解，稀释至刻度，用 2dm 旋光管于 20℃测得旋光度为＋2.04°，盐酸赖氨酸的比旋度为多少？

实训一　胸腺五肽溶液比旋度测定

【实训目的】

(1) 掌握胸腺五肽溶液比旋度测定方法；

(2) 能够规范书写检验记录及检验报告书。

【实训资料】

(1) 检验药品的名称：胸腺五肽。

(2) 检验药品的来源：送检样品。

(3) 检验药品的规格、批号、包装及数量：根据药品包装确定，并记录有关情况。

(4) 检验标准：《中国药典》(2015 年版) 标准规定应为－22°～－14°。

【实训方案】

(一) 实训形式

本次实训任务分成 4 人一组，组内交替进行任务实施，两人配合完成每个检查项目。

(二) 实训时间

具体实训时间安排可参考表 1-2。

表 1-2　胸腺五肽溶液比旋度测定的实训时间安排

实训内容	实训时间/min	备　注
仪器的准备	10	备齐实训用玻璃仪器，除另有规定外，清洗干净，备用
旋光度仪校正及旋光度测定	30	将充满蒸馏水或待测样品的溶剂的样品管放入样品室，旋转粗调钮和微调钮至目镜视野中三分视场的明暗程度完全一致
旋光度的测定	40	重复三次，取平均值
报告书写	10	报告书要书写规范，不要涂抹
清场	10	所有仪器要清洗干净，放回原位

【实训过程】

(一) 旋光度测定

1. 实训用仪器

旋光度仪。

2. 供试品的准备

胸腺五肽溶液：取本品，精密称定，加水溶解并定量稀释制成每1ml中含20mg的溶液。

3. 测定方法

（1）样品管的充填　将样品管一端的螺帽旋下，取下玻璃盖片，然后将管竖直，管口朝上。用滴管注入待测溶液或蒸馏水至管口，并使溶液的液面凸出管口。小心将玻璃盖片沿管口方向盖上，挤压多余的溶液使溢出，使管内不留气泡，盖上螺帽。管内如有气泡存在，需重新装填。装好后，将样品管外部拭净，以免沾污仪器的样品室。

（2）仪器零点的校正　接通电源并打开光源开关，5～10min后，钠光灯发光正常（黄光），才能开始测定。通常在正式测定前，均需校正仪器的零点，即将充满蒸馏水或待测样品的溶剂的样品管放入样品室，旋转粗调钮和微调钮至目镜视野中三分视场的明暗程度完全一致（较暗），再按游标尺原理记下读数，如此重复测定三次；取其平均值即为仪器的零点值。

（3）样品旋光度的测定　将充满待测样品溶液的样品管放入旋光仪内，旋转粗调和微调旋钮，使达到半暗位置，按游标尺原理记下读数。重复三次，取平均值，即为旋光度的观测值。由观测值减去零点值，即为该样品真正的旋光度。例如，仪器的零点值为$-0.05°$，样品旋光度的观测值为$+9.85°$，则样品真正的旋光度$\alpha=+9.85°-(-0.05°)=+9.90°$。

4. 结果计算

$$[\alpha]_D^t=\frac{\alpha}{cl}$$

式中，$[\alpha]_D^t$为比旋度；t为测定时的温度，℃；D为钠光谱的D线（波长589.3nm）；α为测定的旋光度；c为溶液的浓度，g/ml；l为样品管的长度，dm。

第二章
生物药物的检查

知识目标

◇ 掌握一般杂质检查的方法和计算，以及特殊杂质检查方法的类型；

◇ 熟悉安全性检查的项目和方法；

◇了解杂质的概念、来源及限量检查。

能力目标

◇ 能够运用《中国药典》中的检查方法完成一般杂质检查，如氯化物检查、硫酸盐检查等；

◇ 能够运用《中国药典》中的检查方法进行安全性检查，如热原检查、细菌内毒素检查、无菌检查等。

药物的杂质是指药物中存在的无治疗作用、影响药物的稳定性和疗效甚至对人体健康有害的物质。简单来说，任何影响药品纯度的物质均称为杂质。为了确保用药安全有效，在药物生产、贮存和使用过程中，必须根据药物的生产过程、性质和特点有效控制药物中的杂质。杂质检查是保证药品质量的重要措施。

第一节　生物药物的杂质及其来源

《中国药典》(2015 年版）中指出，药品质量标准中的杂质是指在按照经国家有关药品监督管理部门依法审查批准的规定工艺和规定原辅料生产的药品中，由其生产工艺或原辅料带入的杂质，或在贮存过程中产生的杂质。药品质量标准中的杂质不包括变更生产工艺或变更原辅料而产生的新的杂质，也不包括掺入或污染的外来物质。

1. 杂质的来源

药物中存在的杂质主要来源于药物的生产和贮存过程。

(1) 生产过程的杂质　在药物生产过程中，常需要加入溶剂、试剂等，这些添加物如不能完全除去，则会成为药品中的杂质。如用有机溶剂提取或精制后，在产品中就可能残留有机溶剂；使用酸性或碱性试剂处理后，可能使产品中带有酸性或碱性杂质。

在生产中使用金属器皿、装置以及不耐酸碱的金属工具，都可能将金属杂质引入药物的最终产品，如引入砷、铅、铁、铜、锌等金属。

(2) 贮存过程的杂质　药品在贮存过程中，药物成分在外界条件的影响下发生变化产生有关杂质。外界影响因素涵盖温度、湿度、光、空气、微生物。药物成分的变化可能是由于成分发生了水解、氧化、分解、异构化、晶型转变、聚合、潮解和发霉等。

知识链接　　**药物受外界影响发生变化**

肾上腺素在光和氧气存在下，会发生氧化、聚合而变色。维生素C能被氧气氧化成去氢维生素C。四环素在酸性条件下，可形成毒性较大、活性较低的差向四环素。脊髓灰质炎活性疫苗，在温度高时容易变质而失效，在温度低时易冻结而析出沉淀。胃蛋白酶、淀粉酶、胰酶等易吸湿而发霉。

2. 杂质的分类

在《中国药典》（2015年版）中杂质的分类依照不同的分类原则，可有多种分类方式：

（1）按杂质化学类别和特性划分　杂质可分为有机杂质、无机杂质、有机挥发性杂质。

（2）按杂质毒性划分　杂质可分为毒性杂质和信号杂质。

毒性杂质为重金属、砷盐等，重金属如镉（Cd）、汞（Hg）、银（Ag）、锡（Sn）、锑（Sb）、铅（Pb）等的离子有毒。

信号杂质如氯化物、硫酸盐等，一般盐无毒，但其含量的多少可反映药物纯度和生产工艺或生产过程问题。

（3）按杂质来源划分　杂质可分为一般杂质和特殊杂质。

一般杂质是指在自然界中分布较广泛，在多种药物的生产和贮藏过程中容易引入的杂质，如铁盐、铵盐等。特殊杂质是指在特定药物的生产和贮藏过程中引入的杂质，多指有关物质，如肾上腺中的酮体等。

第二节　生物药物中杂质检查的要求及限量计算

杂质虽然是无效甚至是有害的，但药物中仍然允许有少量杂质存在。把杂质控制在一定含量以下，既能保证药品质量和人民用药安全，又能简化生产工艺，降低生产成本。

所谓杂质限量，即药物中杂质的最大允许量，通常用百分之几或百万分之几来表示。杂质限量检查系指检查杂质的最大允许量。只要药物中杂质没有超过最大允许量，杂质的实际含量就不必测出。简而言之，杂质限量既要保证药物质量，又要兼顾可行性。

杂质检查分析方法应专属、灵敏。药物杂质检查方法可分为以下三种：

1. 对照法

对照法是取一定量待检杂质对照品溶液与一定量供试品溶液在相同条件下处理后比较结果，以确定杂质含量是否超过杂质对照品溶液的量（即限量）。应用此类方法时，供试液的处理和对照品溶液的处理要相互平行。所谓相互平行是指在所用试剂、反应条件、反应时间、实验顺序等方面均要相同，以此保证供试组和对照组的结果有可比性。

对照法计算杂质限量的计算方式为：

$$\text{杂质的限量}=\frac{\text{杂质最大允许量}}{\text{供试品质量}}\times 100\% \tag{2-1}$$

$$\text{杂质最大允许量}=\text{对照品溶液质量浓度}\times\text{对照品溶液体积} \tag{2-2}$$

即：

$$\text{杂质的限量}=\frac{\text{对照品溶液质量浓度}\times\text{对照品溶液体积}}{\text{供试品质量}}\times 100\% \tag{2-3}$$

式中，杂质的限量用L表示；对照品溶液质量浓度用c表示；对照品溶液体积用V表示；供试品质量用S表示。则杂质的限量计算公式为：

$$L=\frac{cV}{S}\times 100\% \tag{2-4}$$

课堂互动

葡萄糖中砷盐检查。取葡萄糖 2g，依法检查。取每 1ml 含 As 1μg 的标准砷液 2ml 制备标准砷斑，问葡萄糖中砷的限量是多少？

2. 灵敏度法

灵敏度法是在检测条件下，以待检杂质反应灵敏度作为该杂质的最大允许量。

知识链接 **蒸馏水中检查氯化物**

要求在 50ml 水中加入硝酸银试液，不得发生浑浊。

该法利用氯离子和银离子生成氯化银沉淀反应的灵敏度来控制纯化水中氯化物的限量。根据溶解度原理，50ml 水中含有 0.2mg Cl^- 时，所显示的浑浊已较明显。

所以氯化物的限量就是以在测定条件下不产生氯化银的浑浊为限的。

3. 比较法

本法是指取供试品一定量依比较法检查，测得的待测杂质的吸光度或旋光度等指标不得超过规定的值。

如《中国药典》（2015 年版）规定，按干燥品计算，盐酸四环素（$C_{22}H_{24}N_2O_8 \cdot HCl$）的含量不得少于 95.0%。注射用盐酸四环素为盐酸四环素加适量的维生素 C 或枸橼酸作为稳定剂的无菌粉末。杂质吸光度的检查方法为取本品，在 20～25 ℃时，加 0.8%氢氧化钠溶液制成每 1ml 中含 10mg 的溶液，照紫外-可见分光光度法（通则 0401），置 4cm 的吸收池中，自加 0.8%氢氧化钠溶液起 5min 时，在 530nm 的波长处测定，吸光度不得过 0.12（供注射用）。

第三节　一般杂质检查

本节根据《中国药典》（2015 年版）规定的一般杂质检查法的内容，介绍常见一般杂质检查法的原理、方法和注意事项。

一、氯化物检查法

1. 原理

利用氯化物在硝酸酸性溶液中与硝酸银试液作用，生成的氯化银白色浑浊液，与一定量（限量）的标准氯化钠溶液在相同条件下生成的氯化银浑浊液比较，以判断供试品中的氯化物是否超过限量。

$$Ag^+ + Cl^- \xrightarrow{HNO_3} AgCl$$

2. 方法

(1) 供试品溶液的配制 除另有规定外，取各品种项下规定量的供试品，加水溶解使成 25ml（溶液如显碱性，可滴加硝酸使成中性），再加稀硝酸 10ml；溶液如不澄清，应滤过；置 50ml 纳氏比色管中，加水使成约 40ml，摇匀，即得供试品溶液。

解析：硝酸可以除去 CO_3^{2-}、PO_4^{3-}、SO_3^{2-} 等杂质的干扰，同时，硝酸还可以加速氯化银的生成，使之产生较好的乳浊。本法以 50ml 中含 10ml 稀硝酸为宜。

(2) 标准氯化钠溶液的配制 称取氯化钠 0.165g，置 1000ml 量瓶中，加水适量使溶解并稀释至刻度，摇匀，作为贮备液。

临用前，精密量取贮备液 10ml，置 100ml 量瓶中，加水稀释至刻度，摇匀，即得（每 1ml 相当于 10μg 的 Cl^-）。

(3) 对照品溶液的配制　另取该品种项下规定量的标准氯化钠溶液，置 50ml 纳氏比色管中，加稀硝酸 10ml，加水使成 40ml，摇匀，即得对照溶液。

(4) 氯化物检查　于供试品溶液与对照溶液中，分别加入硝酸银试液 1.0ml，用水稀释使成 50ml，摇匀，在暗处放置 5min，同置黑色背景上，从比色管上方向下观察、比较，即得。如果供试品管的浑浊程度较对照品管的浑浊程度轻，则氯化物含量符合规定。

解析：浊度观察比较的方法，若两管的浊度接近，应将供试品管与对照品管同时置黑色台面上，摘下纳氏比色管塞子，自上而下观察浊度，这样能够较好地判断结果。

3. 注意事项

① 供试品溶液带颜色。除另有规定外，可取供试品溶液两份，分别置 50ml 纳氏比色管中。一份中加硝酸银试液 1.0ml，摇匀，放置 10min，如显浑浊，可反复滤过，至滤液完全澄清，再加规定量的标准氯化钠溶液与水适量使成 50ml，摇匀，在暗处放置 5min，作为对照溶液；另一份中加硝酸银试液 1.0ml 与水适量使成 50ml，摇匀，在暗处放置 5min，按上述方法与对照溶液比较，即得。

② 用滤纸滤过时，滤纸中如含有氯化物，可预先用含有硝酸的水溶液洗净。

③ 操作中注意平行原则。供试品管和对照品管应同时操作，试剂的加入顺序应一致。摇匀后应在暗处放置 5min，避免阳光直接照射，以防生成单质银。

④ 温度对产生氯化银浊度的影响。以 30～40℃产生的浊度最大，结果也恒定。

二、硫酸盐检查法

1. 原理

硫酸盐在盐酸溶液中与氯化钡作用生成硫酸钡白色浑浊，与一定量的标准硫酸钾溶液在同一操作条件下生成的浑浊比较，以判断供试品中硫酸盐的量是否超过限量。

$$SO_4^{2-} + Ba^{2+} \xrightarrow{HCl} BaSO_4 \downarrow$$

2. 方法

(1) 供试品溶液的配制　除另有规定外，取各品种项下规定量的供试品，加水溶解使成约 40ml（溶液如显碱性，可滴加盐酸使成中性）；溶液如不澄清，应滤过；置 50ml 纳氏比色管中，加稀盐酸 2ml，摇匀，即得供试品溶液。

(2) 标准硫酸钾溶液的配制　称取硫酸钾 0.181g，置 1000ml 量瓶中，加水适量使溶解并稀释至刻度，摇匀，即得（每 1ml 相当于 100μg 的 SO_4^{2-}）。

(3) 对照品溶液的配制　另取该品种项下规定量的标准硫酸钾溶液，置 50ml 纳氏比色管中，加水使成约 40ml，加稀盐酸 2ml，摇匀，即得对照溶液。

解析：盐酸的作用，50ml 溶液中加入 2ml 稀盐酸，溶液的 pH 约为 1，此时灵敏度最佳。此外，在盐酸的酸性条件下，可防止生成 $BaCO_3$ 和 $Ba_3(PO_4)_2$ 等白色沉淀物质。

(4) 硫酸盐的检查　于供试品溶液与对照溶液中，分别加入 25%氯化钡溶液 5ml，用水稀释至 50ml，充分摇匀，放置 10min，同置黑色背景上，从比色管上方向下观察、比较，即得。如果供试品管的浑浊程度较对照品管的浑浊程度轻，则硫酸盐的含量符合规定。

解析：25%氯化钡溶液的作用，该溶液稳定，用时不必新配，可放置 30d，在此期间反应效果无显著改变，且呈现的反应后的浑浊度较为稳定。使用其实验时，应立即充分摇匀，防止因局部过浓，使浑浊产生不均匀。

3. 注意事项

① 供试品溶液有颜色。除另有规定外，可采用内消色法。

② 除去滤纸中的 SO_4^{2-}。操作中如需使用滤纸过滤，可用含有盐酸的酸性水冲洗滤纸，如果滤纸中含有硫酸盐，则可以通过此环节除去滤纸中的 SO_4^{2-}。

三、铁盐检查法

1. 原理

铁盐在盐酸溶液中与硫氰酸盐生成红色可溶性的硫氰酸铁配位离子，与一定量标准铁溶液用同法处理后进行比色，以判断供试品中的铁盐是否超过限量。

$$Fe^{3+} + 6SCN^- \xrightarrow{H^+} [Fe(SCN)_6]^{3-}\text{（红色）}$$

2. 方法

（1）标准铁溶液的配制 称取硫酸铁铵 $[FeNH_4(SO_4)_2 \cdot 12H_2O]$ 0.863g，置 1000ml 量瓶中，加水溶解后，加硫酸 2.5ml，用水稀释至刻度，摇匀，作为贮备液。

临用前，精密量取贮备液 10ml，置 100ml 量瓶中，加水稀释至刻度，摇匀，即得（每 1ml 相当于 10μg 的 Fe）。

（2）对照品溶液的配制 取该品种项下规定量的标准铁溶液，置 50ml 纳氏比色管中，加水使成 25ml，加稀盐酸 4ml 与过硫酸铵 50mg，用水稀释使成 35ml。

（3）供试品溶液的配制 除另有规定外，取各品种项下规定量的供试品，加水溶解使成 25ml，移至 50ml 纳氏比色管中，加稀盐酸 4ml 与过硫酸铵 50mg，用水稀释使成 35ml。

（4）铁盐的检查 于供试品溶液与对照溶液中，分别加入 30%硫氰酸铵溶液 3ml，再加水适量稀释成 50ml，摇匀；如显色，立即将供试品溶液和对照品溶液进行比较，即得。如果供试品管的显色程度较对照品管的显色程度轻，则铁盐的含量符合规定。

3. 注意事项

如供试管与对照管色调不一致时，可分别移至分液漏斗中，各加正丁醇 20ml 提取，待分层后，将正丁醇层移至 50ml 纳氏比色管中，再用正丁醇稀释至 25ml，比较，即得。

四、重金属检查法

本法所指的重金属系指在规定实验条件下能与硫代乙酰胺或硫化钠作用显色的金属杂质。这类重金属包括砷、银、铜、铅、锌、镍、锡、汞、镉、锑。由于在药品生产过程中铅的分布较广，且铅易在体内积蓄导致中毒，故在《中国药典》（2015 年版）中以铅为重金属代表，作为限量对照。

1. 第一法

本法也可称硫代乙酰胺法，适用于无需有机破坏，在酸性条件下可溶解的、无色药物的重金属检查。

（1）原理 药物中重金属离子在 pH 值为 3.5 的条件下与 CH_3CSNH_2 的分解产物 H_2S 反应，生成黄色至棕黑色的硫化物均匀混悬液，与一定量的标准 Pb^{2+} 在相同条件下反应生成的有色悬浮液比色，以此判断供试品中的重金属是否超过限量。

$$CH_3CSNH_2 + H_2O \xrightarrow{pH=3.5} CH_3CONH_2 + H_2S$$

$$H_2S + Pb^{2+} \xrightarrow{pH=3.5} PbS\downarrow + 2H^+$$

（2）标准铅溶液的配制 称取硝酸铅 0.1599g，置 1000ml 量瓶中，加硝酸 5ml 与水 50ml 溶解后，用水稀释至刻度，摇匀，作为贮备液。精密量取贮备液 10ml，置 100ml 量瓶中，加水稀释至刻度，摇匀，即得（每 1ml 相当于 10μg 的 Pb）。本液仅供当日使用。配制与贮存用的玻璃容器均不得含铅。

（3）检查 除另有规定外，取 25ml 纳氏比色管三支，甲管中加标准铅溶液一定量与醋酸盐缓冲液（pH 3.5）2ml 后，加水或各品种项下规定的溶剂稀释成 25ml；乙管中加入按各品种项下规定的方法制成的供试品溶液 25ml；丙管中加入与乙管相同质量的供试品，加配制供试品溶液的溶剂适量使溶解，再加与甲管相同量的标准铅溶液与醋酸盐缓冲液（pH 3.5）2ml 后，用溶剂稀释成 25ml。

若供试品溶液带颜色，可在甲管中滴加少量的稀焦糖溶液或其他无干扰的有色溶液，使之与乙管、丙管一致；再在甲、乙、丙三管中分别加硫代乙酰胺试液各 2ml，摇匀，放置 2min，同置白纸上，自上向下透视。当丙管中显出的颜色不浅于甲管时，乙管中显示的颜色与甲管比较，不得更深，则为合格。

2. 第二法

本法也可称为炽灼破坏后检查重金属法，适用于含芳香环、杂环以及不溶于水、稀酸及乙醇的有机药物的重金属检查。

除另有规定外，当需改用第二法检查时，取各品种项下规定量的供试品，按炽灼残渣检查法（通则 0841）进行炽灼处理，然后取遗留的残渣或直接取炽灼残渣项下遗留的残渣。

3. 第三法

除另有规定外，取供试品适量，加氢氧化钠试液 5ml 与水 20ml 溶解后，置纳氏比色管中，加硫化钠试液 5 滴，摇匀，与一定量的标准铅溶液同样处理后的颜色比较，不得更深，则视为合格。

五、砷盐检查法

砷盐多由药物生产中使用的无机试剂及搪瓷反应器引入。《中国药典》（2015 年版）中采用古蔡氏法和二乙基二硫代氨基甲酸银法检测药物中砷盐含量。

（一）古蔡氏法（第一法）

1. 原理

利用金属锌与酸作用产生新生态氢，与供试品中微量亚砷酸盐反应生成具有挥发性的砷化氢，遇溴化汞试纸产生黄色至棕色的砷斑，与同等条件下一定量标准砷溶液所生成的砷斑比较，判断供试品中的砷盐是否超过限量。

$$As^{3+} + 3Zn + 3H^{+} \longrightarrow 3Zn^{2+} + AsH_3 \uparrow$$

$$AsO_3^{3-} + 3Zn + 9H^{+} \longrightarrow 3Zn^{2+} + 3H_2O + AsH_3 \uparrow$$

$$AsO_4^{3-} + 4Zn + 11H^{+} \longrightarrow 4Zn^{2+} + 4H_2O + AsH_3 \uparrow$$

砷化氢与溴化汞试纸生成砷斑的反应如下：

$$AsH_3 + 2HgBr_2 \longrightarrow 2HBr + AsH(HgBr)_2 \downarrow \text{（黄色）}$$

2. 方法

（1）仪器装置 如图 2-1 所示。

A 为 100ml 标准磨口锥形瓶；B 为中空的标准磨口塞，上连导气管 C（外径 8.0mm，内径 6.0mm），全长约 180mm；D 为具孔的有机玻璃旋塞，其上部为圆形平面，中央有一圆孔，孔径与导气管 C 的内径一致，其下部孔径与导气管 C 的外径相适应，将导气管 C 的顶端套入旋塞下部孔内，并使管壁与旋塞的圆孔相吻合，黏合固定；E 为中央具有圆孔（孔径 6.0mm）的有机玻璃旋塞盖，与 D 紧密吻合。

（2）标准砷溶液的配制 称取三氧化二砷 0.132g，置 1000ml 量瓶中，加 20%氢氧化钠溶液 5ml 溶解后，用适量的稀硫酸中和，再加稀硫酸 10ml，用水稀释至刻度，摇匀，作为贮备液。临用前，精密量取贮备液 10ml，置 1000ml 量瓶中，加稀硫酸 10ml，用水稀释至刻度，摇匀，即得（每 1ml 相当于 1μg 的 As）。

（3）标准砷斑的制备 精密量取标准砷溶液 2ml，置于标准磨口锥形瓶 A 中，加盐酸 5ml 与水 21ml，再加碘化钾试液 5ml 与酸性氯化亚锡试液 5 滴，在室温放置 10min 后，加锌粒 2g，立即采用上法将导气管 C 密塞于标准磨口锥形瓶 A 上，并将该锥形瓶置于 25～40℃水浴中，反应

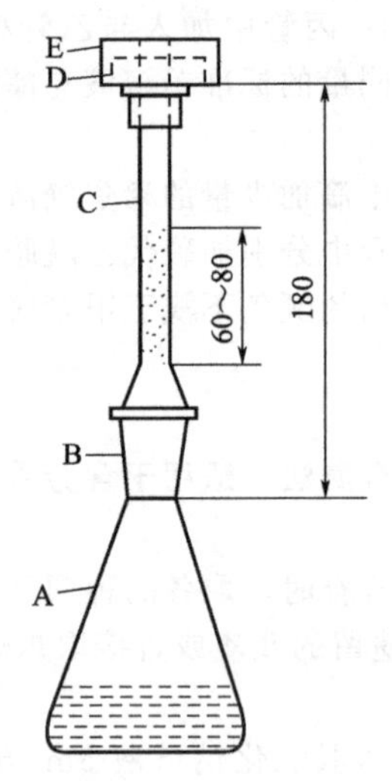

图 2-1 古蔡氏法装置（单位：mm）

45min，取出溴化汞试纸，即得。

(4) 检查 取按各品种项下规定方法制成的供试品溶液，置标准磨口锥形瓶中，照标准砷斑的制备，自“再加碘化钾试液 5ml”起，依法操作。将生成的砷斑与标准砷斑比较，不得更深。

(二) 二乙基二硫代氨基甲酸银法（第二法）

1. 原理

金属锌与酸作用产生新生态氢，与供试品中微量亚砷酸盐反应生成具有挥发性的砷化氢，砷化氢还原二乙基二硫代氨基甲酸银，生成红色的胶态银，与同一条件下一定量标准砷溶液所产生的色度进行目视颜色深浅的比较或比较 510nm 波长处吸光度大小，以判断供试品中的砷盐是否超过限量。

2. 方法

(1) 仪器装置 如图 2-2 所示。

A 为 100ml 标准磨口锥形瓶；B 为中空的标准磨口塞，上连导气管 C（一端外径为 8mm，内径为 6mm；另一端长为 180mm，外径为 4mm，内径为 1.6mm ，尖端内径为 1mm）；D 为平底玻璃管（长为 180mm，内径为 10mm，于 5.0ml 处有一刻度）。测试时，于导气管 C 中装入醋酸铅棉花 60mg（装管高度约 80mm），并于 D 管中精密加入二乙基二硫代氨基甲酸银试液 5ml。

(2) 标准砷对照液的配制 精密量取标准砷溶液 2ml，置标准磨口锥形瓶中，加盐酸 5ml 与水 21ml，再加碘化钾试液 5ml 与酸性氯化亚锡试液 5 滴，在室温放置 10min 后，加锌粒 2g，立即将导气管 C 与 A 瓶密塞，使生成的砷化氢气体导入 D 管中，并将 A 瓶置25～40℃水浴中反应 45min，取出 D 管，添加三氯甲烷至刻度，混匀，即得。

(3) 检查 取照各品种项下规定方法制成的供试品溶液置 A 瓶中，照标准砷对照液的制备，自“再加碘化钾试液 5ml”起，依法操作。将所得溶液与标准砷对照液同置白色背景上，从 D 管上方向下观察、比较，所得溶液的颜色不得比标准砷对照液更深。必要时，可将所得溶液转移至 1cm 吸收池中，照紫外-可见分光光度法（通则 0401）在 510nm 波长处以二乙基二硫代氨基甲酸银试液作空白，测定吸光度，与标准砷对照液按同法测得的吸光度比较，即得。

六、酸碱度检查法

纯净药物的溶液或过饱和混悬液，其 pH 值应较为恒定，进行酸碱度检查是保证药品质量的措施之一。对在工艺中使用过酸或碱处理的药物，或对酸碱不稳定的药物，如酯类、酰胺类等，一般需进行酸碱度检查。常用的药物酸碱度检查的方法有以下几种：

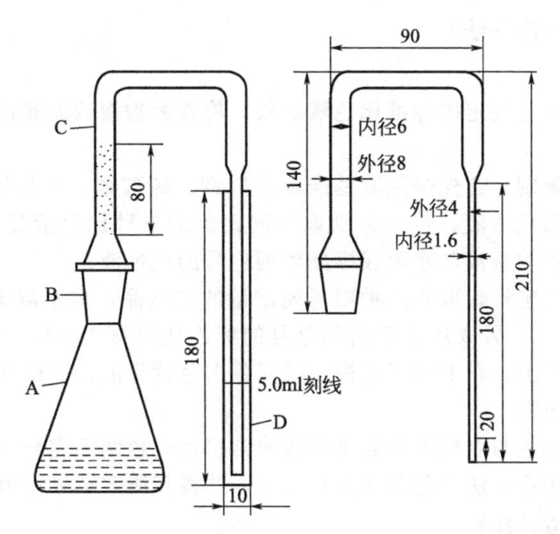

图 2-2 二乙基二硫代氨基甲酸银法装置（单位：mm）

1. 酸碱滴定法

在规定的指示剂条件下，用规定浓度的酸或碱滴定液滴定供试品溶液中的碱性或酸性杂质，以消耗酸或碱滴定液的体积（ml）作为杂质限度。用消耗滴定液的体积来控制酸碱性杂质量。

> **知识链接　　氯化钠酸碱度检查的方法**
>
> 取本品 5.0g，加水 50ml 溶解后，加溴麝香草酚蓝指示剂（pH 6.0～7.6，黄色～蓝色）2 滴。
>
> 如显黄色，加氢氧化钠滴定液（0.02mol/L）0.10ml，应变为蓝色。
>
> 如显蓝色或绿色，加盐酸滴定液（0.02mol/L）0.20ml，应变为黄色。
>
> 上述方法是将 5.0g 氯化钠中所含酸性杂质的限量控制在 0.002mmol，即 100g 氯化钠中允许存在的酸性杂质的限量为 0.04mmol。
>
> 同理，每 100g 氯化钠中允许碱性杂质的限量为 0.08mmol。

2. pH 值法

采用电位法测定供试品溶液的 pH，检查其酸碱度杂质是否符合限量规定。

常用于制备注射剂原料药中酸碱性杂质的控制。如青霉素钠酸碱度的检查方法为：取本品，加水制成每 1ml 中含 30mg 的溶液，依法测定（通则 0631），pH 值应为 5.0～7.5。

3. 指示剂法

利用酸碱指示剂在不同 pH 条件下颜色的改变来检查酸碱性杂质的方法，称为指示剂法。

如纯化水的酸碱度检查方法为：取供试品 10ml，加甲基红指示液 2 滴，不得显红色（控制其酸度，pH 值在 4.4 以上）；另取 10ml，加溴麝香草酚蓝指示液 5 滴，不得显蓝色（控制其碱度，pH 值在 7.6 以下）。以此方式将纯化水的酸碱度控制在 pH 值为 4.4～7.6。

七、溶液颜色检查法

《中国药典》（2015 年版）中溶液颜色检查法是指将药物溶液的颜色与规定的标准比色液比较，或在规定的波长处测定其吸光度的方法。共有三种检查方法，分别是目视观察法、吸光度法、色差计法。

（一）目视观察法（第一法）

1. 原理

将供试品溶液的颜色与规定的标准比色液比较，检查药物溶液的颜色。

2. 方法

（1）标准比色液的配制 首先分别取基准重铬酸钾、硫酸铜、氯化钴配制比色重铬酸钾液、比色用硫酸铜及比色用氯化钴液，然后分别取不同比例的三种比色液配成五种色调的标准贮备液。根据规定取色调标准贮备液与水配成标准色调色号的比色液。

（2）操作 除另有规定外，取各品种项下规定量的供试品，加水溶解，置于25ml的纳氏比色管中，加水稀释至10ml。另取规定色调和色号的标准比色液10ml，置于另一25ml纳氏比色管中。两管同置白色背景上，自上向下透视，或同置白色背景前，平视观察，供试品管呈现的颜色与对照管比较，不得更深。

如供试品管呈现的颜色与对照管的颜色深浅非常接近或色调不完全一致，使目视观察无法辨别两者的深浅时，应改用第三法（色差计法）测定，并将其测定结果作为判定依据。

（二）吸光度法（第二法）

除另有规定外，取各供试品项下规定量的供试品，加水溶解并使成10ml，必要时滤过，滤液照紫外-可见分光光度法（通则0401）于规定波长处测定，吸光度不得超过规定值。

（三）色差计法（第三法）

本法是使用具备透射测量功能的测色色差计直接测定溶液的透射三刺激值，对其颜色进行定量表述和分析的方法。当目视比色法较难判定供试品与标准比色液之间的差异时，应采用本法进行测定与判断。

供试品溶液与标准比色液之间的颜色差异，可以通过分别比较它们与水之间的色差值来测定，也可以通过直接比较它们之间的色差值来测定。

八、易炭化物检查法

1. 原理

药品中夹杂的有机杂质遇硫酸易氧化而呈色，与一定量对照品溶液比色，颜色不得更深，从而控制药物中的易炭化物的限量。

2. 方法

取内径一致的比色管两支：甲管中加各品种项下规定的对照溶液5ml；乙管中加硫酸［含H_2SO_4 94.5%～95.5%（质量分数）］5ml后，分次缓缓加入规定量的供试品，振摇使溶解。除另有规定外，静置15min后，将甲乙两管同置白色背景前，平视观察，乙管中所显颜色不得较甲管更深。

九、炽灼残渣检查法

1. 原理

炽灼残渣是指药物经高温加热分解或挥发后遗留下来的不挥发的无机物（多为金属的氧化物或其盐类），经加硫酸并炽灼（700～800℃）后所得的硫酸盐残渣。

2. 方法

取供试品1.0～2.0g或各品种项下规定的质量，置已炽灼至恒重的坩埚（如供试品分子结构中含有碱金属或氟元素，则应使用铂坩埚）中，精密称定，缓缓炽灼至完全炭化，放冷；除另有规定外，加硫酸0.5～1ml使湿润，低温加热至硫酸蒸气除尽后，在700～800℃炽灼使完全灰化，移至干燥器内，放冷，精密称定后，再在700～800℃炽灼至恒重，即得。

如需将残渣留作重金属检查，则炽灼温度必须控制在500～600℃。

十、干燥失重检查法

1. 原理

药品的干燥失重是指药品在规定的条件下，经干燥减少的质量，主要是指水分，也包括其他挥发性物质，如乙醇等。

2. 方法

取供试品，混合均匀（如为较大的结晶，应先迅速捣碎使成2mm以下的小粒），取约1g或各品种项下规定的质量，置于与供试品相同条件下干燥至恒重的扁形称量瓶中，精密称定，除另有规定外，在105℃干燥至恒重。由减失的质量和取样量计算供试品的干燥失重。

十一、水分测定法

药物中存在的水分，可使某些药物发生水解、霉变等，控制水分对保持药物质量有重大作用。《中国药典》（2015年版）中采用费休氏法、烘干法、减压干燥法、甲苯法等测定水分。本节重点介绍费休氏法。

费休氏法可采用容量滴定法、库仑滴定法来测定。下面以容量滴定法为主进行介绍。

1. 容量滴定法原理

本法是根据碘和二氧化硫在吡啶和甲醇溶液中与水定量反应的原理来测定水分的。

2. 费休氏试液的制备与标定

(1) 制备 称取碘（置硫酸干燥器内48h以上）110g，置干燥的具塞锥形瓶（或烧瓶）中，加无水吡啶160ml，注意冷却，振摇至碘全部溶解，加无水甲醇300ml，称定质量，将锥形瓶（或烧瓶）置冰浴中冷却，在避免空气中水分侵入的条件下，通入干燥的二氧化硫至质量增加72g，再加无水甲醇使成1000ml，密塞，摇匀，在暗处放置24h。

也可以使用稳定的市售费休氏试液，临用前应标定滴定度。

(2) 标定 精密称取纯化水10～30mg，用水分测定仪直接标定；或精密称取纯化水10～30mg，置干燥的具塞锥形瓶中，除另有规定外，加无水甲醇适量，在避免空气中水分侵入的条件下，用费休氏试液滴定至溶液由浅黄色变为红棕色，或用电化学方法［如永停滴定法（通则0701）等］指示终点；另做空白试验。按式(2-5)计算：

$$F=\frac{W}{A-B} \tag{2-5}$$

式中，F为每1ml费休氏试液相当于水的质量，mg；W为称取纯化水的质量，mg；A为滴定所消耗费休氏试液的容积，ml；B为空白所消耗费休氏试液的容积，ml。

3. 测定法

精密称取供试品适量（约消耗费休氏试液1～5ml），除另有规定外，溶剂为无水甲醇，用水分测定仪直接测定。或精密称取供试品适量，置干燥的具塞锥形瓶中，加溶剂适量，在不断振摇（或搅拌）下用费休氏试液滴定至溶液由浅黄色变为红棕色，或用永停滴定法（通则0701）指示终点；另做空白试验。按式(2-6)计算：

$$\text{供试品水中含量}(\%)=\frac{(A-B)F}{W}\times 100\% \tag{2-6}$$

式中，A为供试品所消耗费休氏试液的体积，ml；B为空白所消耗费休氏试液的体积，ml；F为每1ml费休氏试液相当于水的质量，mg；W为供试品的质量，mg。

课堂互动

注射用普鲁卡因青霉素照水分测定法（通则0832法第一法1）测定，含水分不得超过3.5%。

假设有一批注射用普鲁卡因青霉素，取样后，严格按照测定法检测。精密称取0.2616g，加无水甲醇5ml充分振摇，用费休氏试液滴定至溶液由浅黄色变为红棕色，消耗费休氏试液2.32ml；另取甲醇5ml，同法滴定，消耗费休氏试液0.12ml，求本品的含水量，判断此批药的水分是否合格。

备注：已知每1ml费休氏试液相当于3.43mg的水。

十二、可见异物检查法

可见异物是指存在于注射剂、眼用液体制剂和无菌原料药中，在规定条件下目视可以观测到的不溶性物质，其粒径或长度通常大于50μm。实验室检测时应避免引入可见异物。

1. 可见异物检查法

有灯检法和光散射法，一般常用灯检法。用于本试验的供试品，必须按规定随机抽样。

2. 注意事项

① 注射剂、眼用液体制剂应在符合药品生产质量管理规范（GMP）的条件下生产，产品在出厂前应采用适宜的方法逐一检查并同时剔除不合格产品。临用前，需在自然光下目视检查（避免阳光直射），如有可见异物，不得使用。

② 灯检法不适用的品种，如用深色透明容器包装或液体色泽较深（一般深于各标准比色液7号）的品种，可选用光散射法。

③ 混悬型、乳状液型注射液和滴眼液不能使用光散射法。

④ 当制备注射用无菌粉末和无菌原料药供试品溶液时，或供试品的容器不适于检查（如透明度不够、不规则形状容器等），需转移至适宜容器中时，均应在B级的洁净环境（如层流净化台）中进行。

第四节　特殊杂质检查

药物中的特殊杂质一般是指在特定药物生产和贮藏过程中引入的原料、副产物、中间体、分解产物等杂质，多指有关物质。这类杂质随药物的不同而异。由于特殊杂质多种多样，检查方法各异，故一般利用药物在物理、化学、生物学等方面的差异来进行检查。

一、物理分析法

1. 挥发性差异比较

检查挥发性药物中的“不挥发物”时，利用药物在室温或加热挥发后，将遗留残渣于规定温度加热至恒重并称量，其质量不超过规定值。

知识链接　　**苯酚的不挥发物检查**

《中国药典》（2015年版）中苯酚的不挥发物检查：取本品5.0g，置水浴蒸发挥散后，在105℃干燥至恒重，遗留残渣不得超过2.5mg。

2. 味道差异比较

利用药物中某些杂质的独特臭味，判断杂质。如乙醇中的杂醇油：先将乙醇滴在无臭清洁的滤纸上，待乙醇挥发后，不应遗留有杂醇油的异臭。

3. 颜色差异比较

利用药物与其分解产物或其他杂质颜色的不同，来控制杂质的量。比如药物无色，而杂质有色。方法参照“溶液颜色检查法”。

4. 溶解度差异比较

利用药物与杂质在规定溶剂中溶解能力的差异，通过药物在规定溶液中的澄清度检查来判断不溶性杂质的量是否超过限量。

知识链接　**葡萄糖乙醇溶液的澄清度检查**

《中国药典》（2015年版）中葡萄糖乙醇溶液的澄清度检查：取葡萄糖1.0g，加乙醇20ml，置水浴上加热回流约40min，溶液应澄清。

5. 旋光性差异比较

利用药物与杂质之间具有不同旋光性进行检查。

二、化学分析法

1. 酸碱性差异

利用药物与杂质间酸碱性差异进行检查。参照酸碱度检查法，如指示剂法。

2. 杂质反应后的现象检查

利用药物中的杂质与试剂反应后可能产生气体、沉淀或颜色等现象来进行杂质检查。

（1）产生气体

① 药物中含有硫化物，利用其在酸性条件下产生硫化氢气体，与醋酸铅试纸作用形成棕黑色硫斑，与一定量标准硫化钠溶液在相同条件下所显标准硫斑比较，以此确定硫化物限量。

② 药物中含有氨或铵盐，在碱性条件下加热，则释放出氨气，用石蕊试纸检视（或加碱性碘化汞钾试液显色），与一定量标准氯化铵溶液用同法处理后比较。

③ 药物中含氰化物，可采用改进普鲁士蓝法和气体扩散三硝基苯酚锂法检查。

（2）沉淀反应　利用药物中的杂质能与一定试剂产生沉淀反应来检查杂质的方法。如氯化钠中检查钡盐，利用Ba^{2+}与稀硫酸作用生成不溶性硫酸钡白色沉淀进行检查，《中国药典》（2015年版）规定不产生浑浊为合格。利用沉淀反应检查杂质的比浊方法较为常用。

（3）呈色反应　根据限量要求可规定一定反应条件下不得产生某种颜色，或进行目视比色，即用供试品与对照品（含定量杂质）在相同条件下进行对比，查看其颜色，若供试品颜色不深于对照品颜色，则视为合格；也可用分光光度法测定其吸光度。

3. 氧化还原差异

利用药物和杂质的氧化性或还原性差异来进行杂质检查。

知识链接　**氯化钠中碘化物的检查**

取氯化钠的细粉5.0g，置瓷蒸发皿内，滴加新配制的淀粉混合液（取可溶性淀粉0.25g，加水2ml，搅匀，再加沸水至25ml，随加随搅拌，放冷，加0.025mol/L硫酸溶液2ml、亚硝酸钠试液3滴与水25ml，混匀）适量使晶粉湿润，置日光下（或日光灯下）观察，5min内晶粒不得显蓝色痕迹。

三、光学分析法

利用药物与杂质结构差异造成的两者光吸收的差异来控制杂质的限量。可利用紫外-可见分光光度法、原子吸收分光光度法、红外光分光光度法等来进行检查。

1. 紫外-可见分光光度法

当在某波长处杂质有吸收而药物无吸收时，则可通过控制该波长处的吸光度大小来控制杂质的量。

2. 原子吸收分光光度法

本法主要用于金属元素测定，即利用药物中待检元素的原子蒸气吸收发自光源的特定波长的光，使原子中的电子吸收辐射能由基态跃迁到激发态，根据基态原子对辐射能吸收的程度，从而求出供试药物中待检元素的含量。

3. 红外分光光度法

本法多用于检查药品中的低效（或无效）晶型，即利用药物晶型结构不同，键长、键角不同导致其在红外吸收光谱中的某些特征带的频率、峰型和强度出现显著差异，以此加以区分检查。

四、色谱法

色谱法利用药物与杂质被一定吸附剂或洗脱剂分解吸附的不同性质，或在溶剂中溶解的程度不同而加以分离、检查。

1. 常用色谱法

根据分离方法分为纸色谱法、薄层色谱法、柱色谱法、气相色谱法、高效液相色谱法等。

2. 注意事项

① 色谱法所用溶剂应与供试品不起化学反应，纯度要求较高。

② 分离时的温度，除气相色谱法或另有规定外，系指室温。

③ 分离后各成分的检测，应采用各品种项下所规定的方法。

④ 采用纸色谱法、薄层色谱法或柱色谱法分离有色物质时，可根据其色带进行区分。

⑤ 分离无色物质时，可在短波（254nm）或长波（365nm）紫外灯下检视，其中纸色谱或薄层色谱也可喷以显色剂使之显色，或在薄层色谱中用加有荧光物质的薄层硅胶，采用荧光猝灭法检视。

⑥ 柱色谱法、气相色谱法和高效液相色谱法可用接于色谱柱出口处的各种检测器检测。

⑦ 高效液相色谱法适用于有机杂质，但更多地用于含量测定。

⑧ 气相色谱法主要用于挥发性有机杂质和有机溶剂残留量的检查。

五、其他分析法

杂质检查分析方法的建立，应考虑普遍适用性，所用的仪器和试验材料应容易获得。对于立体异构体杂质的检测，广泛采用手性色谱法和高效毛细管电泳法等。

1. 手性高效液相色谱法

手性高效液相色谱法包括手性固定相法、手性流动相添加剂法（直接法）、手性试剂衍生化法（间接法），其中手性固定相法由于其一般不需衍生化、定量分析准确性高、操作简便等特点，在手性药物的杂质检测中应用较多。

2. 高效毛细管电泳法

由于毛细管电泳法在杂质测定中有一定优越性，其应用愈来愈广泛。鉴于现在杂质检查不但要求要分离出杂质，还要求对杂质进行结构分析，所以利用 UV 光谱对照、核磁共振 NMR、质谱 MS 等光谱法来辅助色谱法确认杂质。

第五节　安全性检查

一、热原检查法

注射给药过程中，偶尔会出现发热、寒战、头痛、恶心、呕吐等症状，严重的甚至昏迷、死亡，将这种药物的不良反应称之为热原反应。能引起上述热原反应的物质称之为热原（pyrogen）。热原检查现包括家兔法和细菌内毒素检查法。

（一）家兔法

热原检查法是将一定剂量的供试品，静脉注入家兔体内，在规定时间内，观察家兔体温升高的情况，以判定供试品中所含热原的限度是否符合规定。

供试用的家兔应健康合格，体重1.7kg以上（用于生物制品检查用的家兔体重为1.7～3.0kg），雌兔应无孕。预测体温前7d即应用同一饲料饲养，在此期间不得有异常现象。

1. 试验前的准备

供试用家兔应尽可能处于同一温度环境中，实验室和饲养室的温度相差不得大于3℃，且应控制在17～25℃，应防止动物骚动并避免噪声干扰。与供试品接触的试验用器皿应无菌、无热原。

应使用精密度为±0.1℃的测温装置。测温探头或肛温计插入肛门的深度和时间各兔应相同，深度一般约6cm，时间不得少于1.5min，每隔30min测量体温1次，一般测量2次，两次体温之差不得超过0.2℃，以此两次体温的平均值作为该兔的正常体温。

2. 操作步骤

取3只家兔，测定其正常体温，15min以内进行下一步操作。自耳静脉缓缓注入规定剂量并温热至约38℃的供试品溶液。注射药物后每隔30min按前法测量家兔体温1次，共测6次，做好记录。

3. 结果判断

以6次体温中最高的一次减去正常体温，即为该兔体温的升高温度（℃）。当家兔升温为负值时，以0℃计。若3只家兔中有1只体温升高0.6℃或高于0.6℃，或3只家兔体温升高的总和不低于1.3℃，应另取5只家兔复试，检查方法同上。

（1）合格的判断　以下情况均判定为符合规定：在初试的3只家兔中，体温升高均低于0.6℃，并且3只家兔体温升高总和低于1.3℃；或在复试的5只家兔中，体温升高0.6℃或高于0.6℃的家兔不超过1只，并且初试、复试合并8只家兔的体温升高总和为3.5℃或低于3.5℃。

（2）不符合规定的判断　以下情况均判定为不符合规定：在初试的3只家兔中，体温升高0.6℃或高于0.6℃的家兔超过1只；或在复试的5只家兔中，体温升高0.6℃或高于0.6℃的家兔超过1只；或在初试、复试合并8只家兔的体温升高总和超过3.5℃。均判定供试品的热原检查不符合规定。

（二）细菌内毒素检查法

目前普遍认为革兰氏阴性细菌产生的内毒素是热原的主要来源，但不是所有的已知热原都具有内毒素结构。本法系利用鲎试剂来检测或量化由革兰氏阴性菌产生的细菌内毒素，以判断供试品中细菌内毒素的限量是否符合规定的一种方法。细菌内毒素检查包括两种方法，即凝胶法和光度测定法。

课堂互动

利用鲎试剂进行凝胶检测，实验现象为阳性，则意味着在待测样品中检测到什么成分？若检测结果为阴性能否视为待测对象不含有热原？

1. 内毒素限值的确定

药品、生物制品的细菌内毒素限值（L）一般按式(2-7)确定：

$$L=K/M \tag{2-7}$$

式中，L为供试品的细菌内毒素限值，EU/ml、EU/mg或EU/U（活性单位）；K为人每千克体重每小时最大可接受的内毒素剂量，EU/(kg·h)，注射剂K=5EU/(kg·h)，放射性药品

注射剂 $K=2.5\text{EU}/(\text{kg}\cdot\text{h})$，鞘内用注射剂 $K=0.2\text{EU}/(\text{kg}\cdot\text{h})$；$M$ 为人用每千克体重每小时的最大供试品剂量，ml/(kg·h)、mg/(kg·h) 或 U/(kg·h)，人均体重按 60kg 计算，人体表面积按 1.62m^2 计算。

注射时间若不足 1h，按 1h 计算。

供试品每平方米体表面积剂量乘以 0.027 即可转换为每千克体重剂量（M）。按人用剂量计算限值时，如遇特殊情况，可根据生产和临床用药实际情况做必要调整，但需说明理由。

2. 最大有效稀释倍数

最大有效稀释倍数（MVD）是指在试验中供试品溶液被允许稀释的最大倍数（1→MVD），在不超过此稀释倍数的浓度下进行内毒素限值的检测。用式(2-8) 来确定 MVD：

$$\text{MVD}=cL/\lambda \tag{2-8}$$

式中，L 为供试品的细菌内毒素限值；c 为供试品溶液的浓度，当 L 以 EU/mg 或 EU/U 表示时，c 的单位为 mg/ml 或 U/ml，当 L 以 EU/ml 表示时，则 c 等于 1.0ml/ml。

如需计算在 MVD 时的供试品浓度，即最小有效稀释浓度，可使用式(2-9)：

$$c=\lambda/L \tag{2-9}$$

式中，λ 为在凝胶法中鲎试剂的标示灵敏度（EU/ml），或是在光度测定法中所使用的标准曲线上最低的内毒素浓度。

3. 凝胶法

凝胶法系通过鲎试剂与内毒素产生凝集反应的原理进行限度检测或半定量检测内毒素的方法。

(1) 鲎试剂灵敏度复核试验 在本检查法规定条件下，使鲎试剂产生凝集的内毒素的最低浓度即为鲎试剂的标示灵敏度，用 EU/ml 表示。当使用新批号鲎试剂或试验条件发生了任何可能影响检验结果的改变时，应进行鲎试剂灵敏度复核试验。

① 细菌内毒素标准品配制 根据鲎试剂灵敏度的标示值（λ），将细菌内毒素国家标准品或细菌内毒素工作标准品用细菌内毒素检查用水溶解，在旋涡混合器上混匀 15min。然后制成 2λ、λ、0.5λ 和 0.25λ 四个浓度的内毒素标准溶液，每稀释一步均应在旋涡混合器上混匀 30s。

② 操作 取分装有 0.1ml 鲎试剂溶液的 10mm×75mm 试管或复溶后的 0.1ml/支规格的鲎试剂原安瓿 18 支，其中 16 管分别加入 0.1ml 不同浓度的内毒素标准溶液，每一个内毒素浓度平行做 4 管。

阴性对照：另外 2 管加入 0.1ml 细菌内毒素检查用水作为阴性对照。

保温：将试管中溶液轻轻混匀后，封闭管口，垂直放入 37℃±1℃ 的恒温器中，保温 60min±2min。

③ 结果观察 将试管从恒温器中轻轻取出，缓缓倒转 180°，若管内形成凝胶，并且凝胶不变形、不从管壁滑脱者为阳性；未形成凝胶或形成的凝胶不坚实、变形并从管壁滑脱者为阴性。保温和拿取试管过程应避免受到振动而造成假阴性结果。

当最大浓度 2λ 管均为阳性，最低浓度 0.25λ 管均为阴性，阴性对照管为阴性，试验方为有效。

④ 计算 按式(2-10) 计算反应终点浓度的几何平均值，即鲎试剂灵敏度的测定值（λ_c）。

$$\lambda_c=\text{antilg}(\sum X/n) \tag{2-10}$$

式中，X 为反应终点浓度的对数值（lg）；n 为每个浓度的平行管数。

反应终点浓度是指系列递减的内毒素浓度中最后一个呈阳性结果的浓度。

当 λ_c 在 $0.5\lambda\sim2\lambda$（包括 0.5λ 和 2λ）时，方可用于细菌内毒素检查，并以标示灵敏度 λ 为该批鲎试剂的灵敏度。

(2) 干扰试验 当进行新药的内毒素检查试验前，或无内毒素检查项的品种建立内毒素检查法时，须进行干扰试验。

① 操作 按表2-1制备溶液A、B、C和D，使用的供试品溶液应为未检验出内毒素且不超过最大有效稀释倍数（MVD）的溶液，按鲎试剂灵敏度复核试验项下操作。即将相同体积的鲎试剂和样品溶液混合，在37℃条件下孵育1h，将试管翻转180°观察结果，凝胶仍保持在试管底部为阳性结果。

表2-1 凝胶法干扰试验溶液的制备

编号	内毒素浓度/被加入内毒素的溶液	稀释用液	稀释倍数	所含内毒素的浓度	平行管数
A	无/供试品溶液	—	—	—	2
B	2λ/供试品溶液	供试品溶液	1 2 4 8	2λ 1λ 0.5λ 0.25λ	4 4 4 4
C	2λ/检查用水	检查用水	1 2 4 8	2λ 1λ 0.5λ 0.25λ	2 2 2 2
D	无/检查用水	—	—	—	2

注：A为供试品溶液；B为干扰试验系列；C为鲎试剂标示灵敏度的对照系列；D为阴性对照。

② 结果判断 有效试验：只有当溶液A和阴性对照溶液D的所有平行管都为阴性，并且系列溶液C的结果符合鲎试剂灵敏度复核试验要求时，试验方为有效。

试验存在干扰：当系列溶液B的结果符合鲎试剂灵敏度复核试验要求时，认为供试品在该浓度下无干扰作用；其他情况则认为供试品在该浓度下存在干扰作用。

需重复干扰试验：若供试品溶液在小于MVD的稀释倍数下对试验有干扰，应将供试品溶液进行不超过MVD的进一步稀释，再重复干扰试验。

当鲎试剂、供试品的处方、生产工艺改变或试验环境中发生了任何有可能影响试验结果的变化时，须重新进行干扰试验。

③ 排除干扰的方法 可通过对供试品进行更大倍数的稀释或通过其他适宜的方法（如过滤、中和、透析或加热处理等）排除干扰。

为确保所选择的处理方法能有效地排除干扰且不会使内毒素失去活性，要使用预先添加了标准内毒素再经过处理的供试品溶液进行干扰试验。

(3) 细菌内毒素检查凝胶限度试验 该法系凝胶法检测内毒素的方法之一。

① 操作 按表2-2制备溶液A、B、C和D。使用稀释倍数不超过MVD并且已经排除干扰的供试品溶液来制备溶液A和B。按鲎试剂灵敏度复核试验项下操作。

表2-2 凝胶限度试验溶液的制备

编号	内毒素浓度/配制内毒素的溶液	平行管数
A	无/供试品溶液	2
B	2λ/供试品溶液	2
C	2λ/检查用水	2
D	无/检查用水	2

注：A为供试品溶液；B为供试品阳性对照；C为阳性对照；D为阴性对照。

② 结果判断 保温60min±2min后观察结果。若阴性对照溶液D的平行管均为阴性，供试品阳性对照溶液B的平行管均为阳性，阳性对照溶液C的平行管均为阳性，试验有效。若溶液A的两个平行管均为阴性，判定供试品符合规定；若溶液A的两个平行管均为阳性，判定供试品

不符合规定；若溶液A的两个平行管中的一管为阳性，另一管为阴性，需进行复试。

③ 复试　复试时溶液A需做4支平行管，若所有平行管均为阴性，判定供试品符合规定，否则判定供试品不符合规定。

若供试品的稀释倍数小于MVD而溶液A出现不符合规定时，需将供试品稀释至MVD重新实验，再对结果进行判断。

(4) 凝胶半定量试验　该法系凝胶法检测内毒素的方法之一。本方法通过确定反应终点浓度来量化供试品中内毒素的含量。

① 操作　按表2-3制备溶液A、B、C和D。按鲎试剂灵敏度复核试验项下操作。

表2-3　半定量试验溶液的制备

编号	内毒素浓度/被加入内毒素的溶液	稀释用液	稀释倍数	所含内毒素的浓度	平行管数
A	无/供试品溶液	检查用水	1	—	2
			2	—	2
			4	—	2
			8	—	2
B	2λ/供试品溶液		1	2λ	2
C	2λ/检查用水	检查用水	1	2λ	2
			2	1λ	2
			4	0.5λ	2
			8	0.25λ	2
D	无/检查用水	—	—	—	2

注：A为不超过MVD并且通过试验的供试品溶液。从通过干扰试验的稀释倍数开始用检查用水稀释至1倍、2倍、4倍和8倍，最后的稀释倍数不得超过MVD。B为2λ浓度标准内毒素的溶液A（供试品阳性对照）。C为鲎试剂标示灵敏度的对照系列。D为阴性对照。

② 结果判断　若阴性对照溶液D的平行管均为阴性，供试品阳性对照溶液B的平行管均为阳性，系列溶液C的反应终点浓度的几何平均值在0.5λ～2λ，试验有效。

a. 符合规定　系列溶液A中每一系列的终点稀释倍数乘以λ，为每个系列的反应终点浓度。如果检验的是经稀释的供试品，则将终点浓度乘以供试品进行半定量试验的初始稀释倍数，即得到每一系列内毒素浓度c。若每一系列内毒素浓度均小于规定的限值，判定供试品符合规定。

每一系列内毒素浓度的几何平均值即为供试品溶液的内毒素浓度，按式(2-11) 计算：

$$[c_E = \text{antilg}(\sum c/2)] \tag{2-11}$$

b. 不符合规定　若任何系列内毒素浓度不小于规定的限值时，则判定供试品不符合规定。当供试品溶液的所有平行管均为阳性，可记为内毒素的浓度大于或等于最大的稀释倍数乘以λ。

若试验中供试品溶液的所有平行管均为阴性，应记为内毒素浓度小于λ（如果检验的是稀释过的供试品，则记为小于λ乘以供试品进行半定量试验的初始稀释倍数）。

③ 注意事项　实验各组中，当最大浓度管均为阳性，最低浓度管均为阴性，阴性对照管为阴性，试验方为有效。保温和拿取试管过程应避免受到振动，造成假阴性结果。

鲎试剂灵敏度复核试验，在本检查法规定的条件下，使鲎试剂产生凝集的内毒素的最低浓度即为鲎试剂的标示灵敏度，用EU/ml表示。

当使用新批号的鲎试剂或试验条件发生了任何可能影响检验结果的改变时，应进行鲎试剂灵敏度复核试验。

4. 光度测定法

光度测定法分为浊度法和显色基质法。

(1) 浊度法　浊度法是利用检测鲎试剂与内毒素反应过程中的浊度变化而测定内毒素含量的方法。根据检测原理，可分为终点浊度法和动态浊度法。

① 终点浊度法是依据反应混合物中的内毒素浓度和其在孵育终止时的浊度（吸光度或透光率）之间存在的量化关系来测定内毒素含量的方法。

② 动态浊度法是检测反应混合物的浊度到达某一预先设定的吸光度或透光率所需要的反应时间，或是检测浊度增加速度的方法。

(2) 显色基质法 该法是利用检测鲎试剂与内毒素反应过程中产生的凝固酶使特定底物释放出呈色团的多少而测定内毒素含量的方法。根据检测原理，分为终点显色法和动态显色法。

① 终点显色法是依据反应混合物中内毒素浓度和其在孵育终止时释放出的呈色团的量之间存在的量化关系来测定内毒素含量的方法。

② 动态显色法是检测反应混合物的吸光度或透光率达到某一预先设定的检测值所需要的反应时间，或检测值增加速度的方法。

光度测定试验需在特定的仪器中进行，温度一般为 37℃±1℃。供试品和鲎试剂的加样量、供试品和鲎试剂的比例以及保温时间等，参照所用仪器和试剂的有关说明进行。

二、无菌检查法

无菌检查法系用于检查药典要求无菌的药品、生物制品、医疗器具、原料、辅料及其他品种是否无菌的一种方法。它是根据试验的培养基中是否有微生物生长来判断样品的无菌性的，一般液体培养基浑浊表明样品受微生物污染。

无菌试验不能用于保证整批产品的无菌性，但可用于确定批产品不符合无菌要求。即若供试品符合无菌检查法的规定，仅表明了供试品在该检验条件下未发现微生物污染。

(一) 环境要求

无菌检查应在无菌条件下进行，试验环境必须达到无菌检查的要求，检验全过程应严格遵守无菌操作，防止微生物污染，防止污染的措施不得影响供试品中微生物的检出。

(二) 无菌检查法所用微生物

常用微生物包括金黄色葡萄球菌（*Staphylococcus aureus*）〔CMCC(B)26 003〕、铜绿假单胞菌（*Pseudomonas aeruginosa*）〔CMCC(B)10 104〕、枯草芽孢杆菌（*Bacillus subtilis*）〔CMCC(B)63 501〕、生孢梭菌（*Clostridium sporogenes*）〔CMCC(B) 64 941〕、白色念珠菌（*Candida albicans*）〔CMCC(F)98 001〕、黑曲霉（*Aspergillus niger*）〔CMCC(F)98 003〕。

(三) 培养基

硫乙醇酸盐流体培养基主要用于厌氧菌的培养，也可用于需氧菌培养；胰酪大豆胨液体培养基用于真菌和需氧菌的培养。配制后应采用验证合格的灭菌程序灭菌。制备好的培养基应保存在2～25℃、避光的环境，若保存于非密闭容器中，一般在 3 周内使用；若保存于密闭容器中，一般可在一年内使用。

(四) 培养基灵敏度检查

培养基灵敏度检查所用的菌株传代次数不得超过 5 代（从菌种保存中心获得的干燥菌种为第 0 代），并采用适宜的菌种保存技术进行保存，以保证试验菌株的生物学特性。空白对照管应无菌生长，若加菌的培养基管均生长良好，判该培养基的灵敏度检查符合规定。

取硫乙醇酸盐流体培养基 7 支，分别接种金黄色葡萄球菌、铜绿假单胞菌、生孢梭菌各 2 支，另 1 支不接种作为空白对照，培养 3d；取胰酪大豆胨液体培养基 7 支，分别接种枯草芽孢杆菌、白色念珠菌、黑曲霉各 2 支，另 1 支不接种作为空白对照，培养 5d。逐日观察结果。空白对照管应无菌生长，若加菌的培养基管均生长良好，判该培养基的灵敏度检查符合规定。

(五) 培养基的适用性检查

无菌检查用的硫乙醇酸盐流体培养基和胰酪大豆胨液体培养基等应符合培养基的无菌性检查及灵敏度检查的要求。本检查可在供试品的无菌检查前或与供试品的无菌检查同时进行。

（六）方法适用性试验

进行产品无菌检查时，应进行方法适用性试验，以确认所采用的方法适合于该产品的无菌检查。

与对照管比较，如含供试品各容器中的试验菌均生长良好，则说明供试品的该检验量在该检验条件下无抑菌作用或其抑菌作用可以忽略不计，照此检查方法和检查条件进行供试品的无菌检查。若检验程序或产品发生变化可能影响检验结果时，应重新进行方法适用性试验。

方法适用性试验按“供试品的无菌检查”的规定及下列要求进行操作。对每一试验菌应逐一进行方法确认。方法适用性试验也可与供试品的无菌检查同时进行。

（七）无菌检查

无菌检查一般使用直接接种法或薄膜过滤法。

1. 薄膜过滤法

取每种培养基规定接种的供试品总量按薄膜过滤法过滤，冲洗，在最后一次的冲洗液中加入小于 100CFU 的试验菌，过滤。

加硫乙醇酸盐流体培养基或胰酪大豆胨液体培养基至滤筒内。另取一装有同体积培养基的容器，加入等量试验菌，作为对照。置规定温度培养，培养时间不得超过 5d，各试验菌同法操作。

2. 直接接种法

取符合直接接种法培养基用量要求的硫乙醇酸盐流体培养基 6 管，分别接入小于 100CFU 的金黄色葡萄球菌、大肠埃希菌、生孢梭菌各 2 管；取符合直接接种法培养基用量要求的胰酪大豆胨液体培养基 6 管，分别接入小于 100CFU 的枯草芽孢杆菌、白色念珠菌、黑曲霉各 2 管。

其中 1 管接入每支培养基规定的供试品接种量，另 1 管作为对照，置规定的温度培养，培养时间不得超过 5d。

3. 对照试验

（1）阳性对照 阳性对照试验的菌液制备同方法适用性试验，加菌量小于 100CFU，供试品用量同供试品无菌检查时每份培养基接种的样品量。

阳性对照管培养 72h 内应生长良好。

（2）阴性对照 供试品无菌检查时，应取相应溶剂、稀释液、冲洗液同法操作，作为阴性对照。阴性对照不得有菌生长。

4. 供试品的无菌检查、培养及观察

参照直接接种法，将供试品接转到规定培养基上，进行无菌检查。

（1）培养 将上述接种供试品后的培养基容器分别按各培养基规定的温度培养 14d；接种生物制品供试品的硫乙醇酸盐流体培养基的容器应分成两等份，一份置 30～35℃培养，一份置 20～25℃培养。

（2）观察 培养期间应逐日观察并记录是否有菌生长。

如在加入供试品后或在培养过程中，培养基出现浑浊，培养 14d 后，不能从外观上判断有无微生物生长。

5. 结果判断

阳性对照管应生长良好，阴性对照管不得有菌生长。否则，试验无效。

（1）判断符合规定 若供试品管均澄清或虽显浑浊但经确证无菌生长，判供试品符合规定。

（2）判断不符合规定 若供试品管中任何一管显浑浊并确证有菌生长，判供试品不符合规定，除非能充分证明试验结果无效，即生长的微生物非供试品所含。

三、异常毒性检查法

有些药物在制备过程中混入或在贮存过程中分解产生与原药物毒性不同且毒性大于原药物的杂质，如在微生物发酵过程中可能产生一些难以预测的毒素和未知杂质。简单来说异常毒性有别于药物本身所具有的毒性特征，是指由生产过程中引入或其他原因所致的毒性。

异常毒性检查对保障成分复杂的抗生素、中药注射液和生物制品等药品的安全用药有一定意义，尤其对有未知剧毒杂质混入可能的药品而言更有意义。

（一）原理

给予动物一定剂量的供试品溶液，在规定时间内观察动物出现的异常反应或死亡情况，检查供试品中是否污染外源性毒性物质以及是否存在意外的不安全因素。

（二）供试品溶液的配制

按各品种项下规定的浓度制成供试品溶液。临用前，供试品溶液应平衡至室温。

（三）试验用动物

应健康合格，在试验前及试验的观察期内，均应按正常饲养条件饲养。做过本试验的动物不得重复使用。

（四）非生物制品试验操作

1. 试验小鼠

除另有规定外，取小鼠 5 只，体重 18～22g。

2. 静脉注射

每只小鼠分别静脉给予供试品溶液 0.5ml。应在 4～5s 内匀速注射完毕。规定缓慢注射的品种可延长至 30s。

3. 结果

除另有规定外，全部小鼠在给药后 48h 内不得有死亡；如有死亡时，应另取体重 19～21g 的小鼠 10 只复试，全部小鼠在 48h 内不得有死亡。

（五）生物制品试验操作

除另有规定外，异常毒性试验应包括小鼠试验和豚鼠试验。试验中应设同批动物空白对照。观察期内，动物全部健存，且无异常反应，到期时每只动物体重应增加，则判定试验成立。

按照规定的给药途径缓慢注入动物体内。

1. 小鼠试验法

（1）操作　除另有规定外，取小鼠 5 只，注射前每只小鼠称体重，应为 18～22g。每只小鼠腹腔注射供试品溶液 0.5ml，观察 7d。

（2）结果判断　观察期内，小鼠应全部健存，且无异常反应，到期时每只小鼠体重应增加，判定供试品符合规定。

如不符合上述要求，应另取体重 19～21g 的小鼠 10 只复试 1 次，判定标准同前。

2. 豚鼠试验法

（1）操作　除另有规定外，取豚鼠 2 只，注射前每只小鼠称体重，应为 250～350g。每只豚鼠腹腔注射供试品溶液 5.0ml，观察 7d。

（2）结果判断　观察期内，豚鼠应全部健存，且无异常反应，到期时每只豚鼠体重应增加，判定供试品符合规定。

如不符合上述要求，可用 4 只豚鼠复试 1 次，判定标准同前。

四、过敏反应检查法

（一）概述

过敏性反应是指机体暴露于外源性抗原（或变应原），该抗原在机体内引起特异性抗体或致敏性淋巴细胞形成，并当抗原再暴露时，与相应的抗体或致敏性淋巴细胞发生特异性结合，释放反应介质，从而引发对机体有害的反应，导致细胞、组织或器官损伤或功能紊乱的过程。

药物引起过敏反应必须具备的抗原物质的条件包括：是异种物质、是大分子物质、分子表面有抗原决定基团、不易水解。药物中的完全抗原有异种血清制剂、疫苗、器官提取物、酶类，其他如右旋糖酐、细胞色素 c、疫苗中的添加剂和杂质、动物器官提取物和微生物发酵提取物中的杂质。一些分子量小于 4000 的化合物通常极少或无抗原性，大多数药物分子量低于 1000 的有机化合物基本无抗原性，但当与蛋白质等大分子物质牢固结合后，可形成结合抗原，这种物质称为半抗原。

（二）过敏反应检查的意义和重要性

过敏性物质的检定在控制药品质量、保证用药安全方面具有重要意义。在制药过程中常有杂质混入，有些杂质的化学活性可引起过敏反应，各器官提取物及植物、微生物提取物，可混有少量抗原、半抗原或异种蛋白，常引起变态反应。

（三）过敏反应物质检测方法

过敏反应的检查可采用全身主动过敏反应试验（ASA）、皮肤给药过敏反应试验、被动皮肤过敏试验（PCA）、皮肤给药光过敏试验等。《中国药典》（2015 年版）中采用 ASA 法进行过敏反应检查，本节主要介绍此种方法。

1. 原理

将一定量的供试品溶液注入豚鼠体内，间隔一定时间后静脉注射供试品溶液进行激发，观察动物出现过敏反应的情况，以判定供试品是否引起动物全身过敏反应。

2. 试验条件

（1）试验动物 供试用的豚鼠应健康合格，体重 250～350g，雌鼠应无孕。在试验前和试验过程中，均应按正常饲养条件饲养。做过本试验的豚鼠不得重复使用。

（2）供试品溶液的配制 除另有规定外，按各品种项下规定的浓度制成供试品溶液。

（3）检查法 除另有规定外，取上述豚鼠 6 只，隔日每只每次腹腔或适宜的途径注射供试品溶液 0.5ml，共 3 次，进行致敏。每日观察每只动物的行为和体征，首次致敏和激发前称量并记录每只动物的体重。

然后将其均分为 2 组，每组 3 只，分别在首次注射后第 14 日和第 21 日，由静脉注射供试品溶液 1ml 进行激发。观察激发后 30min 内动物有无过敏反应症状。

（4）结果判断

① 判断符合规定依据 静脉注射供试品溶液 30min 内，不得出现过敏反应。

② 判断不符合规定依据 在同一只动物上出现竖毛、发抖、干呕、连续喷嚏 3 声、连续咳嗽 3 声、紫癜和呼吸困难等现象中的 2 种或 2 种以上，或出现二便失禁、步态不稳或倒地、抽搐、休克、死亡现象之一者，判定供试品不符合规定。

五、降压物质检查法

（一）概述

药物在制造过程中可能混入一些具有使血管扩张而降低血压的活性物质，从而影响药物的治疗和产生意外不良反应。具有降低血压作用的活性物质有组胺、缓激肽等类组胺样物质。

（二）原理

组胺样物质对猫具有敏感的降压作用。可通过比较组胺对照品（S）与供试品（T）引起麻醉猫血压下降的程度，以判定供试品中所含降压物质的限度是否符合规定。

（三）溶液配制

1. 对照品溶液的制备

精密称取磷酸组胺对照品适量，按组胺计算，加水溶解使成每 1ml 中含 1.0mg 的溶液，分装于适宜的容器内，4～8℃贮存。

解析：经验证，保持活性符合要求的条件下，可在 3 个月内使用。

2. 对照品稀释液的制备

临用前，精密量取组胺对照品溶液适量，用氯化钠注射液制成每 1ml 中含组胺 0.5μg 的溶液。

3. 供试品溶液的制备

按各品种项下规定的限值，且供试品溶液与对照品稀释液的注入体积应相等的要求，制备适当浓度的供试品溶液。

(四) 试验条件

1. 动物

取健康合格、体重 2kg 以上的猫，雌猫应无孕。

2. 仪器设备

手术台、测压仪器、气管插管、动脉插管。

3. 试剂

麻醉剂、氯化钠注射液、组胺标准品、肝素。

(五) 检查方法

操作过程如下：

(1) 麻醉　符合条件的猫，用适宜的麻醉剂（如巴比妥类）麻醉后，固定于保温手术台上，分离气管，必要时插入插管以使呼吸畅通，或可进行人工呼吸。

(2) 插管

① 动脉　在一侧颈动脉插入连接测压计的动脉插管，管内充满适宜的抗凝剂溶液，以记录血压，也可用其他适当仪器记录血压。

② 静脉　在一侧股静脉内插入静脉插管，供注射药液用。

(3) 注射　试验中应注意保持动物体温。全部手术完毕后，将测压计调节到与动物血压相当的高度（一般为 13.3～20.0kPa），开启动脉夹，待血压稳定后，方可进行药液注射。

各次注射速度应基本相同，每次注射后立即注入一定量的氯化钠注射液，每次注射应在前一次反应恢复稳定以后进行，且相邻两次注射的间隔时间应尽量保持一致。

自静脉依次注入上述对照品稀释液，剂量按动物体重每 1kg 注射组胺 0.05μg、0.1μg 及 0.15μg，重复 2～3 次。

(六) 结果判断

如 0.1μg 剂量所致的血压下降值均不小于 2.67kPa，同时相应各剂量所致反应的平均值有差别，可认为该动物的灵敏度符合要求。取对照品稀释液按动物体重每 1kg 注射组胺 0.1μg 的剂量（d_S），供试品溶液按各品种项下规定的剂量（d_T），照下列次序注射一组 4 个剂量：d_S、d_T、d_T、d_S。然后以第一与第三、第二与第四剂量所致的反应分别比较。

1. 判断符合规定

① 如 d_T 所致的反应值均不大于 d_S 所致反应值的一半，则判定供试品的降压物质检查符合规定。

② 否则应按上述次序继续注射一组 4 个剂量，并按相同方法分别比较两组内各对 d_S、d_T 剂量所致的反应值。如 d_T 所致的反应值均不大于 d_S 所致的反应值，则判定供试品的降压物质检查符合规定。

2. 判断不符合规定

① 如 d_T 所致的反应值均大于 d_S 所致的反应值，则判定供试品的降压物质检查不符合规定。

② 否则应另取动物复试。如复试的结果仍有 d_T 所致的反应值大于 d_S 所致的反应值，则判定供试品的降压物质检查不符合规定。

所用动物经灵敏度检查如仍符合要求，可继续用于降压物质检查。

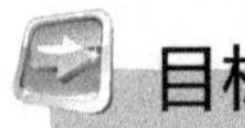

目标检测

一、单项选择题

1. 属于一般杂质的是（　　）。

A. 硫酸盐　B. 氯化钠中的碘化物　C. 硫酸阿托品中的莨菪碱

D. 热原　E. 细菌内毒素

2. 《中国药典》（2015 年版）测定硫酸阿托品中的莨菪碱的方法为（　　）。

A. 气相色谱法　B. 旋光度法　C. 酸碱性差异法

D. 荧光分光光度法　E. 紫外-可见分光光度法

3. 氯化钠中检查钡盐，采用加入硫酸的方式，溶液出现（　　），表示氯化钠中含有钡盐。

A. 臭鸡蛋气味　B. 呈紫色　C. 白色沉淀

D. 黑色沉淀　E. 呈红色

4. 热原检查法的给药方式为（　　）。

A. 口服给药　B. 皮下注射　C. 肌内注射

D. 静脉注射　E. 皮试

5. 无菌检查中，对用于硫酸链霉素等抗生素的无菌检查，应使用的培养基是（　　）。

A. 沙氏葡萄糖液体培养基　B. 沙氏葡萄糖琼脂培养基

C. 胰酪大豆胨琼脂培养基　D. 胰酪大豆胨液体培养基

E. 0.5%葡萄糖肉汤培养基

二、配伍选择题

【6～8】

无菌检查试验中使用的培养基：

A. 硫乙醇酸盐流体培养基　B. 胰酪大豆胨液体培养基

C. 沙氏葡萄糖液体培养基　D. 培养基Ⅰ

E. 培养基Ⅱ

6. 生孢梭菌培养　（　　）

7. 白色念珠菌培养　（　　）

8. 金黄色葡萄球菌培养（　　）

【9～11】

实验对象的选择：

A. 鲎试剂　B. 2kg 以上的猫　C. 家兔

D. 豚鼠 6 只　E. 鸽子

9. 降压物质检查　（　　）

10. 过敏反应检查　（　　）

11. 细菌内毒素检查（　　）

三、多项选择题

12. 一般杂质检查可包括（　　）。

A. 氯化物检查　B. 硫酸盐检查　C. 铁盐检查

D. 重金属检查　E. 砷盐检查

13. 特殊杂质的物理检查方法包括（　　）。

A. 挥发性差异比较　B. 颜色差异比较　C. 溶解度差异比较

D. 呈色反应　E. 产生气体的反应

14. 可以利用色谱法对杂质进行检查，常用的色谱方法有（　　）。

A. 纸色谱法　　B. 薄层色谱法　　C. 柱色谱法
D. 高效液相色谱法　　E. 气相色谱法
15. 热原反应的症状有（　　）。
A. 发热、寒战　　B. 恶心、呕吐　　C. 头痛
D. 昏迷　　E. 不会死亡

四、简答题

16. 一般杂质的检查内容包括哪些？
17. 细菌内毒素检查的原理是什么？
18. 安全性检查的方法有哪些？

实训二　葡萄糖注射液中重金属及细菌内毒素的检查

【实训目的】

(1) 掌握重金属检查和细菌内毒素检查的原理及操作方法；
(2) 熟悉葡萄糖注射液中重金属和细菌内毒素检查的原理及操作方法；
(3) 了解重金属和细菌内毒素的检查方法。

【实训资料】

(1) 检验药品的名称：葡萄糖注射液。
(2) 检验药品的来源：药店购买或送检样品。
(3) 检验药品的规格、批号、包装及数量：根据药品包装确定，并记录情况。
(4) 检验依据：《中国药典》(2015 年版)。

【实训方案】

(一) 实训形式

本次实训任务分成 6 人一组，组内交替进行任务实施，3 人配合完成每个检查项目。

(二) 实训时间

具体实训时间安排可参考表 2-4。

表 2-4　葡萄糖注射液中重金属和细菌内毒素检查的实训时间安排

实训内容	实训时间/min	备注
仪器的准备	10	仪器分析天平、量筒、烧杯、酸式碱式滴定管、表面皿、量瓶、锥形瓶、碘量瓶、移液管、洗瓶等常规分析仪器
试剂配制	10	试剂由实训教师指导部分学生在课余时间完成；学生按组领取
重金属检查	20	黑色沉淀应在白色背景下观察
细菌内毒素检查	30	滴定时要逐滴进行，接近终点时要半滴进行
报告书写	10	报告书要书写规范，不要涂抹
清场	10	所有仪器要清洗干净，放回原位

【实训过程】

(一) 葡萄糖注射液中重金属的检查

1. 供试品准备

葡萄糖注射液。

2. 试剂准备

(1) 标准铅溶液　称取硝酸铅 0.1599g，置 1000ml 量瓶中，加硝酸 5ml 与水 50ml 溶解后，用水稀释至刻度，摇匀，作为贮备液。精密量取贮备液 10ml，置 100ml 量瓶中，加水稀释至刻

度，摇匀，即得（每1ml相当于10μg的Pb）。

（2）醋酸盐缓冲液　取2,6-二氯靛酚钠0.1g，加水100ml溶解后，滤过，即得（要求其pH为3.5）。

3. 检查方法

取本品适量（约相当于葡萄糖3g），必要时，蒸发至约20ml，放冷，加醋酸盐缓冲液（pH 3.5）2ml与水适量使成25ml。依法检查（通则0821第一法）。

取25ml纳氏比色管三支，参照表2-5，向比色管中添加试验材料，摇匀，放置2min，同置白纸上，自上向下透视。

表2-5　重金属检查纳氏比色管中添加物质情况

编号	标准铅溶液与醋酸盐缓冲液/ml	供试品溶液/ml	水/ml	硫代乙酰胺/ml
甲	2	—	稀释至25	2
乙	—	25	—	2
丙	2	稀释至25	—	2

注：甲为对照品管；乙为供试品管；丙为空白对照管。

（二）葡萄糖注射液中细菌内毒素的检查

1. 供试品准备

葡萄糖注射液。

2. 试剂准备

（1）鲎试剂　取装有0.1ml鲎试剂溶液的10mm×75mm试管或复溶后的0.1ml/支规格的鲎试剂原安瓿。

（2）细菌内毒素标准品　将细菌内毒素国家标准品或细菌内毒素工作标准品用细菌内毒素检查用水溶解，在旋涡混合器上混匀15min。然后制成2λ浓度的内毒素标准溶液，每稀释一步均应在旋涡混合器上混匀30s。

3. 检查方法

取本品，依法检查（通则1143）。

参照表2-6制备溶液A、B、C和D，每组有2个平行管，分别取0.1ml鲎试剂溶液，分别加入A、B、C、D试管中。保温60min±2min后观察结果。

表2-6　凝胶限度试验溶液的制备

编号	内毒素浓度/配制内毒素的溶液	平行管数
A	无/供试品溶液	2
B	2λ/供试品溶液	2
C	2λ/检查用水	2
D	无/检查用水	2

注：A为供试品溶液；B为供试品阳性对照；C为阳性对照；D为阴性对照。

（三）实验数据记录及处理

葡萄糖注射液中重金属及细菌内毒素的检查结果分别填入表2-7及表2-8中。

表2-7　葡萄糖注射液重金属的检查结果

试管编号	颜色深浅	结果判定
甲		
乙		
丙		

表 2-8　葡萄糖注射液内毒素的检查结果

试管编号	平行管 1	平行管 2	结果判定
A(供试品溶液)			
B(供试品阳性对照)			
C(阳性对照)			
D(阴性对照)			

【注意事项】

(1) 本实训中葡萄糖注射液重金属检查中，若供试液带颜色，可在甲管中滴加少量的稀焦糖溶液或其他无干扰的有色溶液，使之与乙管、丙管一致，再在甲、乙、丙三管中分别加硫代乙酰胺试液各 2ml。

(2) 本实训中标准铅溶液仅供当日使用。配制与贮存用的玻璃容器均不得含铅。

(3) 重金属检查中如丙管中显示出的颜色浅于甲管，应取样按通则 0821 第二法重新检查。

(4) 本实训中细菌内毒素的检查中，一般供试品溶液和鲎试剂混合后溶液的 pH 值在 6.0～8.0 的范围内为宜，可使用适宜的酸、碱溶液或缓冲液调节 pH 值。

(5) 本实训中细菌内毒素的检查中，酸或碱溶液须用细菌内毒素检查用水在已去除内毒素的容器中配制。

第三章 生物检定

知识目标

◇ 掌握生物检定法的概念和常用方法，以及抗生素的微生物检定法；
◇ 熟悉效力检定的试验原理与方法；
◇ 了解生物检定的统计分析。

能力目标

◇ 能够运用管碟法完成抗生素药物的微生物检定；
◇ 能运用统计分析进行效价计算。

第一节 概 述

生物检定是利用生物体包括整体动物、离体组织、器官、细胞和微生物等评估药物生物活性（包括药效和毒性）的一种方法。它以药物的药理作用为基础，以生物统计为工具，运用特定的实验设计，在一定条件下比较供试品和相当的标准品或对照品所产生的特定反应，通过等反应剂量间比例的运算，从而测得供试品的效价（potency）或毒性（toxicity）。

一、生物检定的应用范围

由于生物差异，生物检定结果误差较大，重现性不高，需要控制的条件较多，加上测定费时，计算烦琐，生物检定主要用于无适当理化方法进行检定的药物，补充了理化检验的不足。生物检定方法主要可应用于药物效价测定、微量生理活性物质测定、中药质量控制、部分有害杂质的限度检查等。

1. 药物的效价测定

有些天然药物、生物制品往往因结构复杂，而且又是由结构类似、比例不定的多种成分组成，很难用理化方法反映其生物活性；还有一些药物，特别是一些激素类药物，其结构相近，而生物活性不同；还有些药物虽可用理化方法测定含量，而含量不能完全反映效价。采用理化方法无法测定含量或理化测定不能反映临床生物活性的药物可用生物检定法来控制药物质量。

2. 微量生理活性物质测定

一些神经介质、激素等微量生理活性物质，在体内的浓度很低，加上体液中各种物质干扰，很难用理化方法测定。而生物测定法由于灵敏度高、专一性强，对供试品稍做处理即可直接测定。如测定乙酰胆碱、5-羟色胺等活性物质。

3. 中药质量控制

中药成分复杂，目前还未搞清其有效成分，在难以用理化方法加以控制的情况下，可以考虑使用以其疗效为基础的生物检定法来控制其质量。

4. 某些有害杂质的限度检查

在进行农药残留量、内毒素等致热物质、抗生素及生化制剂中降压物质的限度检查时可使用生物检定方法。

二、标准品

《中国药典》规定使用生物检定的品种，都有它的生物检定标准品（S）。标准品都有标示效价，以效价单位（U）标示，其含义和相应的国际标准品效价单位一致。药典所用的标准品为参照国际标准品制备的对照标准品，单位效价相当于国际单位效价。

1. 标准品

标准品即标准物品，作为一种衡量标准，如果用在药物方面，则为含量测定中的标准含量。采用生化方法来测定，目前药典规定的标准品有乙酰螺旋霉素、红霉素、尿激酶等。

2. 对照品

对照品是指用于鉴别、检查、含量测定和校正检定仪器性能的标准物质。采用化学方法来测定，药典规定的对照品有土霉素、双氢青蒿素、尼美舒利等。

日常工作中，标准品和对照品在定量时是不可相互替代的。标准品的标示量是按生物活性来计算的，不是按纯度来标示的，此种标示法对单组分或多组分物质均适用，尤适用于多组分物质；而对照品的标示量则必定是某单一组分的纯度指标。标准品都是按效价单位（或 μg）计的，以国际标准品进行标定。

知识链接　　乙酰螺旋霉素含有 4 种有效成分

乙酰螺旋霉素是单乙酰螺旋霉素Ⅱ、单乙酰螺旋霉素Ⅲ、双乙酰螺旋霉素Ⅱ和双乙酰螺旋霉素Ⅲ四个组分为主的混合物。《中国药典》（2015 年版）规定按干燥品计算，每 1mg 的效价不得少于 1200 个乙酰螺旋霉素单位。

像乙酰螺旋霉素这种情况作为标准品，若用一个纯度来标示其含量是不可能的，但若用效价（即生物活性）来标示是可行的。

三、效价检定的基本概念

生物效价检定是生物检定的基本用途。《中国药典》（2015 年版）中生物检定统计法列举了洋地黄、人绒毛膜促性腺激素（HCG）、新霉素、缩宫素、胰岛素、肝素钠等的生物测定法及各种抗生素的微生物测定法，还收载了菌苗、疫苗、抗毒素、类毒素等效力测定法。

1. 概念

效价是指某一物质引起生物反应的功效单位。理论效价是指抗生素纯品的质量与效价单位的折算比率。一些合成、半合成的抗生素多以其有效部分的一定质量（多为 1μg）作为一个单位，如链霉素、土霉素、红霉素等均以纯游离碱 1μg 作为一个单位。少数抗生素则以其某一特定的盐的 1μg 或一定质量作为一个单位，例如金霉素和四环素均以其盐酸盐纯品 1μg 为 1 个单位。青霉素则以国际标准品青霉素 G 钠盐 0.6μg 为 1 个单位。

药物效价测定是利用药物不同剂量引起生物体反应程度的变化来进行测定的一种生物检定方法。

2. 剂量与反应关系

在生物检定中，剂量与反应一般都是曲线关系，可通过各种坐标转换的方法，使剂量与反应呈直线关系。生物反应基本可分为质反应和量反应两种类型。

(1) 质反应　当一定剂量的药物注入动物体内后，观察某一反应或反应的某一特定程度出现与否，例如惊厥或不惊厥、死或不死，只有出现与不出现两种情况，只能用一组动物中出现正（或负）反应的百分率来表示，如惊厥率、死亡率等，这类反应称质反应。

(2) 量反应 药物对生物体引起的反应随着药物剂量的增加，产生的变化量是可以测量的，这种反应称为量反应。例如血糖浓度、血压变化、组织器官质量的增减，以及抑菌圈直径的大小等均为量反应。

四、生物检定的常用方法

生物检定的目的是将供试品（T）和已知效价的标准品（S）进行效力对比，根据它们的反应程度，求供试品的效力相当于标准品效力的倍数，再从中计算出供试品的效价，生物检定属于对比检定。生物检定作为常规方法应用较广泛，所用试剂、动物都已经标准化，其反应指标基本上反映了临床相一致的生物反应。生物检定与其他方法（如受体检定、免疫检定）比较，相对精密度低、专业性强，并且费用较高。生物检定的常用方法主要分为体内反应和体外反应。

1. 体内试验

体内试验的受试对象一般是整体动物，给药于整体动物后，观察规定时间内（非立时）的反应，这时反应代表生物药品对动物或整个在位组织的反应，包括血浆中药物或其代谢物的浓度、代谢效应、代谢产物的作用、细胞间相互作用、体内释放物质的作用及反馈机制等。其反应指标代表了该药物的整个药理作用。

2. 体外试验

体外试验的受试对象一般是指细胞、酶、受体等。对于作用于靶组织碎片的试验，过量的生物药品难以肯定能否作用于细胞，有时可能作用于损失细胞产生的酶。对于作用于细胞的实验，要防止制备细胞时，细胞、受体或膜的破碎。对于作用于细胞碎片的实验，目标物更易于被细胞酶降解，仅保留部分未被降解的目标物与细胞产生反应。

3. 介于体内和体外的试验

对于局部注射于整体动物观察立时反应的试验，不能反映体内试验的全部生物反应，如代谢反应、其他组织引发的反应以及反馈机制的反应，就是介于体内和体外的试验。

第二节 抗生素的微生物检定

从 Alexander Fleming 1929 年发现第一种抗生素（即青霉素）以来，在近一个世纪的时间里，抗生素（antibiotics）领域迅速发展，其含义不断被充实。最初抗生素被定义为微生物在代谢中产生的具有抑制它种微生物生长活动甚至杀灭它种微生物的化学物质。随着抗生素研究的深入，生物（包括微生物、植物、动物在内）在其生命活动中产生的（或并用化学、生物或生化方法衍生的）能在低微浓度下有选择地抑制或影响它种生物功能的化学物质可被理解为是抗生素。

一、概述

1. 概念

抗生素是指由微生物（包括细菌、真菌、放线菌）或高等动植物在生活过程中所产生的具有抗病原体或其他活性的一类次级代谢产物，是能干扰其他生活细胞发育功能的化学物质。

近年来抗生素除了抗菌外，在抗肿瘤、抗病毒、抗原虫、抗寄生虫和抗昆虫等领域的作用也不断被发现。抗生素可分为天然品和人工合成品。天然品是由微生物产生的，如青霉素；人工合成品是由化学合成的方式生产的或通过结构改造形成全新结构的全合成抗生素，如氯霉素。

2. 抗生素微生物检定法

抗生素微生物检定法是利用抗生素在低微浓度下选择性地抑制或杀死微生物的特点，以抗生素的抗菌活性为指标，来衡量抗生素中的有效成分效力的方法。这种经典的抗生素效价测定方法，多用于结构十分复杂和多组分抗生素的含量测定。

抗生素微生物检定法可分为稀释法、比浊法和扩散法。

(1) 稀释法 将等量的试验菌菌液加入到含有不同浓度抗生素的液体培养基中，观察液体培养基中有无细菌生长，所得的结果是一个范围而不是绝对值。稀释法主要用于最低抑菌浓度（MIC）测定及临床药敏试验。

(2) 比浊法 将一定量的抗生素加至接种有试验微生物的澄清的营养丰富的液体培养基中，混匀后，在一定温度下，短期培养（约3～4h），培养基变浑浊。若细菌数增加，细菌群体质量增加，以及细菌群体细胞容积增加，则浑浊程度加重。当一定光束照射培养基时，通过测定其透光率就可知道细菌生长的情况，其吸光度与抗生素浓度关系符合比尔定律，即在一定的抗生素浓度范围内，吸光度值与剂量反应为一直线。在剂量反应响应曲线范围内，可用比浊法测定抗生素含量。

(3) 扩散法 扩散法是指通过测定由不同浓度的抗生素溶液在含有试验菌固体培养基中的扩散，而在其表面所产生的抑菌圈的大小，来衡量抗生素抑菌效力的方法，多用于抗生素药物的含量（效价）测定。包括点滴法、纸片法、管碟法等。

纸片法主要用于药敏试验，而药典中收载的抗生素效价测定方法主要是比浊法和管碟法，尤其以管碟法为主要试验方法，管碟法也是国际通用方法。管碟法的应用最为广泛。

二、管碟法

管碟法是利用抗生素在琼脂培养基内的扩散作用，比较标准品与供试品两者对接种的试验菌产生抑菌圈的大小，以测定供试品效价的一种方法。根据抗生素在一定浓度范围内对数剂量与抑菌圈直径（面积）呈线性关系，比较标准品与供试品两者对接种的试验菌产生抑菌圈的大小，计算出供试品的效价。

（一）原理

管碟法是琼脂扩散法中的一种。管碟法中抑菌圈形成的原理是：不锈钢牛津杯安置在摊布试验菌的琼脂培养基平皿上，在牛津杯内加入抗生素溶液后，抗生素溶液即向培养基内呈球面状扩散，将培养基平皿在特定的温度条件下培养，培养基内的试验菌开始生长，即在琼脂培养基中产生了两种互动作用。抗生素在琼脂培养基中的浓度，离开牛津杯越远，则浓度越低。当培养到一定时间，琼脂培养基中的两种互动作用达到动态平衡时，琼脂培养基中便形成透明的抑菌圈。即：在抑菌圈中因抗生素浓度高于抑菌浓度，试验菌生长受抑制，此处琼脂培养基呈透明状。在抑菌圈边缘抗生素浓度恰好等于抗生素最低抑菌浓度。

管碟法试验原理：利用抗生素在固体培养基中的平面扩散作用，依据量-反应平行线原理并采用交叉实验设计方法，在相同实验条件下通过比较标准品（已知效价）和供试品两者对所接种试验菌产生的抑菌圈（直径或面积）大小，来测定供试品的效价。

根据这一原理，可设计一剂量法、二剂量法、三剂量法等。药典中收载有二剂量法和三剂量法，从而可准确地对比出供试品的效价。

（二）剂量反应关系

微生物学者 Hamphrey 和 Light Brown 推导出的琼脂球面扩散动力学公式：

$$r^2=4Dt\left[\ln\frac{M}{H}-\ln c'-\ln(4\pi Dt)\right] \tag{3-1}$$

式中，t 为扩散时间（细菌刚繁殖到显示抑菌圈所需的时间），h；M 为抗生素在小钢管内的总量，U；r 为抑菌圈的半径，mm；H 为培养基的厚度，mm；c' 为最低抑菌浓度，U/ml；D 为扩散系数，mm^2/h。

式(3-1) 这一方程为管碟法剂量反应关系的公式基础。换成常用对数，则为：

$$\lg M=\frac{1}{9.21Dt}r^2+\lg(c'\times 4\pi DtH) \quad (3\text{-}2)$$

式(3-2) 相当于直线方程 $y=ax+b$，可用 lg*M* 对 r^2 作图，见图 3-1。

其中：

$$y=\lg M \quad (3\text{-}3)$$

$$x=r^2 \quad (3\text{-}4)$$

$$b=\lg(c'\times 4\pi DtH) \quad (3\text{-}5)$$

$$a=\frac{1}{9.21Dt} \quad (3\text{-}6)$$

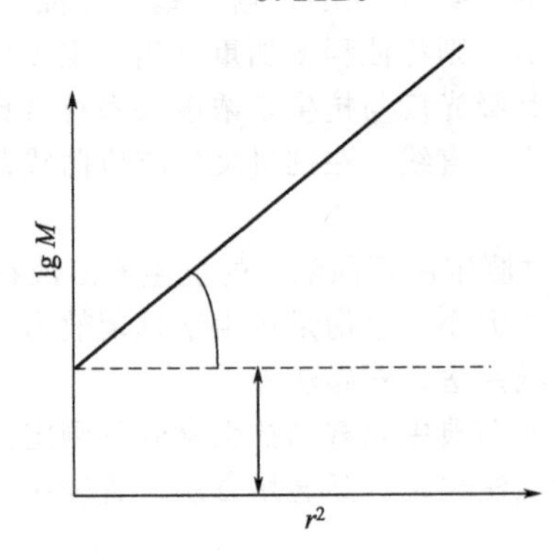

图 3-1 抗生素剂量反应直线关系

可见抗生素对数剂量（lg*M*）与抑菌圈半径平方值（r^2）成直线关系，抗生素的剂量可根据抑菌圈大小来推算。这就是抗生素微生物检定法的理论根据。

由于抗生素所产生的抑菌圈大小不仅与抗生素的量有关，而且与抗生素的最低抑菌浓度（c'）、琼脂培养基厚度（*H*）、抗生素在琼脂培养基内的扩散系数（*D*）和细菌生长到显示抑菌圈的时间（*t*）等各因素有关，其中任何一个因素的改变都能影响抑菌圈的大小。因而在测定抗生素效价时，供试品与标准品必须在相同条件下进行对比试验。依照平行试验，即可测出相对效价比率，然后根据标准品（S）的已知效价就可计算出供试品（T）的效价。

（三）试验仪器设备和试验材料

1. 基本设备

建议在抗生素效价测定实验室进行试验。一般为半无菌间，要求室内装有紫外灯，有台面水平且防震的效价测定台。还需要超净工作台、抑菌圈面积测量分析仪（或游标卡尺）、恒温培养箱、万分之一天平、干燥箱、显微镜、冰箱、恒温水浴箱等。

2. 其他试验用具

① 双碟　碟底直径约 90mm，高 16～17mm，碟底面应平，厚薄均匀无凹凸现象。

② 陶瓦圆盖　内径 103mm，外径 108mm，表面平坦，吸水性强。

③ 牛津杯　牛津杯即不锈钢小管，外径 7.8mm±0.1mm，内径 6.0mm±0.1mm，高 10.0mm±0.1mm，质量差异不超过±25mg。

④ 牛津杯放置器　四孔、六孔。

⑤ 玻璃容器　包括滴定管、移液管、刻度吸管、容量瓶、烧杯等。

⑥ 其他　毛细滴管、称量瓶、酒精灯、接种棒、水平仪等。

3. 培养基及其制备方法

在《中国药典》(2015 年版）第四部抗生素微生物检定法中收载了 13 种培养基，如培养基Ⅰ、培养基Ⅱ、培养基Ⅲ，等等。

4. 灭菌缓冲液

《中国药典》(2015 年版）第四部抗生素微生物检定法中收载了 5 种缓冲液，如磷酸盐缓冲液（pH 5.6）、磷酸盐缓冲液（pH 7.0）、磷酸盐缓冲液（pH 10.5）等。

5. 菌悬液的制备

在《中国药典》（2015年版）第四部抗生素微生物检定法中收载了以下8种菌悬液：枯草芽孢杆菌悬液、金黄色葡萄球菌悬液、大肠埃希菌悬液、藤黄微球菌悬液、短小芽孢杆菌悬液、啤酒酵母菌悬液、肺炎克雷伯菌悬液、支气管炎博德特菌悬液。

6. 标准品溶液的制备

标准品的使用和保存，应照标准品说明书的规定进行。临用时照现行版《中国药典》第四部抗生素微生物检定法中表1的规定进行稀释，标准品的品种、分子式及理论计算值见表2。

7. 供试品溶液的制备

精密称（或量）取供试品适量，用各品种项下规定的溶剂溶解后，再按估计效价或标示量照《中国药典》（2015年版）第四部抗生素微生物检定法中表1的规定稀释至与标准品相当的浓度。

8. 双碟的制备

（1）制备底层 取直径约90mm、高16～17mm的平底双碟，分别注入加热熔化的培养基20ml，使在碟底内均匀摊布，放置在水平台面上使凝固，作为底层。

（2）制备菌层 另取培养基适量加热熔化后，放冷至48～50℃（芽孢可至60℃），加入规定的试验菌悬液适量，摇匀，在每一双碟中分别加入5ml，使在底层上均匀摊布，作为菌层。

解析：菌悬液的加入量以能得清晰的抑菌圈为度；二剂量法标准品溶液的高浓度所致的抑菌圈直径在18～22mm，三剂量法标准品溶液的中心浓度所致的抑菌圈直径在15～18mm。

（3）牛津杯的放置 制备好的双碟放置在水平台上冷却后，在每1双碟中以等距离均匀安置牛津杯（不锈钢小管）4个或6个，用陶瓦圆盖覆盖备用。

解析：二剂量法需要放置4个牛津杯，三剂量法需要放置6个牛津杯。

（四）管碟法的一般操作步骤

1. 预试验

通过预试验确定最佳的试验条件，在试验中确保试验菌的浓度、使用量、培养基、供试品浓度等，以使抑菌圈的大小符合规定。

解析：一剂量法中心点抑菌圈直径应在16～17.5mm；二剂量法高剂量浓度标准品溶液所致的抑菌圈直径在18～22mm；三剂量法中间剂量浓度标准品溶液所致的抑菌圈直径在15～18mm。

2. 试验准备

① 制备对应的培养基、缓冲液、菌悬液；将用品清洗、灭菌，如双碟、牛津杯、毛细滴管、吸管等；对实验环境进行紫外消毒。

② 标准品溶液、供试品溶液的制备。估计供试品效价，根据预试验结果制备对应浓度的标准品溶液、供试品溶液。平行制备其相关剂量的溶液，即所用的溶剂量及溶解时间应尽量一致。

使用容量瓶稀释标准品溶液和供试品溶液时，一般分3次进行稀释，一般稀释取样量不少于2ml。标准品和供试品高、低浓度的剂量比一般为2∶1，所选用的浓度必须在药典规定的试验设计浓度范围内。

3. 制备双碟和放置牛津杯

制备双碟时，依照《中国药典》（2015年版）第四部抗生素微生物检定法中表1要求，选择新鲜的培养基来制备底层，选择新鲜的试验菌来制备菌层。在凝固好的双碟中等距放置牛津杯。

解析：陈旧的试验菌培养物会使抑菌圈边缘模糊，因此应选用新鲜的培养基和试验菌悬液。

4. 滴碟

（1）滴加标准品溶液 用毛细滴管分别取高浓度及低浓度的标准品溶液，滴加在每一双碟对角的两个牛津杯中，至该小钢管管口平满。

(2) 滴加供试品溶液 用毛细滴管分别取高浓度及低浓度的供试品溶液，滴加在双碟中另一对角的牛津杯中，至管口平满。

解析：每一浓度使用一根毛细滴管，且每批供试品溶液应予以更换。滴加前，应用滴加液洗毛细滴管2～3次。尽量缩短滴碟时间，二剂量法时，双碟中4个牛津杯滴加顺序为SH→TH→SL→TL，其中：SH为标准品高浓度溶液；TH为供试品高浓度溶液；SL为标准品低浓度溶液；TL为供试品低浓度溶液。

5. 培养

滴加完毕，用陶瓦盖覆盖双碟，将双碟水平移入双碟托盘内，双碟叠放不可超过3个，水平移入培养箱中间位置，35～37℃培养至所需时间。

6. 结果观察

将培养好的双碟取出，观察双碟是否透明度好，有无破损；抑菌圈是否圆满，有无破圈或圈不完整。测量抑菌圈，用抑菌圈测量仪（游标卡尺亦可）测量各个抑菌圈的面积（或直径）。

7. 记录

试验记录应包括抗生素的品种、剂型、规格、标示量、生产厂、批号、检验目的、检验依据、检验日期、温度、湿度、标准品与供试品的称量、稀释步骤与核对人、抑菌圈测量结果等。

（五）管碟法操作要点

① 供试品一般应制成500U/ml或1000U/ml的溶液，以后逐步稀释至供试品浓度的溶液，稀释步骤应为3～4步。

② 标准品溶液与供试品溶液浓度比值D应控制在±5%以内，以保证两者浓度的偏差在一定范围内。

③ 溶解：对于需用乙醇溶解的样品，由于溶解样品时所用乙醇量较大，加灭菌水后溶液发热，因此需充分摇匀后加灭菌水至接近容量瓶刻度，待冷至室温后再稀释至刻度。

④ 试验菌的菌龄对抑菌圈有一定影响，故检定时应保持菌种及菌液的新鲜。

一般菌种一月转种一次，冰箱冷藏保存。试验菌传代最好不超过5次，防止菌种老化变异。

⑤ 加入菌悬液的体积，一般不少于0.3ml，并且不大于上层培养基体积的2%。对于加入菌悬液体积的控制，可通过调节菌悬液的浓度来实现。

⑥ 在制备菌层培养基时，将菌液加入菌层培养基后，立即充分摇匀，但应避免产生气泡。

⑦ 加入芽孢悬液时，菌层培养基的温度为65℃；加入非芽孢悬液时，菌层培养基的温度一般为48～50℃。

⑧ 放置培养箱培养时排放不得超过三层，避免因培养温度不均匀而导致各双碟中的抑菌圈大小不一。

⑨ 用游标卡尺测量抑菌圈直径，可以在双碟底部垫一张黑纸，在灯光下测量。不宜去牛津杯（小钢管）再测量，因为小钢管内残余的抗生素溶液会流出扩散，使抑菌圈变得模糊。不能把双碟翻转过来测量抑菌圈直径，因为底面玻璃折射会影响抑菌圈测量的准确度。

（六）管碟法的二剂量法和三剂量法

1. 二剂量法

取照上述方法制备的双碟不得少于4个，在每1双碟中对角的2个不锈钢小管中分别滴装高浓度及低浓度的标准品溶液，其余2个小管中分别滴装相应的高低两种浓度的供试品溶液；高、低浓度的剂距为2∶1或4∶1。在规定条件下培养后，测量各个抑菌圈直径（或面积），照生物检定统计法进行可靠性测验及效价计算。

2. 三剂量法

取照上述方法制备的双碟不得少于6个。

知识拓展　《中国药典》(2015 年版) 第四部抗生素微生物检定法中的表 1

节选部分原表 1 抗生素微生物检定试验设计表内容，如下：

抗生素类别	试验菌	培养基		灭菌缓冲液 pH 值	抗生素浓度范围 /(U/mL)	培养条件	
		编号	pH 值			温度/℃	时间/h
链霉素	枯草芽孢杆菌〔CMCC(B)63 501〕	Ⅰ	7.8～8.0	7.8	0.6～1.6	35～37	14～16
磺苄西林	枯草芽孢杆菌〔CMCC(B)63 501〕	Ⅰ	6.5～6.6	6.0	5.0～10.0	35～37	14～16
去甲万古霉素	枯草芽孢杆菌〔CMCC(B)63 501〕	Ⅷ	6.0	6.0	9.0～43.7	35～37	14～16
庆大霉素	短小芽孢杆菌〔CMCC(B)63 202〕	Ⅰ	7.8～8.0	7.8	2.0～12.0	35～37	14～16
新霉素	金黄色葡萄球菌〔CMCC(B)26 003〕	Ⅰ	7.8～8.0	7.8③	4.0～25.0	35～37	14～16
两性霉素 B①	啤酒酵母菌〔ATCC 9763〕	Ⅳ	6.0～6.2	10.5	0.5～2.0	35～37	24～36
乙酰螺旋霉素②	枯草芽孢杆菌〔CMCC(B)63 501〕	Ⅱ	8.0～8.2	7.8	1～4	35～37	14～16
吉他霉素	枯草芽孢杆菌〔CMCC(B)63 501〕	Ⅱ④	8.0～8.2	7.8	20～40	35～37	16～18

① 两性霉素 B 双碟的制备，用菌层 15ml 代替两层。

② 乙酰螺旋霉素，抗Ⅱ检定培养基制备时，调节 pH 值使灭菌后为 8.0～8.2。

③ 含 3%氯化钠。

④ 加 0.3%葡萄糖。

三、浊度法

浊度法系利用抗生素在液体培养基中对试验菌生长的抑制作用，通过测定培养后细菌浊度值的大小，比较标准品与供试品对试验菌生长抑制的程度，以测定供试品效价的一种方法。

常用金黄色葡萄球菌（*Staphylococcus aureus*）悬液、大肠埃希菌（*Escherichia coli*）悬液、白色念珠菌（*Candida albicans*）悬液作为试验菌悬液。

标准品溶液的制备，应照标准品说明书的规定进行。临用时照《中国药典》(2015 年版) 第四部抗生素微生物检定法中表 3 的规定进行稀释，标准品的品种、分子式及理论计算值见表 2。

采用标准曲线法进行浊度法检测。在线测定或取出立即加入甲醛溶液（1→3）0.5ml 以终止微生物生长，在 530nm 或 580nm 波长处测定各管的吸光度。

第三节　生物制品的效力检定

从实验室检定角度而言，生物制品的效力一方面是指制品中有效成分的含量水平，另一方面是指制品在机体中建立自动免疫或被动免疫后所引起的抗感染作用的能力。生物制品的效力检定是生物检定的基本用途。

效价检定就是根据药物反应的性质设计不同的检定方法，以测定等反应剂量。根据各类制品的不同性质，使用各种不同的检测方法，大体分为动物保护力试验、活菌数和活病毒滴度测定、类毒素和抗毒素的单位测定、血清学试验、其他有关效力的检定和评价。

一、动物保护力试验

动物保护力试验通过将制品对动物进行自动（或被动）免疫后，用活菌、活毒或毒素攻击，从而判定制品的保护力水平。

（一）定量免疫定量攻击法

定量抗原免疫豚鼠或小鼠，数周后（2～5周），再以相同量（相应的定量，如最小致死量或最小感染量）的毒菌或毒素攻击，观察试验动物存活数或不受感染数，以判定制品的效力。此法一般多用于活菌苗或类毒素的效力检定。

试验前需测定对这一毒菌或毒素的最小感染量（MID）或最小致死量（MLD）的剂量水平，需设立对照组。

（二）变量免疫定量攻击法

变量免疫定量攻击法，也称为50%有效免疫剂量（ED_{50}）测定法。疫苗或菌苗经系列稀释成不同的免疫剂量，分别免疫各组动物，间隔一定时期后，各免疫组均用同一剂量毒素或活毒攻击。观察一定时间，用统计学方法计算出能使50%的动物获得保护免疫的剂量。此法优点是极为敏感和简便，有不少制品（如：百日咳菌苗、狂犬病疫苗、乙型脑炎疫苗）常用此法。

（三）定量免疫变量攻击法

定量免疫变量攻击法，即保护指数（免疫指数）测定法，动物经抗原免疫后，其耐受毒菌或活病毒攻击相当于未免疫动物耐受量的倍数称为保护指数。此法常用于死菌苗及灭活疫苗的效力检定。

（四）被动保护力测定

从其他免疫机体（如人体）获得某制品的相应抗血清，用以注射动物，待一日或数日后，用相应毒菌或活病毒攻击，观察血清抗体的被动免疫所引起的保护作用。

二、活菌数和活病毒滴度测定

1. 活菌数测定

用比浊法测出制品含菌浓度，然后10倍稀释，由最后几个稀释度（估计接种后能长出1～100个菌）取一定量菌液涂布接种于适宜的平皿培养基上，培养后计取菌落数，并计算活菌率。活菌苗多以制品中的抗原菌的存活数表示其效力。

解析：卡介苗、鼠疫活菌苗、布氏菌病活菌苗、炭疽活菌苗等多采用此方法，即以制品中抗原菌的存活数（率）表示其效力。需长时间培养的细菌如卡介苗，可改用斜面接种，以免培养时间过长培养基发干，影响细菌生长。

2. 活病毒滴度测定

活病毒滴度常用组织培养法或鸡胚感染法测定，而病毒滴度表示的是活疫苗（如麻疹疫苗、流感活疫苗）的效力。

知识链接　　**麻疹减毒活疫苗病毒滴度测定**

《中国药典》（2015年版）在麻疹减毒活疫苗的病毒滴度测定中规定，将毒种做10倍系列稀释，每稀释度病毒液接种于传代细胞（Vero细胞或FL细胞），置适宜温度下培养7～8d判定结果，镜检病变。病毒滴度应不低于4.5lg $CCID_{50}$/ml（$CCID_{50}$，细胞培养半数感染量）。应同时进行病毒参考品滴定。

三、类毒素和抗毒素的单位测定

1. 絮状单位测定

类毒素或毒素的效价常用絮状单位（Lf）表示。白喉、破伤风（类）毒素等可用此法测定。

絮状单位测定时，以不同量抗毒素和一定量（类）毒素混合，水浴加温，观察最早出现絮状沉淀管，由已知抗毒素单位和一定量（类）毒素用量，即可算出每毫升检品的絮状单位数，根据絮状反应出现的时间（Kf），可以估算抗原与抗体的亲和力。

2. 结合单位测定

能与0.01U抗毒素中和的最小类毒素量称为一个结合单位（BU）。常用来表示破伤风类毒素的效价，用中和法通过小鼠测定。

试验中以不同量类毒素和定量抗生素相结合，再加入定量毒素，如前两者已结合，则后加毒可使小鼠致死；如所加抗毒素未被结合或很少被结合，则所剩抗毒素能中和后加的毒素，使小鼠存活。根据对照组及试验组的动物死亡时间及数量来判定并计算结果。

3. 抗毒素单位测定

国际上使用“国际单位”（IU）代表抗毒素的效价，抗毒素单位测定是指能与一个L+量（致死量）的毒素作用后，注射动物（小白鼠、豚鼠或家兔）仍能在一定时间内（96h左右）死亡或呈现一定反应的最小抗毒素量，即为一个抗毒素单位（U）。

试验中以不同量抗毒素（检品）与定量毒素相混合，水浴加温后，注射动物，根据对照组及试验组的动物死亡时间及数量来判定并计算结果。目前也通过反向凝血、酶联免疫吸附试验、火箭电泳、单扩散等方法测定抗毒素单位，但中和法仍为国际上通用的基准方法。

四、血清学试验

血清学试验是指体外抗原-抗体试验。血清学试验可用以检查抗体或抗原的效价。预防制品接种机体后，可产生相应抗体，并可保持较长时间，接种后抗体形成的水平，也是反映制品质量的一个重要方面。基于抗原和抗体的相互作用，常用血清学方法检查抗原活性，并多在体外进行试验。

抗原-抗体在体外结合时，可因抗原的物理性状不同或参与反应的成分不同而出现各种类型的反应，如凝集反应、沉淀反应、中和反应、补体结合反应等，这四种反应类型是经典血清学反应。技术发展衍生出许多快速而灵敏的抗原-抗体试验，诸如间接血凝试验、间接血凝抑制试验、反向血凝试验，以及各种免疫扩散、免疫电泳、荧光标记、酶标记、同位素标记等高度敏感的检测技术。

五、其他有关效力的检定和评价

1. 鉴别试验

鉴别试验亦称同质性（identity）试验，一般采用已知特异血清和适宜方法进行特异性鉴别。

2. 稳定性试验

制品的质量水平不仅表现在出厂时效力的检定结果上，还表现在效力稳定性上，为此要进行测定和考核。试验的一般方法是将制品放置在不同温度下，观察不同时间下的效力，记录其效力下降情况。

3. 人体效果观察

一些用于人体的制品，特别是新制品，在实验室检定结果的基础上，还需要进行人体效果观察，以考核和证实制品的实际效果和质量。观察方法一般是人体皮肤反应观察、血清学效果观察、流行病学效果观察、临床疗效观察。

(1) 人体皮肤反应观察　一般在接种制品的一定时间后（一个月以上），再于皮内注射反应原，观察局部反应，以出现红肿、浸润或硬结反应为阳性，表示接种成功。

(2) 血清学效果观察 将制品接种人体后，定期采血检测抗体水平，并连续观察抗体的动态变化，以此评价制品的免疫效果和持久性。这一反应反映的是接种后体液免疫状况。

(3) 流行病学效果观察 在传染病流行期的疫区现场，考核制品接种后的流行病学效果。这是评价制品质量的最可靠方法。

(4) 临床疗效观察 治疗用制品的效力，必须通过临床使用才能肯定。观察时，必须制订妥善计划和疗效指标，选择一定数量的适应证患者，并取得临床诊断和检验的准确结果，才能获得正确的疗效评价。

第四节 生物检定法的统计分析

在生物检定中，对照品（S）和供试品（T）的等反应剂量大多不是通过实验直接得到的，而是根据药物作用的特性、反应指标的性质、剂量与反应的关系以及生物差异的规律等，运用生物统计原理设计各类检定方法，从检定结果的数据中计算出来的。除了测定供试品效价 P_T外（P_T一般用 U/mg、U/ml 或 mg/ml 等表示），还需要对实验结果进行误差估计。

一、可靠性检验

可靠性检验即验证供试品和标准品的对数剂量反应关系是否显著偏离平行偏离直线，对不是显著偏离平行偏离直线（在一定的概率水平下）的实验结果，认为可靠性成立，方可按有关公式计算供试品的效价和可信限。

（一）可信限

可信限（FL）标志检定结果的精密度。生物检定常用可信限来表示实验误差，实验结果的可信限是由低限 $\text{antilg}(M-tS_M)$、高限 $\text{antilg}(M+tS_M)$ 的范围来表示的，是在 95%的概率水平下从样品的检定结果估计其真实结果的所在范围的。

（二）可信限率

R 或 P_T的可信限率（FL%）是用 R 或 P_T的可信限计算而得的。效价的可信限率为可信限的高限与低限之差除以 2 倍平均数（或效价）后的百分率。

$$\text{FL}\%=\frac{\text{可信限高限}-\text{可信限低限}}{2\times\text{平均数(或效价)}}\times 100\% \tag{3-7}$$

依照式(3-7) 计算可信限的 t 值是根据 S^2 的自由度（f）查 t 值表而得的。t 值与 f 的关系见表 3-1。

表 3-1 t 值表（$P=0.95$）

f	t	f	t
3	3.18	14	2.15
4	2.78	16	2.12
5	2.57	18	2.10
6	2.45	20	2.09
7	2.37	25	2.06
8	2.31	30	2.04
9	2.26	40	2.02
10	2.23	60	2.00
11	2.20	120	1.98
12	2.18	∞	1.96

各品种的检定方法项下都有其可信限率的规定，如果检定结果不符合规定，可缩小动物体重范围或年龄范围，或调整对供试品的估计效价或调节剂量，重复实验以减小可信限率。对同批供试品重复试验所得 n 次实验结果（包括 FL%超过规定的结果），可按实验结果的合并计算法算得 P_T 的均值及其 FL%作为检定结果。

二、效价计算

生物检定统计法主要叙述应用生物检定时必须注意的基本原则、一般要求、实验设计及统计方法。有关品种用生物检定的具体实验条件和要求必须遵循该品种生物检定法项下的规定。《中国药典》（2015 年版）中的生物检定统计方法包括直接测定法和平行线测定法。

（一）直接测定法

直接测定法是直接测得药物对各个动物最小效量或最小致死量的检定方法。如洋地黄及其制剂的效价测定。

某些发挥作用较快的药物，将药液由静脉缓慢注入动物体内，或者定时注入较小的剂量，反应指标明确可靠，能清楚地分辨并记录达到该特定反应指标（试验动物发生死亡、心跳停止、痉挛等）的最小效量（MED）。

1. 效价计算

按式(3-8)～式(3-10) 计算 M、R、P_T：

$$M=\overline{x_S}-\overline{x_T} \tag{3-8}$$

$$R=\text{antilg}(\overline{x_S}-\overline{x_T})=\text{antilg}M \tag{3-9}$$

$$P_T=A_TR \tag{3-10}$$

式中，M 为 S 和 T 的对数等反应剂量（x_s、x_T）之差；R 为 S 和 T 的等反应剂量（d_s、d_T）的比值；P_T为通过检定测得的 T 的效价含量，称 T 的测得效价；A_T为 T 的标示量或估计效价。

2. 误差项及可信限的计算

按式(3-11)～式(3-15) 计算 S^2、S_M、R、P_T的 FL 和 FL%：

$$S^2=\frac{\sum x_S^2-\frac{(\sum x_S)^2}{n_S}+\sum x_T^2-\frac{(\sum x_T)^2}{n_T}}{n_S+n_T-2} \tag{3-11}$$

式中，S^2为方差。

自由度 $f=n_S+n_T-2$，用此自由度查表 3-1，得 t 值。

$$S_M=\sqrt{S^2\times\frac{n_S+n_T}{n_Sn_T}} \tag{3-12}$$

式中，S_M为标准偏差。

R 的 FL 为：

$$\text{FL}=\text{antilg}(M\pm tS_M) \tag{3-13}$$

antilg$(M-tS_M)$ 是 R 的低限，antilg $(M+tS_M)$ 是 R 的高限。

P_T的 FL 为：

$$\text{FL}=A_T\text{antilg}(M\pm tS_M) \tag{3-14}$$

$A_T$antilg$(M-tS_M)$ 是 P_T的低限，$A_T$antilg$(M+tS_M)$ 是 P_T的高限。

R（或 P_T）的 FL%为：

$$\text{FL\%}=\frac{R(\text{或 }P_T)\text{的高限}-R(P_T)\text{的低限}}{2R(\text{或 }2P_T)} \tag{3-15}$$

当两批以上的供试品（T，U，…）和标准品同时比较时，按式(3-16) 计算 T、U 的合并方

差 S^2。

$$S^2=\frac{\sum x_S^2-\frac{(\sum x_S)^2}{n_S}+\sum x_T^2-\frac{(\sum x_T)^2}{n_T}+\sum x_U^2-\frac{(\sum x_U)^2}{n_U}+\cdots}{n_S-1+n_T-1+n_U-1+\cdots} \tag{3-16}$$

知识链接　　洋地黄效价测定

本法通过比较洋地黄标准品（S）与供试品（T）对鸽的最小致死量（U/kg），以测定供试品的效价。

测定方法为，取健康合格的鸽，试验前16～24h禁食，但仍给予饮水。试验前准确称量，选取体重在250～400g的鸽（每次试验所用鸽的体重相差不得超过100g），按体重随机等分成两组，每组至少6只，一组为标准品组，一组为供试品组，两组间鸽的情况应尽可能相近。

将鸽仰缚于适宜的固定板上，在一侧翼静脉处拔除羽毛少许，露出翼静脉，插入与滴定管（精密度0.02ml）相连的注射针头，缓缓注入标准品稀释液或供试品稀释液，开始时，一次注入0.5ml，然后以每分钟0.2ml等速连续注入，至鸽中毒死亡立即停止注入。

一般死亡前有强烈颤抖、恶心呕吐、排便等现象发生，至瞳孔迅速放大、呼吸停止为终点。

记录注入稀释液的总量（ml），换算成每1kg体重致死量（ml）中所含效价（U/kg），取其10倍量的对数值作为反应值，照生物检定统计法（通则1431）中的直接测定法计算效价及实验误差。

本法的可信限率（FL%）不得大于15%。

【例】 S为洋地黄标准品，按标示效价配成1.0U/ml的酊剂，临试前稀释25倍。T为洋地黄叶粉，估计效价 $A_T=10$U/g，配成1.0U/ml的酊剂，临试前配成稀释液（1→25）。测定结果见表3-2。

表3-2　洋地黄效价测定结果

S		T	
MLDs(d_S) U/kg体重	x_S lg(d_S×10)	MLD$_T$(d_T) U/kg体重	x_T lg(d_T×10)
1.15	1.061	1.11	1.045
1.01	1.004	1.23	1.090
1.10	1.041	1.06	1.025
1.14	1.057	1.31	1.117
1.06	1.025	0.94	0.973
0.95	0.978	1.36	1.134
$\sum x_S$	6.166	$\sum x_T$	6.384
$\overline{x}_S$	1.028	$\overline{x}_T$	1.064

按式(3-8)～式(3-10)计算 M、R、P_T：

$$M=\overline{x_S}-\overline{x_T}=1.028-1.064=-0.036$$

$$R=\text{antilg}(\overline{x_S}-\overline{x_T})=\text{antilg}M=\text{antilg}(-0.036)=0.9204$$

$$P_T=A_TR=0.92\times10=9.2(\text{U/g})$$

按式(3-16) 计算误差项及可信限：

$$S^2=\frac{\sum x_S^2-\frac{(\sum x_S)^2}{n_S}+\sum x_T^2-\frac{(\sum x_T)^2}{n_T}+\sum x_U^2-\frac{(\sum x_U)^2}{n_U}+\cdots}{n_S-1+n_T-1+n_U-1+\cdots}$$

$$=\left[\begin{array}{l}1.061^2+1.004^2+\cdots+0.978^2-\frac{(1.061+1.004+\cdots+0.978)^2}{6}\\+1.045^2+1.090^2+\cdots+1.134^2-\frac{(1.045+1.090+\cdots+1.134)^2}{6}\end{array}\right]\Big/(6+6-2)$$

$$=0.002373$$

$f=n_S+n_T-2=10$，查表 3-1 得 $t=2.23$，则按式(3-12) 计算：

$$S_M=\sqrt{S^2\times\frac{n_S+n_T}{n_Sn_T}}=\sqrt{0.002373\times\frac{6+6}{6\times6}}=0.02812$$

按式(3-14) 计算 P_T的 FL：

$$\text{FL}=A_T\text{antilg}(M\pm tS_M)=10\text{antilg}(-0.036\pm2.23\times0.02812)=7.97\sim10.6\ (\text{U/g})$$

按式(3-15) 计算 P_T的 FL%：

$$\text{FL}\%=\frac{R(\text{或 }P_T)\text{的高限}-R(P_T)\text{的低限}}{2R(\text{或 }2P_T)}=\frac{10.6-7.97}{2\times9.20}=14.3\%$$

综上可知，洋地黄的供试品经过测定其效价为 9.2U/g，中国药典规定本法的可信限率(FL%) 不得大于 15%，经测算本示例 FL%为 14.3%，说明结果有效。

(二) 平行线测定法

药物对生物体所引起的反应随着药物剂量的增加产生的量变可以测量者，称量反应。量反应检定用平行线测定法，要求在一定剂量范围内，S 和 T 的对数剂量 x 和反应或反应的特定函数 y 呈直线关系，当 S 和 T 的活性组分基本相同时，两直线平行。

1. 平行线测定的实验设计类型

根据不同的检定方法可加以限制的因级数采用不同的实验设计类型。2015 年版药典主要用下面三种实验设计类型。

(1) 随机设计　剂量组内不加因级限制，有关因子的各级随机分配到各剂量组。本设计类型的实验结果只能分离不同剂量（剂间）所致变异，如绒促性素的生物检定。

(2) 随机区组设计　将实验动物或实验对象分成区组，一个区组可以是一窝动物、一只双碟或一次实验。在剂量组内的各行间加以区组间（如窝间、碟间、实验次序间）的因级限制。

随机区组设计要求每一区组的容量（如每一窝动物的受试动物只数，每一只双碟能容纳的小杯数等）必须和剂量组数相同，这样可以使每一窝动物或每一只双碟都能接受到各个不同的剂量。因此随机区组设计除了从总变异中分离剂间变异之外，还可以分离区组间变异，从而减小实验误差。例如抗生素杯碟法效价测定。

(3) 交叉设计　同一动物可以分两次进行实验者适合用交叉设计。交叉设计将动物分组，每组可以是一只动物，也可以是几只动物，但各组的动物只数应相等。标准品 (S) 和供试品 (T) 对比时，一组动物在第一次试验时接受 S 的一个剂量。第二次试验时则接受 T 的一个剂量。如此调换交叉进行，可以在同一动物身上进行不同试品、不同剂量的比较，以去除动物间差异对实验误差的影响，提高实验精确度，节约实验动物。

S和T各两组剂量，用双交叉设计，将动物分成四组，对各组中的每一只动物都标上识别号。每一只动物都按给药次序表（见表3-3）进行两次实验。

表3-3 双交叉设计两次实验的给药次序表

项目	第一组	第二组	第三组	第四组
第一次实验	d_{S_1}	d_{S_2}	d_{T_1}	d_{T_2}
第二次实验	d_{T_2}	d_{T_1}	d_{S_2}	d_{S_1}

2. （k·k）法要求

《中国药典》（2015年版）量反应检定主要用（2.2）法、（3.3）法或（2.2.2）法、（3.3.3）法，即S、T（或U）各用2个剂量组或3个剂量组，统称（$k \cdot k$）法或（$k \cdot k \cdot k$）法；如果S和T的剂量组数不相等，则称（$k \cdot k'$）法。前面的k代表S的剂量组数，后面的k或k'代表T的剂量组数。一般都是按（$k \cdot k$）法进行实验设计的，当S或T的端剂量所致的反应未达阈值，或趋于极限，去除此端剂量后，对数剂量和反应的直线关系成立，这就形成了（$k \cdot k'$）法。

平行线测定法的计算都用简算法，因此对各种（$k \cdot k$）法的要求是：

① S和T相邻高低剂量组的比值（r）要相等，一般r用（1∶0.8）～（1∶0.5），$\lg r = I$。

② 各剂量组的反应个数（m）应相等。

3. 平行线测定法的方差分析和可靠性测验

随机设计和随机区组设计的方差分析和可靠性测验依照《中国药典》（2015年版）第四部（通则1431）生物检定统计法中规定的方式，以有关计算公式进行计算。

三、重试判定

使用生物检定法测定效价，进行统计分析，完成可靠性检验、效价计算等，根据其情况，需对试验的有效性进行判定。

一般来说是根据限度要求及结果进行判断，主要参考以下方面：

1. 抑菌圈大小的要求

在二剂量法中，要求抗生素高剂量浓度溶液所致抑菌圈直径应为18～22mm。在三剂量法中，要求抗生素中间剂量浓度溶液所致抑菌圈直径应为15～18mm。

抑菌圈不破圈，边缘不模糊不清，抑菌圈圆满且直径符合要求，则结果可参考。否则需重新设计试验及抗生素稀释的浓度。

2. 可靠性检验

符合可靠性检验各项规定的，才能认为试验结果可靠，方可进行效价和可信限率计算。否则需重新设计试验方案，重新试验。

3. 可信限率

供试品效价测定结果（P_T）的可信限率除特殊规定外，不得大于5%。试验结果进行统计分析，若可信限率（FL%）小于5%则试验结果有效，否则需重新设计试验方案，重新试验。

4. 实测效价与估计效价

试验计算所得效价应在估计效价的±10%以内，此时试验结果有效。若试验所得效价低于估计效价的90%或高于估计效价的110%，此时检验结果应仅作为初试，必须调整供试品估计效价，予以重试。

上述四项都符合者，方能确立试验结果成立。有一项与既定项下要求有出入者，则须予以重试。

四、抗生素微生物检定法的误差分析

抗生素微生物检定法以微生物为工具，不可避免地存在着较大的生物差异性，必须借助生物统计方法来减少生物差异对检定结果的影响，使结果达到一定的精确度。

1. 可靠性检验

试验设计采用供试品（T）和已知效价的标准品（S）对比实验的平行原理。平行线测定的计算原理是在T和S的对数剂量与反应呈直线关系以及在T和S两条直线互相平行的基础上的。

2. 可靠性检验的统计方法

抗生素微生物检定法的可靠性测验采用 F 检验，即实验结果的方差分析。方差分析为测验多组均数之间的差别是否显著。通过统计运算求得试品间、回归、偏离平行、剂间及碟间各项的方差，并以统计得到的以上各项方差和误差项方差（S^2）的比值，称为 F 值 $\left(各项\ F\ 值=\dfrac{各项方差}{误差项方差（S^2）}\right)$，作为指标来观察其差别的显著程度。

将实验结果求得的 F 值，按相应各项的自由度 f_1 及误差项的自由度 f_2 查 F 值表，来判断根据实验结果计算所得的 F 值，相对于 F 值表上的 $F_{(f_1 f_2)0.05}$ 和 $F_{(f_1 f_2)0.01}$ 值的大小。

若实验结果求得的 $F>F_{(f_1 f_2)0.05}$，则 $P<0.05$，表示差别有显著意义。

若实验结果求得的 $F>F_{(f_1 f_2)0.01}$，则 $P<0.01$，表示差别有非常显著意义。

若实验结果求得的 $F<F_{(f_1 f_2)0.05}$，则 $P>0.05$，表示差别无显著意义。

P 在此称为概率，即某一事件在一定条件下可能发生的机会，P 就是机会的定量表示形式，用数量的形式来反映出事情必然性的规律，它是生物统计的基础，一般在统计中作为试验结果可靠性程度的评定依据，$P=0.05$，即表示有95%的可靠性；$P=0.01$，即表示有99%的可靠性。

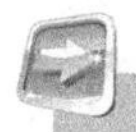

目标检测

一、单项选择题

1. 当一定剂量的药物注入动物体内后，观察某一反应或反应的某一特定程度出现与否，称为质反应，如（　　）。

A. 惊厥　B. 血糖浓度　C. 血压变化

D. 组织器官质量的增减　E. 抑菌圈直径的大小

2.《中国药典》(2015年版）麻疹减毒活疫苗的病毒滴度测定中规定（　　）。

A. 毒种做5倍系列稀释

B. 病毒滴度应不低于4.5lg $CCID_{50}$/ml

C. 适宜温度下培养2～3d判定结果

D. 不需要同时进行病毒参考品滴定

E. 每稀释度病毒液接种于培养基

3. 抗毒素单位测定中最常使用的方法是（　　）。

A. 间接血凝试验　B. 间接血凝抑制试验

C. 中和法　D. 荧光标记　E. 同位素标记

4. 抗生素微生物检定法的可靠性测验采用 F 检验，若实验结果求得的 $F>F_{(f_1 f_2)0.05}$，则（　　）。

A. $P>0.01$，表示差别无非常显著意义

B. $P>0.05$，表示差别有显著意义

C. $P<0.05$，表示差别无显著意义

D. $P<0.05$，表示差别有显著意义

E. $P>0.01$，表示差别有非常显著意义

5. 管碟法中，双碟的特点是（　　）。

A. 底层培养基含菌

B. 底层培养基含菌，菌层培养基含菌

C. 菌层培养基不含菌
D. 底层培养基不含菌，菌层培养基不含菌
E. 底层培养基不含菌，菌层培养基含菌

二、配伍选择题

【6～8】

抗生素微生物检定法中《中国药典》(2015 年版）要求用菌：

A. 枯草芽孢杆菌　　B. 短小芽孢杆菌　　C. 金黄色葡萄球菌
D. 啤酒酵母菌　　E. 肺炎克雷伯菌

6. 链霉素（　　）
7. 新霉素（　　）
8. 庆大霉素（　　）

【9～11】

生物制品的效力检定法有：

A. 鸡胚感染法　　B. 变量免疫定量攻击法　　C. 酶标记
D. 絮状单位测定法　　E. 同位素标记

9. 动物保护力试验（　　）
10. 类毒素和抗毒素的单位测定（　　）
11. 活菌数和活病毒滴度测定（　　）

三、多项选择题

12. 抗生素的微生物检定法中的扩散法包括（　　）。
A. 稀释法　　B. 比浊法　　C. 点滴法
D. 纸片法　　E. 管碟法

13. 对管碟法描述准确的是（　　）。
A. 滴碟顺序为 SH→TH→SL→TL
B. 标准品和供试品高、低浓度的剂量比一般为 2∶1
C. 高剂量与低剂量抑菌圈之差最好不小于 2mm
D. 双碟不透明或破损则弃去该双碟
E. 陈旧的试验菌培养物会使抑菌圈边缘模糊

14. 与生物制品效力检定相关的内容不吻合的是（　　）。
A. 动物保护力试验中的试验动物需经免疫处理
B. 抗毒素测定中不能使用豚鼠进行试验
C. 血清学试验是指体外抗原-抗体试验
D. 麻疹疫苗的效力测定不能使用活病毒滴度测定
E. 治疗用制品的效力，必须通过临床使用才能肯定

15. 与生物检定法的统计分析相吻合的描述是（　　）。
A. 对照品（S）和供试品（T）的等反应剂量大多不是通过实验直接得到的
B. 生物检定统计方法包括直接测定法和平行线测定法
C. 符合可靠性检验各项规定的，才能认为试验结果可靠
D. 若可信限率（FL%）小于 5%则试验结果有效，否则需重新设计试验方案
E. 试验计算所得效价应在估计效价的±10%以内

四、简答题

16. 抗生素的微生物检定法有哪些？
17. 管碟法的原理是什么？
18. 生物制品效力检定包括哪些检定方法？

实训三 红霉素的效价测定

【实训目的】

(1) 掌握生物检定法测红霉素效价的原理及操作方法。
(2) 熟悉管碟法二剂量法中双碟的制备方法及操作方法。
(3) 了解效价测定生物统计分析的方法。

【实训资料】

(1) 检验药品的名称：红霉素。
(2) 检验药品的来源：药店购买或送检样品。
(3) 检验药品的规格、批号、包装及数量：根据药品包装确定，并记录有关情况。
(4) 检验依据：《中国药典》(2015 年版)。

【实训方案】

(一) 实训形式

本次实训任务分成 6 人一组，组内交替进行任务实施，3 人配合完成每个检查项目。

(二) 实训时间

具体实训时间安排可参考表 3-4。

表 3-4 红霉素的效价测定的实训时间安排

实训内容	实训时间/min	备注
仪器的准备	10	仪器分析天平、量筒、烧杯、酸式碱式滴定管、表面皿、容量瓶、锥形瓶、碘量瓶、移液管、洗瓶等常规分析仪器
试剂配制	10	试剂由实训教师指导部分学生在课余时间完成；学生按组领取
双碟制备	10	观察黑色沉淀应在白色背景下观察
红霉素效价测定操作	15	滴定时要逐滴进行，接近终点时要半滴进行
观察试验结果	10	
进行统计分析	15	
报告书写	10	报告书要书写规范，不要涂抹
清场	10	所有仪器要清洗干净，放回原位

【实训过程】

(一) 双碟的制备

1. 培养基的准备——培养基 Ⅰ

配方：胨 5g，琼脂 15～20g，牛肉浸出粉 3g，水 1000ml，磷酸氢二钾 3g。

除琼脂外，混合上述成分，调节 pH 值使比最终的 pH 值略高 0.2～0.4，加入琼脂，加热溶化后滤过，调节 pH 值使灭菌后为 7.8～8.0 或 6.5～6.6，在 115℃灭菌 30min。

2. 菌悬液的准备——短小芽孢杆菌悬液

取短小芽孢杆菌（*Bacillus pumilus*）[CMCC(B)63 202] 的营养琼脂斜面培养物，接种于盛有营养琼脂培养基的培养瓶中，在 35～37℃培养 7d，用革兰氏染色法涂片镜检，应有芽孢 85% 以上。用灭菌水将芽孢洗下，在 65℃加热 30min，备用。

3. 缓冲溶液的准备——磷酸盐缓冲液（pH 7.8）

取磷酸氢二钾 5.59g 与磷酸二氢钾 0.41g，加水使成 1000ml，滤过，在 115℃灭菌 30min。

4. 制备双碟的操作

(1) 制备底层　取平底双碟，分别注入加热熔化的培养基20ml，使在碟底内均匀摊布，放置水平台面上使凝固，作为底层。在等待制备菌层时，可将制备好的底层放入35～37℃的培养箱，待用。

(2) 制备菌层　另取培养基适量，加热熔化后，放冷至48～50℃（芽孢可至60℃）加入规定的试验菌悬液适量，摇匀，在每一双碟中分别加入5ml，使在底层上均匀摊布，作为菌层。

(二) 红霉素效价测定

1. 供试品准备

红霉素薄膜衣片4片，约0.25g。

称取20片的总量，求出平均片重，研细混匀后，精密称取适量（约相当于4片的质量），置量瓶中，加乙醇25ml（每10mg供试品加乙醇1ml），分次研磨使红霉素溶解完全，用灭菌水定量制成每1ml中约含1000单位的溶液，摇匀、静置，精密量取上清液适量。将供试品的高低浓度控制在5.0～20.0U/ml内，高低浓度之比为2∶1。

2. 标准品准备

取红霉素标准品，配制成1000U/mg的溶液。将标准品的高低浓度控制在5.0～20.0U/ml内，高低浓度之比为2∶1。

3. 试剂

乙醇、灭菌水。

4. 效价测定

照抗生素微生物检定法（通则1201）测定，采用二剂量法。可信限率不得大于7%。1000红霉素单位相当于1mg的$C_{37}H_{67}NO_{13}$。

(1) 操作　实验前将用品清洗、灭菌，如双碟、牛津杯、毛细滴管、吸管等；对实验环境进行紫外消毒。

① 放置牛津杯。在上一步制备好的双碟中，使用牛津杯放置器（四孔）等距放置牛津杯。

② 向牛津杯中滴加供试品溶液及标准品溶液。用毛细滴管分别取高浓度及低浓度的供试品溶液，滴加在双碟中另一对角的牛津杯中，至管口平满。

4个牛津杯滴加顺序为SH→TH→SL→TL，其中SH为标准品高浓度溶液；TH为供试品高浓度溶液；SL为标准品低浓度溶液；TL为供试品低浓度溶液。

③ 培养　用陶瓦盖覆盖双碟，将双碟水平移入双碟托盘内，双碟叠放不可超过3个，水平移入培养箱中间位置，35～37℃培养14～16h。

④ 观察结果　将培养好的双碟取出，观察双碟是否透明度好，有无破损；抑菌圈是否圆满，有无破圈或圈不完整。测量抑菌圈，用抑菌圈测量仪（游标卡尺亦可）测量各个抑菌圈的面积（或直径）。

(2) 实验数据记录及处理　见表3-5。

表3-5　实验数据

项目	编号	d_{S1} ______U/ml	d_{S2} ______U/ml	d_{T1} ______U/ml	d_{T2} ______U/ml
抑菌圈直径/mm	1				
	2				
	3				
	4				
	5				
	6				

注：表中d_S、d_T分别为S和T的剂量，下角1、2是顺次由小剂量到大剂量。

【注意事项】

（1）供试品和标准品溶液，稀释时，稀释步骤应为3～4步。

（2）标准品溶液与供试品溶液浓度比值 D 应控制在±5%以内。

（3）对于需用乙醇溶解的样品，由于溶解样品时所用乙醇量较大，加灭菌水后溶液发热，因此需充分摇匀后加灭菌水至接近容量瓶刻度，待冷至室温后再稀释至刻度。

（4）试验菌的菌龄对抑菌圈有一定影响，故检定时应保持菌种及菌液的新鲜。

（5）加入菌悬液的体积，一般不少于0.3ml，并且不大于上层培养基体积的2%。

（6）制备菌层培养基，将菌液加入菌层培养基后立即充分摇匀，避免产生气泡。

（7）放置培养箱培养时排放应不得超过三层。

（8）用游标卡尺测量抑菌圈直径，可以在双碟底部垫一张黑纸，在灯光下测量。

第四章 免疫分析

知识目标

◇ 了解免疫分析法的发展历史；
◇ 了解抗原、抗体的概念、特性、分类；
◇ 熟悉放射免疫分析法、荧光免疫分析法、克隆酶给予体免疫分析法、酶联免疫吸附法、免疫扩散法的操作方法。

能力目标

◇ 能运用药品质量标准进行放射免疫分析法、荧光免疫分析、克隆酶给予体免疫分析法、酶联免疫吸附法、免疫扩散法的操作。

第一节 概 述

免疫分析法是基于抗体与抗原或半抗原之间的高选择性反应而建立起来的一种生物化学分析法，具有很高的选择性和很低的检出限，可以用于测定各种抗原、半抗原或抗体。

一、免疫分析法的发展

免疫分析经历了放射免疫分析、荧光免疫分析、酶联免疫分析、克隆酶给予体免疫分析、免疫扩散等不同时期。

1959 年 Yallow 和 Berson 首次将放射性核素示踪的高灵敏度和免疫学的高特异性抗原抗体识别相结合，创建了放射免疫分析法（radioimmunoassay，RIA）；1971 年瑞典学者 Engvall 和 Perlmann，荷兰学者 Van Weerman 和 Schuurs 分别报道将免疫技术发展为检测体液中微量物质的固相免疫测定方法，即酶联免疫吸附测定法（enzyme linked immunosorbent assay，ELISA ）。

荧光免疫分析（fluorescence immunoassay，FIA）是 20 世纪 70 年代以来在荧光抗体染色技术基础上发展起来的多种定量方法，用于体液标本中抗原或抗体的检测、妇产科疾病检测、肿瘤标志物检测、遗传科疾病检测等。

二、抗原

抗原（antigen）是能在机体中引起特异性免疫应答反应的物质。物质的抗原性包括免疫原性和抗原特异性。抗原注入动物体内后能促使动物产生特异抗体，即具有免疫原性（immunogenicity）。抗原能与特异抗体相作用的性质，即抗原特异性（antigenic specificity）。同时具有免疫原性和抗原特异性的物质被称为全抗原。只能与特异抗体作用但不引起机体免疫应答的物质被称为半抗原（hapten）。大多数的多糖、某些小分子的药物（如青霉素）和一些简单的有机分子（分子量小于

4000)，它们本身无免疫原性，不能刺激机体产生抗体或效应T细胞，但能与已产生的抗体发生特异性反应。当半抗原与载体蛋白（或具有免疫原性的载体）结合后可称为完全抗原，进入机体后可刺激免疫系统产生免疫应答。

（一）抗原的免疫原性

具有免疫原性的物质必须具备如下条件：

1. 异物性

异物是指化学结构与宿主的自身成分相异或机体的免疫细胞从未与它接触过的物质。主要包括以下几类：

（1）异种物质 如马血清蛋白、各种微生物及其代谢产物对人体而言都是异种物质，具有强的免疫性。从种系发生关系来看，亲缘关系越远，组织结构间的差异越大，免疫原性就越强。

（2）同种异体物质 同种不同个体之间，由于基因不同其组织成分也存在抗原性差异。如：ABO血型抗原、人类主要组织相容性抗原等。

（3）自身抗原物质 如自身组织成分结构改变、隐蔽性自身成分暴露等。

2. 一定的理化性质

（1）大分子胶体物质 凡具有免疫原性的物质，分子量都较大，一般在10000以上，在一定范围内，分子量越大免疫原性越强。

（2）一定的化学组成和结构 含有芳香族氨基酸（尤其是酪氨酸）的蛋白质，其免疫原性较强。且结构越复杂其免疫原性越强，如明胶和胰岛素等。

（3）分子构象与易接近性 分子构象决定抗原分子是否能与淋巴细胞表面的抗原受体相互吻合。易接近性是指抗原分子的特殊化学基团与淋巴细胞表面相应的抗原受体相互接触的难易程度。

3. 完整性

具有一定理化性质的物质需要经过非消化道途径进入机体（包括注射、吸入、混入伤口等），并接触淋巴细胞，才能成为良好抗原。如果口服可能被酶水解破坏其结构，就丧失了免疫性。

4. 宿主遗传性

抗原的免疫原性也与机体的应答能力有关，同种动物不同个体受遗传因素控制对同一种抗原的免疫应答存在明显的差异。

（二）抗原的特异性

1. 决定抗原特异性的物质基础——抗原决定簇

抗原分子表面这种能与抗体特异性结合的特殊结构的化学基团，就称为抗原决定簇(antigenic determinant，AD)。AD是免疫应答和免疫反应具有特异性的物质基础，决定了抗原的特异性。

2. 抗原抗体反应的特异性

（1）半抗原和载体反应 半抗原（hapten）只具有免疫反应性，单独使用不能刺激机体产生免疫应答（即不具有免疫原性）；载体效应指初次与再次免疫时，只有使半抗原结合在同一种载体上，才能产生半抗原的再次免疫应答现象。

研究抗原抗体特异性反应的常用方法是将半抗原与作为载体的某一动物（例如马）的血清蛋白结合，免疫另一种动物（例如兔），然后检测所得抗血清。

（2）交叉反应 由于复杂抗原具有多个抗原决定簇，不同抗原之间存在相同或相似的抗原决定簇，从而在不同抗原之间引起反应。

三、抗体

抗体是机体经抗原刺激由B细胞分化成的浆细胞所产生的、可与相应抗原发生特异性结合反应的免疫球蛋白。

抗体是具有4条多肽链的对称结构，其中2条较长、分子量较大的是相同的重链；2条较短、分子量较小的是相同的轻链。链间由二硫键和非共价键联结形成一个由4条多肽链构成的单体分子。

抗体的生物活性有：

(1) 结合特异性抗原 抗体与其他免疫球蛋白分子的区别，就在于抗体能与相应抗原发生特异性结合，在体内导致生理或病理效应；在体外产生各种直接或间接可见的抗原抗体结合反应。

(2) 激活补体 抗体与相应抗原结合后，借助暴露的补体结合点去激活补体系统，激发补体的溶菌、溶细胞等免疫作用。

(3) 结合细胞 不同类别的免疫球蛋白，可结合不同种的细胞，产生不同的效应，参与免疫应答。

(4) 通过胎盘及黏膜 免疫球蛋白G（IgG）能通过胎盘进入胎儿血流中，使胎儿形成自然被动免疫。免疫球蛋白A（IgA）可通过消化道及呼吸道黏膜，是黏膜局部抗感染免疫的主要因素。

(5) 具有抗原性 抗体分子是一种蛋白质，也具有刺激机体产生免疫应答的性能。

(6) 对理化因子的抵抗力 抗体对理化因子的抵抗力与一般球蛋白相同。

免疫分析中，常用的两类抗体为抗血清（多克隆抗体）和单克隆抗体。前者由抗原直接免疫动物而得到；后者需将预先免疫过的小鼠脾细胞与体外培养的骨髓瘤细胞经细胞融合技术产生杂交瘤细胞，再筛选而得。

第二节 免疫分析方法及其应用

一、放射免疫分析法

放射免疫分析法（RIA）是利用放射性核素可探测的灵敏性、精确性与抗原抗体反应的特异性相结合而最早创建的一类经典免疫分析方法。

1. 基本原理

放射免疫测定法的基本原理是竞争性结合，即待测抗原（Ag）和定量的标志抗原（*Ag）与限量的抗体（Ab）进行特异性反应，其中Ab的结合位点数小于Ag＋*Ag的结合位点总数，则Ag和*Ag与Ab发生竞争性结合。如待测Ag含量多，则Ag-Ab结合物形成得多，*Ag-Ab结合物（B）形成少，游离的*Ag（F）多，反之亦然。说明待测Ag量与结合的*Ag-Ab结合物成反比关系，与游离的*Ag成正比关系。用已知不同浓度的抗原标准品得到相应B和F值，绘制标准曲线。待测标本同时测定，可在标准曲线上查得待测标本中的抗原量。

2. 常用的放射性同位素

在放射免疫技术中，常用的放射性核素有^{125}I、^{131}I、^{3}H、^{14}C等。其中使用最广泛的是^{125}I。

3. 标记物制备

标记物是指通过直接或间接的化学反应将放射性核素连接到被标记分子上所形成的化合物。制备高比活度、高纯度和具有完整免疫活性的标记物是建立高质量放射免疫分析法的重要条件。被标记的化合物一般要求其纯度应大于90%，且具有完整的免疫活性，以避免影响标记物应用时的特异性和测定灵敏度；此外，需在化合物分子中连接反应基团时，应注意引入的分子结构不能掩盖抗原决定簇。

^{125}I标记法有直接标记法，主要用于对蛋白质、多肽激素和含碘氨基酸的标记。其原理是采用化学或酶促氧化反应直接将^{125}I结合于被标记物分子中酪氨酸残基或组胺残基上。此外还有一种是间接标记法，主要用于甾体类化合物等缺乏供碘标记部位的小分子化合物。

二、荧光免疫分析法

荧光免疫分析法（fluorescence immunoassay，FIA）是以荧光物质作为标记物与待测药物结合，所形成的荧光标记物能与抗体发生免疫反应，引起荧光强度发生变化的一种分析方法。

1. 荧光的基本知识

荧光物质吸收激发光的能量后，电子从基态跃迁到激发态，当其回复至基态时，以发射光形式释放出能量，称为荧光。

荧光效率是指荧光物质分子将光能转变成荧光的百分率。

$$\text{荧光效率}=\frac{\text{发射荧光的光量子数(荧光强度)}}{\text{吸收光的光量子数(激发光强度)}}$$

荧光物质在某些理化因素作用下（如紫外线、苯胺、酚等），发射荧光减弱甚至消退，称为荧光淬灭。常用的荧光物质有：异硫氰酸荧光素（FITC）、四乙基罗丹明（RB200）、四甲基异硫氰酸罗丹明（TRITC）、藻红蛋白（PE）。

2. 荧光免疫测定方法

(1) 时间分辨荧光免疫测定 时间分辨荧光免疫测定（time-resolved fluorescence immunoassay，TR-FIA）是以镧系元素螯合剂标记抗原或抗体，利用荧光发射体荧光寿命差别而将波长相同的荧光分开的近代荧光光谱技术。镧系元素以铕（Eu^{3+}）最为常用。

基本类型有固相双位点夹心法、固相抗原竞争法、固相抗体竞争法。与传统的荧光素比较，镧系元素螯合物的荧光寿命比常用的荧光标记物高出5～6个数量级。

(2) 荧光酶免疫测定 荧光酶免疫分析法（fluorescence enzyme immunoassay，FEIA）是以酶标记的抗体（抗原）作为主要试剂，将抗原抗体反应的特异性和酶催化底物反应的高效性和专一性结合起来的一种免疫检测技术。常用的标记酶有碱性磷酸酶、β-半乳糖苷酶、辣根过氧化物酶等。

荧光酶免疫分析法的基本类型有：双抗体夹心法、双抗原夹心法、固相抗原竞争法。

(3) 荧光偏振免疫测定 荧光偏振免疫测定（fluorescence polarization immunoassay，FPIA）是一种利用物质分子在溶液中旋转速度与分子大小成反比的特点对荧光抗体进行检测的技术，是一种均相竞争荧光免疫分析法。

三、克隆酶给予体免疫分析法

克隆酶给予体免疫分析（cloned enzyme donor immunoassay，CEDIA）利用重组DNA技术，合成β-半乳糖苷酶的两个独立存在时无酶活性的蛋白质片段，但两者结合时则显示出酶活性，作为分析方法的基础，较小的片段（70～90氨基酸）被称为酶给予片段（enzyme donor，ED），另一片段约占整个酶氨基酸序列的97%，被称为酶受体片段（enzyme accepter，EA）。

当药物的ED标记物与抗体结合后将不再与EA形成酶，所以当样品中游离药物量增加时，使游离ED标记物增多，与游离EA结合形成有活性的酶，从而使活性酶量增多，加入底物显色可测定其具体数量。

四、酶联免疫吸附分析法

ELISA是在免疫酶技术（ immunoenzymatic techniques ）的基础上发展起来的一种新型的免疫测定技术 。

1. ELISA的基本原理

使抗原或抗体结合到某种固相载体表面，并保持其免疫活性。使抗原或抗体与某种酶连接成酶标抗原或抗体，这种酶标抗原或抗体既保留其免疫活性，又保留酶的活性。在测定时，把受检标本（测定其中的抗体或抗原）和酶标抗原或抗体按不同的步骤与固相载体表面的抗原或抗体发生反应。用洗涤的方法使固相载体上形成的抗原抗体复合物与其他物质分开，最后结合在固相载体上的酶量与标本中受检物质的量成一定的比例。加入酶促反应的底物后，底物被酶催化变为有色产物，产物的量与标本中受检物质的量直接相关，故可根据颜色反应的深浅来进行定性或定量分析。由于酶的催化频率很高，故可极大地放大反应效果，从而使测定方法达到很高的敏感度。

2. 方法类型

ELISA 可用于测定抗原，也可用于测定抗体。根据试剂的来源和标本的性状以及检测的具备条件，可设计出各种不同类型的检测方法。

(1) 双抗体夹心法 双抗体夹心法是检测抗原最常用的方法，其测定原理是将已知抗体包被微量反应板和待测抗原反应，再加酶标抗体和底物，根据显色反应对抗原进行定性或定量。

根据同样原理，将大分子抗原分别制备固相抗原和酶标抗原结合物，即可用双抗原夹心法测定标本中的抗体。在临床检验中，此法适用于检验各种蛋白质等大分子抗原，例如 HBsAg、HBeAg、AFP、HCG 等。

(2) 间接法 间接法是检测抗体常用的方法。其原理是利用酶标记的抗体（人免疫球蛋白抗体）以检测已与固相抗原结合的受检抗体，故称为间接法。

间接法成功的关键在于抗原的纯度。本法主要用于对病原体抗体的检测而进行传染病的诊断。间接法的优点是只要变换包被抗原就可利用同一酶标抗体建立检测相应抗体的方法。

(3) 竞争法 竞争法可用于测定抗原，也可用于测定抗体。以测定抗原为例，受检抗原和酶标抗原竞争与固相抗体结合，因此结合于固相的酶标抗原量与受检抗原的量成反比。

五、免疫扩散法

免疫扩散是根据抗原和抗体在琼脂介质中扩散的结果，对其性质进行分析的一种方法。根据扩散操作方式不同，免疫扩散法又分为单向免疫扩散法和双向免疫扩散法。其中双向免疫扩散法的原理是可溶性抗原与已知可溶性抗体分别加入相邻的琼脂糖凝胶板上的小孔内，在电解质存在下让它们相互向对方扩散。当两者在最适比例处相遇时，即形成一条清晰的沉淀线。根据最大稀释度与已知标准品最大稀释度之比，可计算出抗体含量。

操作方法为：

(1) 预复琼脂玻板的制备 将熔化的 1%预复琼脂用滴管加在玻板上，使之能将表面覆盖即可，放于烘箱内干燥（或自然干燥），即可用以制备凝胶板。

(2) 凝胶板的制备 溶化琼脂糖，在水平桌上将溶化的琼脂糖倒在预复琼脂玻板上，制成厚度为 3～4mm 的琼脂糖凝胶板，待冷却后根据所需形状打孔（注意不宜在室温下放置过久，尽量缩短操作时间，以免干燥）。1 个中心孔和 6 个周围孔呈梅花形分布。

(3) 免疫扩散及结果观察 将抗原加入中心孔，倍比稀释的免疫血清加入周围孔，留 1 孔加双蒸水，以作空白对照（注意：加样至孔满为止，不可外溢）。待孔内液体渗入凝胶后即可放于湿盒中（如需要可重复加样，加样应掌握在第一次加样后孔内液体尚未完全扩散完的情况下即加入，以免孔周围形成不透明的白色圈）。湿盒于 25℃中，一般保温 24～48h，观察抗原抗体产生的白色沉淀线。

免疫血清的滴度以一定抗原浓度下出现白色沉淀线的最高稀释度来表示。

如不知抗原浓度是否与免疫血清相当，抗原也可倍比稀释，多做几个梅花孔以作比较。

(4) 标本的保存 为了保存标本，可染色处理。

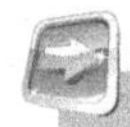

目标检测

一、单项选择题

1. 放射免疫法与荧光免疫法的区别在于（　　）。

A. 抗体不同　　B. 亲和力不同　　C. 标准抗原不同

D. 标记物不同　　E. 原理不同

2. 以发射波长对荧光强度所作的图称为（　　）。

A. 激发光谱　　B. 照射光谱　　C. 紫外发射光谱

D. 吸收光谱　　E. 荧光光谱

3. 半抗原（　　）。

A. 只有抗原性　　B. 只有免疫反应性

C. 为大分子蛋白质　　D. 只有与载体结合后才具有抗原性

E. 只有与佐剂结合后才具有抗原性

4. 抗原的特异性取决于（　　）。

A. 抗原表位的数量

B. 抗原分子量的大小

C. 抗原决定簇的性质、结构及空间构型

D. 抗原结构的复杂性

E. 抗原的化学组成

5. TD-Ag 得名，是因为它（　　）。

A. 在胸腺中产生　　B. 相应抗体在胸腺中产生

C. 对此抗原不产生体液免疫　　D. 只引起迟发型变态反应

E. 相应的抗体产生需要 T 细胞辅助

二、简答题

6. 论述酶联免疫分析法的原理、分类等。

7. 常用的抗体包括哪两类？

8. 论述免疫分析法的定义，有哪几种主要的免疫分析方法？

实训四　免疫双扩散法鉴别人血白蛋白

【实训目的】

掌握人血白蛋白的鉴别原理及操作方法。

【实训资料】

（1）检验药品的名称：人血白蛋白。

（2）检验药品的来源：送检样品。

（3）检验药品的规格、批号、包装及数量：根据药品包装确定，并记录有关情况。

（4）检验依据：《中国药典》（2015 年版）。

【实训方案】

（一）实训形式

本次实训分成 6 人一组，组内交替实施任务，3 人配合完成每个检查项目。

（二）实训时间

具体实训时间安排可参考表 4-1。

表 4-1　人血白蛋白的鉴别实训时间安排

实训内容	实训时间/min	备注
仪器的准备	10	仪器分析天平、量筒、烧杯、锥形瓶、玻板、打孔器
试剂配制	10	试剂由实训教师指导部分学生在课余时间完成；学生按组领取

续表

实训内容	实训时间/min	备注
人血白蛋白的鉴别	40	
报告书写	10	报告书要书写规范,不要涂抹
清场	10	所有仪器要清洗干净,放回原位

【实训过程】

(1) 供试品准备　人血白蛋白用生理盐水稀释至适当浓度。

(2) 试剂准备

① 0.5%氨基黑染色剂　称取氨基黑 10B 0.5g，加甲醇 50ml、冰醋酸 10ml 与水 40ml 的混合液，溶解，即得。

② 脱色液　量取乙醇 45ml、冰醋酸 5ml，与水 50ml 混合均匀，即得。

(3) 鉴别方法　将完全溶胀的 1.5%琼脂糖溶液倾倒于水平玻板上（每平方厘米加 0.19ml 琼脂糖），凝固后，按图 4-1 打孔，直径 3mm，孔距 3mm（方阵形）。根据需要确定方阵形图数量。中央孔加入抗血清，周边孔加入供试品溶液，并留 1 孔加入相应阳性对照血清。每孔加样 20μl，然后置水平湿盒中，37℃水平扩散 24h。用生理盐水充分浸泡琼脂糖凝胶板，以除去未结合蛋白质。将浸泡好的琼脂糖凝胶板放入 0.5%氨基黑溶液中染色。用脱色液脱色至背景无色，沉淀线呈清晰蓝色为止。用适当方法保持或复制图谱。

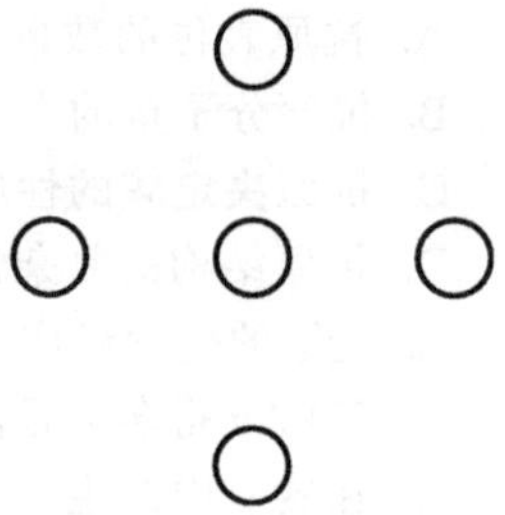

图 4-1　方阵形

第五章

电泳分析

知识目标

◇ 熟悉各种电泳方法的基本原理与分类；

◇ 了解各种电泳分析仪器装置的使用方法；

◇ 了解电泳分析技术的发展史。

能力目标

◇ 能够运用电泳方法对生物物质进行分析鉴别；

◇ 能简单运用电泳仪进行分析检验的操作及结果计算。

第一节　概　　述

电泳技术是生物医药科学中的重要分析技术。电泳技术主要用于分析某种物质的纯度，也可用于分离各种有机物（如氨基酸、多肽、蛋白质、脂质、核苷酸、核酸等）和无机盐，还可用于分子量的测定；此外，电泳分析法在与酶技术或色谱技术的结合上，也都有广泛的应用。

一、电泳概念

1. 电泳

带电颗粒在电场的作用下，向着与其所带电荷相反的电极移动，称为电泳。

许多生物分子都带有电荷，其电荷的多少取决于分子结构及所在介质的 pH 值和组成。在同一电场的作用下，待分析试样各组分泳动的方向和速率也各异。按照 Debye-Hückel 的理论，电泳决定于环绕每个离子的离子氛中的扩散双电层。当离子的尺寸越大，溶液的离子强度越高时，这种电泳现象就变得越明显。所以电泳现象中的表面电势和双电层等因素起着决定作用。

2. 电泳分析技术

电泳分析技术是指在电场作用下，带电颗粒由于所带的电荷不同以及分子大小差异而有不同的迁移行为，从而彼此分离开来的一种分析技术。此法除了利用各种物质特有的电荷性质、大小及性状的差异进行分离外，还可以利用具有相同电荷的分子颗粒，由于分子差异而有不同的荷质比的特点，促使其溶液中的离子在电场中有不同的迁移率（又称电泳度），在一定时间内各自移动的距离不同，从而达到分析鉴定的目的。

具体地讲，电泳分析法是带电荷的供试品（蛋白质、核苷酸等）在惰性支持介质（纸、醋酸纤维素、琼脂糖凝胶、聚丙烯酰胺凝胶等）中，于电场的作用下，向其对应的电极方向按各自的速率进行泳动，使组分分离成狭窄的区带，用适宜的检测方法记录其电泳区带图谱或计算其含量的方法。

二、基本原理

（一）电泳的理论基础

1. 电荷的来源

胶体颗粒表面的电荷来源是：①吸附液体中的某离子，因而带电，液体失去该离子而带相反的电荷；②作为胶体组成成分的相反符号的离子不等量地进入溶液；③固体表面吸附液体分子，然后这些分子解离。

蛋白质具有正负两类解离基，称为两性电解质。蛋白质在酸性介质中带正电，在碱性介质中则带负电。在某一 pH 时，其正负电荷相等，此时的 pH 即称为该蛋白质的等电点。

2. 电动现象

由于胶体粒子表面有偶电层，偶电层的固定层和可移动层之间形成电位，叫作电动电位或电动电势，又叫 Zeta 电动或 Zeta 电势（ξ-电位或 ξ-电势）。电动电位的存在引起电动现象。

（二）影响因素

1. 迁移率

电场中的带电粒子受到四种作用力：电场力、阻力（摩擦力）、电泳阻滞效应力和松弛效应力。其中电泳阻滞效应力是指电场施加于离子云的力，而松弛效应力是指电场使相邻离子间的离子云变形，离子间的库仑力需要一定时间使离子重新回到“云”固有位置的力。当忽略这两种作用力时，电场力与阻力相等，则有：

$$QE = 6\pi\eta r\upsilon \tag{5-1}$$

式中，Q 为质点所带电荷量；E 为电场强度；η 为介质黏度；r 为粒子半径；υ 为移动速率。

在恒定条件下，物质的电泳移动速率是一个常数，单位电场强度时的迁移速率即为电泳迁移率 u：

$$u = \frac{\upsilon}{E} = \frac{Q}{6\pi\eta r} \tag{5-2}$$

2. 电渗与离子强度

电渗是在电场中液体相对于固定的固体移动的一种现象，是由支持物带有微量电荷所致的。在自由电泳中没有支持介质，所以没有电渗（管壁引起电渗除外）。在有支持物的区带电泳中，由于支持物如纸、醋酸纤维素、琼脂糖等往往带有微量羧基或负电荷，与支持物接触的溶液则带正电荷。电泳时缓冲液带动样品往负极泳动。

离子强度越大则电导率越大，发热较多，电泳迁移率减小。离子强度过小则电导率下降使电泳区带扩散。

3. 产热和散热

电泳时因电流通过而产生的焦耳热使电泳系统温度不均匀地上升引起溶液对流，扰乱已分离的区带，使迁移率和自由扩散增加，介质的黏度降低。蒸发严重时会导致区带变形，使离子强度增高，进一步减低电泳迁移率。发热严重而冷却不佳的电泳系统，有时甚至因过度发热而使蛋白质变性凝固。消除电泳时生成的热是高压电泳发展的关键步骤，多采用溶剂冷却和冷却板冷却。

三、电泳技术分类

（一）按分离的原理区分

按分离的原理区分，电泳可分为区带电泳、移界电泳、等速电泳和等电聚焦电泳。

1. 区带电泳

在半固相或胶状介质上加一个点或一薄层样品溶液，然后加电场，分子在支持介质上或支持介质中迁移。不同的离子成分在均一的缓冲液系统中分离成独立的区带，可以用染色等方法显示出来，如果用光密度计扫描可得出一个个互相分离的峰，与洗脱色谱的图形相似，电泳的区带随时间延长和距离加大而扩散严重，影响分辨率。加不同的介质可以减少扩散，特别是在凝胶中进行，它兼具分子筛的作用，分辨率大大提高，是应用最广泛的电泳技术。

2. 移界电泳

电场是加在大分子溶液和缓冲溶液之间的一个非常窄的界面上，带电分子的移动速率通过观察界面的移动来测定。如果大分子的离子溶液是不均一的，就能观察到多个移动的液面。缓冲液的选择是很重要的，它必须与大分子的离子溶液形成鲜明的界面。这种电泳只能起到部分分离的作用，如将浓度对距离作图，则得出一个个台阶状的图形，和色谱法前向分析的图形相似，最前面的成分有部分是纯的，其他则互相重叠。各界面可用光学方法显示，这就是 Tiselius 最早建立的电泳方法。

3. 等速电泳

在电泳达成平衡后，各区带相随，分成清晰的界面，以等速移动。按浓度对距离作图也是台阶状，但不同于上述移界电泳，它的区带没有重叠，而是分别保持。

4. 等电聚焦电泳

由多种具有不同等电点的载体两性电解质在电场中自动形成 pH 梯度。被分离物则各自移动到其等电点而聚成很窄的区带，分辨率很高。

（二）按有无固体支持物区分

根据是在溶液中进行还是在固体支持物上进行，电泳又可以分为自由电泳和支持物电泳两大类。

自由电泳又可分为以下几种：

① 显微镜电泳（也称细胞电泳），即在显微镜下直接观察细胞（如红细胞）或细菌等的电泳行为。

② 移界电泳。

③ 柱电泳，用密度梯度保持分离区带不再混合，如果再配合以 pH 梯度则称为等电聚焦电泳。

④ 自由流动幕电泳，这是一种制备用的连续电泳装置，溶液自上流下形成一层薄的液膜。两个电极与液流方向垂直加在液层的左右两边，被分离的物质则经电泳分离后由下面分管收集。

⑤ 等速电泳。

有支持物的电泳（即区带电泳）是多种多样的。电泳过程是连续的或分批的，支持物可用滤纸、薄膜、粉末、凝胶微粒、海绵等。仪器可以用小的湿室，水平或直立的槽、柱、小管或毛细管；也可以用幕，如滤纸连续电泳所用的纸幕。此外还可配合免疫扩散，即免疫电泳；使用多孔的凝胶，起分子筛作用，即凝胶电泳；还有配合 pH 梯度的等电聚焦电泳以及使用高压的高压电泳等。

四、电泳技术发展简史

电泳技术的发展大致可以分为三个阶段，下面简单介绍。

1. 初创阶段

1809 年俄国物理学家 Peйce 首次发现电泳现象。而后直到 1937 年瑞典科学家创造了以自己名字命名的 Tiselius 电泳仪，并发表相应论文获得诺贝尔化学奖。

此阶段的电泳技术主要特点是移动界面自由电泳，一般在 U 形管内进行，此时的电泳仪器虽然昂贵，但因它不用支持物，所以可以精确测定蛋白质的电泳迁移率。这一阶段也是电泳理论的奠基阶段。

2. 普及阶段

1950 年 Durrum 用纸电泳进行了各种蛋白质的分离以后，开创了利用各种固体物质作为支持介质的区带电泳方法。1959 年创建的聚丙烯酰胺凝胶电泳，目前仍是对生物大分子进行分析鉴定的最后、最准确的手段，即“Last Check”。

这一阶段电泳技术的主要特点是有支持物的区带电泳方法。自此使电泳方法走出学院进入临床医院及科研单位，成为分析蛋白质的一种简便的定量手段。这些电泳方法一直沿用至今，促进了分子生物学的发展。

3. 自动化阶段

20世纪80年代，随着毛细管电泳技术的迅速发展，以及蛋白质组学的发展，促进了双向电泳技术的应用与发展，使其成为蛋白质组学研究的三大关键技术之一。电泳与印迹技术的联用为识别电泳谱中的各个组分带来了新的可能，各种印迹技术目前已进入临床诊断领域，成为某些疾病（如艾滋病）的常规检验方法。

这一阶段电泳技术的主要特点就是自动化操作和多学科技术联用，促进了生物医药行业的发展，特别是生物药物的检验方面。

知识拓展　　电泳技术分离核酸

利用琼脂糖凝胶电泳分离DNA主要包括制胶、加样、电泳、染色和检出五个步骤。

1. 制胶

称取琼脂糖粉末，以pH 8.0的乙酸钠-Tris缓冲液（0.4mol/L Tris、0.2mol/L乙酸钠溶液、0.01mol/L EDTA，用冰乙酸调到pH 8.0）配成1%溶液。将制胶模具垂直放置，周围用硅油（或其他密封物质）密封，溶液从顶部灌注。灌胶完成后从顶部插入梳子，以形成加样孔。室温下放置1～2h，待胶柱呈灰白色半透明状态则表明已聚合完毕。

2. 加样

加样前轻轻将梳子倾斜拔出，防止气泡陷入，用电极缓冲液淋洗加样孔，吸出，再加适量电极缓冲液。取0.5μg左右的样品，如为质粒DNA或它的*Eco*RⅠ的酶解液，体积为50μL左右，加入1/4体积的溴酚蓝-甘油指示剂混合后，用微量注射器小心地将样品加成一细窄带，否则影响电泳分辨率。

3. 电泳

按说明书先在电泳槽的下槽中装入电极缓冲液。将聚合后的凝胶连同模具一起移入电泳槽中，在上槽中注入电极缓冲液，打开冷却循环系统，连接电源。一般起始电压约为70～80V，然后不断升高。起始电流可设置为20～30mA，取决于凝胶厚度、大小和样品数。待溴酚蓝前沿到达电泳槽底部（阳极）时，切断电源，关掉冷却系统，取出凝胶，准备染色。

4. 染色

用菲啶溴红染色液浸泡凝胶10min，然后倒出染色液，将凝胶移到磨砂玻璃上。

5. 检出

将凝胶板置于紫外灯下，约3min后可见到胶板中呈现具有红色荧光的条带，该条带标志着DNA所在位置。

第二节　各类电泳技术介绍

电泳技术使用的仪器称为电泳仪，电泳法可用于药物、血液制品、生物制品的定性定量分析、鉴定和分离，因其具有灵敏度高、重现性好、检验范围广、操作简便并兼备分离、鉴定、分析等优点，故已成为生物技术及生化药物分析的重要手段之一。下面将详细介绍各类电泳技术。

一、纸电泳法

纸电泳是用滤纸作支持物的一种电泳技术，1948 年 Wieland 等首次将纸电泳用于氨基酸和多肽物质的分离。该法用于血清蛋白质分离已有相当长的历史，在实验室和临床检验中都曾经广泛应用。

(一) 仪器装置

电泳装置包括电泳槽和电泳仪两部分（图 5-1）。

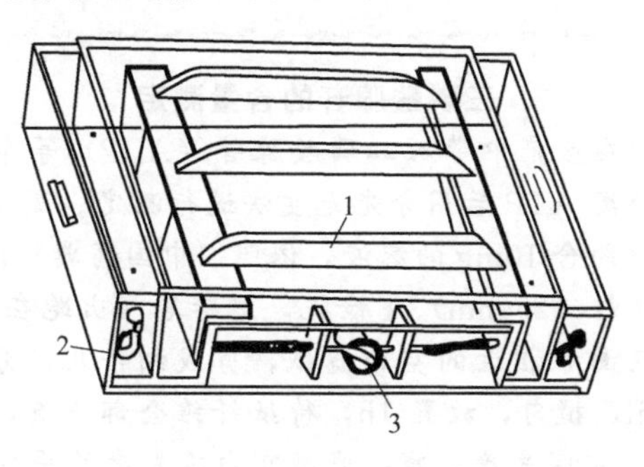

图 5-1 水平式纸电泳仪

1—滤纸架；2—电泳槽；3—活塞

1. 电泳槽

可根据不同的实验要求自制或购置获得。一般有水平式、悬架式、连续式等。要求能控制溶液的流动，能防止滤纸中液体由于通电发热而蒸发等。最常用的电泳槽是水平电泳槽，包括电极缓冲液液槽、电泳介质、冷凝槽、透明罩儿等。

2. 电泳仪

电泳仪可提供电源电势，与电泳槽的两个电极柱相连，在电泳槽两端加上一个稳定的电场。用于电泳的电源为须具有校压器的直流电源，电泳由于电压不同分常压电泳和高压电泳两种，常压电泳一般为100～500V，高压电泳一般为 500～1000V。

(二) 操作方法

实验时将电泳槽洗净晾干放平，然后在两个电泳槽中倒入缓冲液，此时两液面平衡，将滤纸条儿一段浸入缓冲液，另一端搭在电泳槽支架上。

1. 缓冲液配制

根据供试品的理化性质，从提高电泳速率和分辨能力的角度选择缓冲液的种类、适宜的 pH（1～13）和离子强度（0.02～0.2）或按药品项下的规定自己配制。常用的缓冲液为枸橼酸盐缓冲液（pH 3.0）。

2. 滤纸桥制作

一般选用新华 1 号色谱滤纸或 Whatman 滤纸，根据试验要求或电泳室的大小裁剪成长 25～30cm、宽 18cm 左右（每个供试品纸宽 2～3cm）的纸条。将裁剪好的滤纸条用甲酸水溶液（1mol/L）浸泡 24h，取出，用蒸馏水洗涤至中性（或洗液的 pH 不低于 4），置 60℃烘箱烘干，备用。

3. 点样

取上述备用滤纸距底部 5～8cm 处画一条起始线，距滤纸边缘 3cm 处，于起始线每隔 2.5～3cm 顺序做标记，准备点样。

4. 电泳

于电泳槽中加入适量电泳缓冲液，浸没铂电极，将点好样的滤纸置电泳槽架上，调整所需电压（梯度为 18 ～10V/cm），电泳 1～3h。

5. 干燥

电泳完毕，取出滤纸，吹干或低温烘干（60～80℃）。

6. 检视定位

不同物质需要用不同的方法检视定位，可置紫外灯（254nm）下检视或喷洒显色剂显色检视，显出斑点的位置可用铅笔画出。

7. 含量测定

剪下供试品斑点和与斑点位置面积相近的空白滤纸，剪成细条，分别置试管中，用规定的溶剂洗脱后进行定量测定。

知识链接　　三磷酸腺苷的含量测定

三磷酸腺苷（ATP）在生产中带入二磷酸腺苷（ADP）等杂质，贮存中也易分解成ADP，因而采用纸电泳分离ATP后用分光光度法进行测定。测定方法如下：取样品精密称定，加水制成每1ml中约含10mg的溶液，依照《中国药典》附录纸电泳法测定；电泳完毕取出吹干，置于紫外灯（254nm）下检视，用铅笔画出跑在滤纸最前面的紫色斑点，剪下供试品斑点和与斑点面积相近的空白滤纸，剪成细条儿，分别放入试管中，精密加入0.01mol/L盐酸液5ml，搅匀，放置1h，待纸纤维全部下沉，倾取上清液，按照分光光度法在257nm波长处测定吸光度，减去滤纸空白吸光度的平均值，按吸收系数为263，计算含量。

（三）应用

纸电泳的设备简单，应用广泛，是最早使用的一种电泳技术。最初用于蛋白质，后来也用于氨基酸、核苷酸等一些低分子物质，其优点在于或采用滤纸与色素结合的直接电泳图，或剪下滤纸的任何部分来抽提其中的物质。在早期的生物化学研究中，纸电泳曾发挥重要作用。但由于纸电泳操作时间长，分辨率较差，近年来逐渐为其他快速、简便、分辨率高的电泳技术所代替。

二、琼脂糖凝胶电泳法

琼脂糖是由琼脂经过反复洗涤除去含硫酸根的多糖之后制成的，将它加入一定缓冲液中，加热溶解，冷却后则成胶，即琼脂糖凝胶。琼脂糖凝胶电泳是用琼脂糖作支持介质的一种电泳方法。

（一）仪器装置

电泳槽及电泳仪，同纸电泳。

（二）操作方法

1. 制胶

取琼脂糖约0.2g，加水10ml，置水浴中加热使溶胀完全，加温热的醋酸-锂盐缓冲液（pH 3.0）10ml，混匀，趁热将胶液涂布于大小适宜的玻璃板上，厚度约3mm，静置，待凝胶结成无气泡的均匀薄层，即得。

2. 标准溶液和供试品溶液的制备

照各药品项下规定配制。

3. 点样与电泳

在电泳槽内加入醋酸-锂盐缓冲液（pH 3.0），将凝胶板置于电泳槽架上，经滤纸桥浸入缓冲液。于凝胶板负极端分别点样1μl，立即接通电源，在电压梯度约30V/cm、电流强度1～2mA/cm的条件下，电泳约20min，关闭电源。

4. 染色与脱色

取下凝胶板，用甲苯胺蓝溶液染色，用水洗去多余的染色液至背景为无色。

(三) 注意事项

① DNA 酶污染的仪器可能会降解 DNA，造成条带信号弱、模糊甚至缺失的现象。

② 巨大的 DNA 链用普通电泳可能跑不出胶孔，导致缺带。

③ 对于琼脂糖凝胶电泳，浓度通常在 0.5%～2%之间，低浓度的用来进行大片段核酸的电泳，高浓度的用来进行小片段分析。低浓度胶易碎，小心操作和使用质量好的琼脂糖是解决办法。注意高浓度的胶可能使分子大小相近的 DNA 带不易分辨，造成条带缺失现象。

(四) 应用

琼脂糖凝胶电泳法，适用于大分子物质的分离，如核酸、大分子蛋白质，兼有“分子筛”和“电泳”的双重作用，另外琼脂糖凝胶制备容易，分离范围广。目前主要用于分离、鉴定和纯化 DNA 片段，例如：用溴化乙锭（称 EB）染色，在紫外灯下，凝胶中 1ng 的 DNA 即能直接观察到。该方法操作简便，条件易于实现，它的分离效果一般比超速离心等其他方法好，大小分子均可很好地分离。DNA、RNA 结构分析的巨大进展，也主要依赖于琼脂糖凝胶电泳的高度分辨能力。

琼脂糖凝胶电泳对核酸的分离作用主要依赖它们的分子量及分子构型。而凝胶的类型及其浓度与被分离核酸的分子大小关系重大。

三、醋酸纤维素薄膜电泳法

醋酸纤维素薄膜电泳是区带电泳的一个重要分支，它以醋酸纤维素薄膜为支持介质，其电泳原理与纸电泳基本相同。纤维素的羟基经乙酰化成为纤维素醋酸酯，它溶于丙酮等有机溶剂，可涂布成均一细密的微孔薄膜，干燥后即为醋酸纤维素薄膜，早期曾用作细菌滤膜，后来用作区带电泳的支持介质。

由于纤维素的羟基被乙酰化，所以它们实际上没有吸附作用，因此基本上没有拖尾现象产生，可将不同样品分离成为明显的细带，分辨率较高。

(一) 仪器装置

电泳槽及电泳仪，同纸电泳。

(二) 操作方法

如图 5-2 所示为醋酸纤维素薄膜电泳示意图。

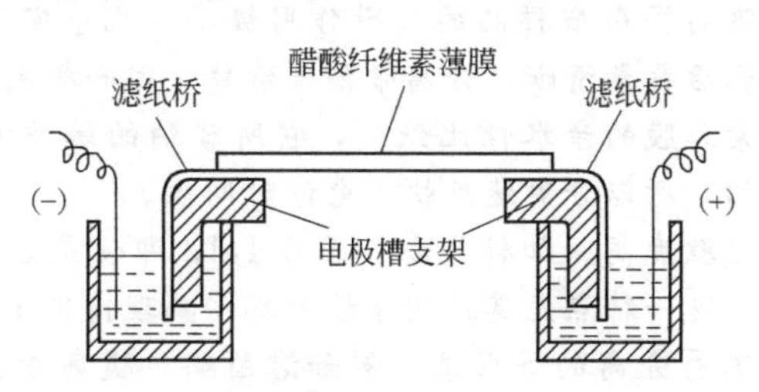

图 5-2 醋酸纤维素薄膜电泳示意图

1. 醋酸纤维素薄膜润湿和选择

取醋酸纤维素薄膜，裁成 2cm×8cm 的膜条，浸入巴比妥缓冲液（pH 8.6）中，使其漂浮在液面上，若迅速润湿，整条薄膜色泽深浅一致，表面质地均匀，则可供实验用。用镊子轻压，使其全部浸入缓冲液中，待完全浸透，取出夹于滤纸中吸去多余的缓冲液，同时分辨出光泽面和粗糙面，将粗糙面向上，置电泳槽架上，经“滤纸桥”浸入巴比妥缓冲液（pH 8.6）中。

2.“滤纸桥”的制作

剪裁合适的滤纸条，取双层或三层附着在电泳槽的支架上，使它的一端与支架的前沿对齐，另一端浸入电泳槽的缓冲液内，用缓冲液将滤纸全部润湿，并驱除气泡，使滤纸紧贴在支架上，即为“滤纸桥”。同法制作另一电泳槽的滤纸桥。

3. 点样与电泳

与膜条上距负极端2cm处，滴加蛋白质含量约5%的供试品溶液2～3μl，盖好电泳槽盖，平衡10min。在10～20V/cm电位梯度下电泳。电泳区带距离以4～5cm为宜。

4. 染色

电泳完毕，将膜条取下浸于黑染色液中，2～3min后，用漂洗液浸洗数次，直至脱去底色。

5. 透明

将洗净并完全干（可用滤纸吸干）后的膜条浸于透明液中10～15min，取出平铺于洁净的玻璃板上，干后即成透明薄膜，可于分光光度计上测定和做标本长期保存。

6. 含量测定

未经透明处理的醋酸纤维素薄膜电泳图，可按各药品项下规定的方法测定，一般采用洗脱法或扫描法，测定各蛋白质组分的相对含量。

7. 洗脱

将洗净的膜条用滤纸吸干，剪下供试品溶液各电泳图谱的电泳区带，分别浸于1.6%的氢氧化钠溶液中，振摇数次至洗脱完全，于一定波长下测定吸收度。同时剪取与供试品膜条相应的无蛋白质部位，同法操作对照。先计算吸收值总和，再计算各蛋白质组分所占比率。

8. 扫描

将干燥的醋酸纤维素薄膜用色谱扫描仪，通过反射或透射方式在记录器上自动绘出各蛋白质组分曲线图，横坐标为膜条的长度，纵坐标为吸收度，因此计算各蛋白质组分的含量。也可以用微机处理积分计算。

（三）应用

醋酸纤维素薄膜具有均一的泡沫状结构（厚约120μm），渗透性强，对分子移动无阻力，用它做区带电泳的支持物，用样量少，分离清晰，无吸附作用，且染色后的薄膜可用乙醇和冰醋酸溶液浸泡透明，透明后的薄膜便于保存和定量分析。由于操作简单，目前该法已经广泛用于血清蛋白、血红蛋白、球蛋白、脂蛋白、糖蛋白、甲胎蛋白、类固醇激素及同工酶等的分离分析中。

知识拓展　　醋酸纤维薄膜电泳与纸电泳的区别

醋酸纤维素薄膜电泳是以纸电泳为基础发展起来的，与之相比具有很多优点。

(1) 醋酸纤维素薄膜对蛋白质样品的吸附作用极小，几乎完全消除纸电泳中经常出现的“拖尾”观象，染色后背景清晰，分离带狭窄清楚，因而提高了定量测定的精确性。

(2) 由于醋酸纤维素薄膜的亲水性比纸小，它所容纳的缓冲液也较少，电泳时电流的大部分是由样品传导的，所以分离速度快，电泳时间短。

(3) 样品用量少，灵敏度高。加样体积少至0.1μl，即使是5μl的蛋白质样品仍可得到非常清楚的分离区带，这一特点尤其适用于检测那些病理情况下微量的异常蛋白。

(4) 某些用纸电泳不易分离的蛋白质，例如溶菌酶、胰岛素、组蛋白等，经醋酸纤维素膜电泳后能很好地分离。

(5) 醋酸纤维素薄膜的电泳图谱经过冰醋酸乙醇溶液或其他透明液处理后可使膜质透明化，从而有利于光吸收扫描测定和膜的长期保存。

四、聚丙烯酰胺凝胶电泳法

聚丙烯酰胺凝胶电泳法（简称PAGE）是以人工合成的聚丙烯酰胺凝胶作为惰性支持介质的电泳方法。在此以前使用的区带电泳方法主要是纸电泳。聚丙烯酰胺凝胶能主动参与样品的分离过程，主要是因其有一定的网状结构。它是由丙烯酰胺和N,N-亚甲基双丙烯酰胺（简称Bis或亚甲基双丙烯酰胺）聚合交联而成的，前者称单体，后者称共聚单体或交联剂。形成凝胶是一种化学聚合过程，可以人为控制，并使聚合成具有一定大小孔径的凝胶，因此可以制成不同的交联度。如果形成的孔径大小接近于所分离样品分子的平均半径，那么在电泳过程中，样品分子在通过凝胶孔洞时，所受到的阻力就会和样品分子的大小及形状密切相关。这样，就为净电荷很相近的物质的分离又提供了一种可变的分离因素，即分子筛作用。

（一）仪器装置

通常由稳流电泳仪和圆盘电泳槽或平板电泳槽组成。其电泳室有上、下两个槽，每个槽中都有固定的铂电极，铂电极经隔离电线接于电泳仪稳流挡上。

（二）操作方法

1. 制胶

取制胶溶液抽气，驱使溶液中的气泡混匀，制成胶液，立即用装有长针头的注射器或细滴管将溶液沿着管壁加至底端有橡皮塞的小玻璃管中，使胶层高度达到6～7cm，然后徐徐滴加水少量，使覆盖胶面，管底气泡必须赶走，静置约30min，待出现明显界面时即聚合完毕，吸去水层。

凝胶浓度和交联剂浓度决定了凝胶网孔直径，而不连续缓冲体系和pH会影响供试品压缩成层效果，这两项因素决定了凝胶电泳的分辨率，因此凝胶的配制必须符合这两项要求。

2. 标准溶液及供试品溶液的制备

照各药品项下的规定制备。

3. 缓冲溶液的选择

缓冲溶液应根据被分离成分的性质而定，一种为阴离子电泳系统（pH 9.0），上槽接负极，下槽接正极，可用溴酚蓝（0.04%）作示踪染料。另一种为阳离子电泳系统（pH 4.0），上槽接正极，下槽接负极，可用亚甲基绿作指示剂。

4. 电泳

将已制好的凝胶玻璃管装入圆盘电泳槽内，每管加供试品和标准品溶液50～100μl，为防止扩散可加甘油或40%蔗糖溶液1～2滴及0.04%溴酚蓝指示液1滴，也可直接在上槽缓冲液中加指示液数滴，玻璃管的上部用电极缓冲液充满。调节起始电流使每管为1mA，数分钟后，加大电流使每管为2～3mA，当指示液移至距玻璃管底部1cm处，关闭电源。

5. 染色和脱色

电泳完毕，用装有长针头并吸满水的注射器，自胶管底部沿胶管壁将水压入（一边旋转一边不断压水），胶条即从管内滑出，将胶条浸入稀染色液过夜或用染色液浸泡10～30min，以水漂洗干净，再用脱色液脱色至无蛋白质区带凝胶的底色透明。

6. 结果判断

将胶条置灯下观测，根据供试品与标准品的色带位置和色泽深浅程度进行判断。

（三）应用

用聚丙烯酰胺凝胶作区带电泳的支持物，有许多优点：①样品不易扩散；②可随意控制凝胶浓度，按照需要制成不同孔径的凝胶；③把分子筛效应和电荷效应结合在同一方法中，能够达到更高的分辨能力；④它是由C-C-C结合的一种酰胺多聚物，侧链上具有不活泼的酰氨基，没有带电的其他离子基，所以电泳时不产生电渗，化学上惰性较强；⑤只要合成用的原料（单体）纯净，制成的多聚物的再现性高，因此样品分离的重复性也比较高；⑥任一浓度范围内透明性好，机械强度好，有弹性；⑦能按照需要把带有一定电荷的基团作为共聚体渗入其中；⑧需要样品量少，1～100μg已足够；⑨需要设备简单，操作时间短；⑩用途广泛，对蛋白质、核酸等生物高分子可进行分离、定性、定量、小量制备、分子量测定，等等。

五、SDS-聚丙烯酰胺凝胶电泳法

1967年Shapiro等人首先发现，Weber和Osborn又进一步证实，如果在聚丙烯酰胺凝胶电泳系统中加入一定量的十二烷基硫酸钠（SDS），则蛋白质分子的电泳迁移率主要取决于它的分子量大小。采用SDS-聚丙烯酰胺凝胶系统做单向电泳，不仅可以根据分子量大小对蛋白质进行分离，而且可以根据电泳迁移率大小测定蛋白质的分子量。

SDS能断裂分子内和分子间的氢键，使分子去折叠，破坏蛋白质分子的二、三级结构。而强还原剂如巯基乙醇、二硫苏糖醇能使半胱氨酸残基间的二硫键断裂。在样品和凝胶中加入还原剂和SDS后，分子被解聚成多肽链，解聚后的氨基酸侧链和SDS结合成蛋白- SDS胶束，所带的负电荷大大超过了蛋白质原有的电荷量，这样就消除了不同分子间的电荷差异和结构差异。实验证明，与蛋白质结合的是SDS单体，单体浓度与SDS总浓度、温度以及离子强度有关。

（一）仪器装置

恒压或恒流电源、垂直板或圆盘电泳槽和制胶模具。

SDS-聚丙烯酰胺凝胶电泳（SDS-PAGE）一般采用的是不连续缓冲系统，与连续缓冲系统相比，能够有较高的分辨率。不连续系统中由于缓冲液离子成分、pH 、凝胶浓度及电位梯度的不连续性，带电颗粒在电场中泳动不仅有电荷效应、分子筛效应，还具有浓缩效应，因而其分离条带清晰度及分辨率均较连续缓冲系统佳。

图5-3中，A为电泳前3层凝胶排列顺序，3层胶中均有快离子，慢离子；B显示电泳开始后，蛋白质样品夹在快、慢离子之间被浓缩成极窄的区带；C显示蛋白质样品分离成数个区带。

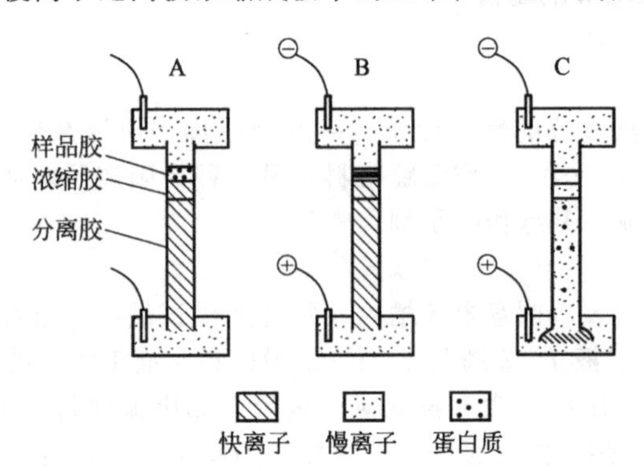

图5-3 SDS-聚丙烯酰胺凝胶电泳过程示意图

（二）操作方法

1. 制胶

用30%丙烯酰胺溶液、分离胶缓冲液、20%十二烷基硫酸钠溶液、10%过硫酸铵溶液（新鲜配制）、四甲基乙二胺、水按照5.0∶1.5∶0.08∶0.1∶0.01∶5.3比例关系配制分离胶液，灌入模具内至一定高度（剩余体积留作制备浓缩胶用），用水封顶，聚合完毕，倾去水层。再用30%丙烯酰胺溶液、浓缩胶缓冲液、20%十二烷基硫酸钠溶液、10%过硫酸铵溶液、四甲基乙二胺、水按照0.8∶1.3∶0.025∶0.05∶0.005∶2.4比例制成浓缩胶液，灌在分离胶上，插入供试品梳（如为圆盘电泳，用水封顶），待浓缩胶液聚合后，小心除去供试品梳或水。

2. 对照品溶液和供试品溶液的制备

照各药品项下的规定配制。

3. 电泳

垂直板电泳：恒压电泳，初始电压为80V，进入分离胶时调至150～200V，当溴酚蓝迁移至胶底处，停止电泳。

圆盘电泳：调节电流时每管8mA。

4. 固定与染色

胶片浸在固定液中至少2h后弃去固定液，用水浸洗至少1h；胶片置1%戊二醛溶液中15min后，用水洗2次，每次15min；胶片置硝酸银溶液中15min后，用水洗3次，每次15min；

胶片置显色液中，待各带显出后置终止液中。

5. 计算

用卡尺或用扫描定位法测量溴酚蓝指示剂和蛋白质迁移距离。

（三）应用

SDS-聚丙烯酰胺凝胶电泳法是测定蛋白质和酶等大分子物质分子量的有效方法。该法具有以下优点：①可以把目标分子按分子量大小分开；②可以通过调整胶浓度调整迁移速率；③具有方便染色、转印、干胶保存的特点，此外还具有设备简单、操作方便、试剂易得、误差较小、重复性好等优点。该法可用常规染色法，也可用紫外吸收扫描法进行分子量测定、电泳纯度检查和电泳成分百分含量测定。

课堂互动

聚丙烯酰胺凝胶电泳与SDS-聚丙烯酰胺凝胶电泳的区别是什么？

六、免疫电泳法

免疫电泳法是指利用凝胶电泳与双向免疫扩散两种技术结合的实验方法。由Grabar与Williams于1953年创立。由于电泳技术拥有高分辨率，则必然带来谱图解析时，不能确认众多“峰与点”的鉴别问题，而免疫反应具有高特异性，对鉴别蛋白质有卓越功能。因此此法可用于抗原、抗体定性及纯度的测定，还可用于免疫性疾病的诊断。由于免疫电泳法在微量的基础上具有分辨率高、灵敏度高、操作时间短的特性，目前它已经成为分离和鉴定蛋白质混合物的非常理想的方法。但需要指出的是所分析的物质必须有抗原性，而且抗血清必须含所有的抗体组分。

（一）仪器装置

仪器基本包括电泳仪、电泳槽。同琼脂糖凝胶电泳。

免疫电泳的原理：在电场作用下，蛋白质在凝胶中具有不同的迁移速率，以及相同的蛋白质具有完整的抗原性，由此达到分离和鉴定目的。电场下，标本内各组分因电泳迁移率不同而分成区带，然后沿电泳平行方向将凝胶挖一沟槽，将抗体加入沟槽内，使抗原与抗体相互扩散而形成沉淀线。根据沉淀线的数量、位置及形状，以分析标本中所含组分的性质。此项技术由于既有抗原抗体反应的高度特异性，又有电泳分离技术的快速、灵敏和高分辨力，是广泛应用于生物医学领域的一项免疫学基本技术。如图5-4所示为免疫电泳示意图。

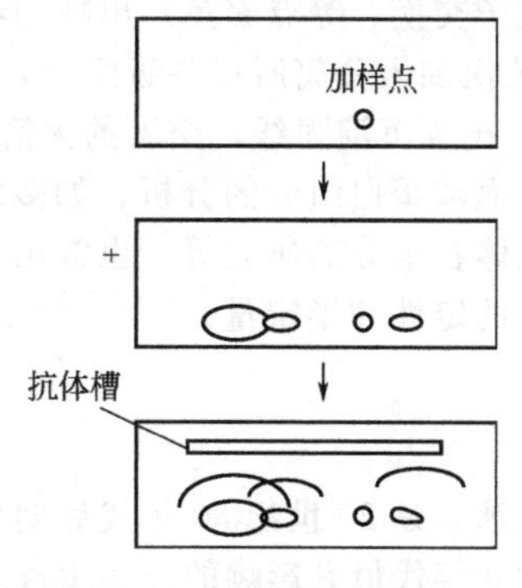

图5-4　免疫电泳示意图

（二）操作方法

1. 制板

将洁净玻片置于水平台面上，用移液管吸取4～4.5ml熔化的1.5%琼脂加于载玻片上，待冷凝。

2. 打孔及开槽

挑去孔内的琼脂，槽内琼脂暂不挑出。打一个孔即可。

3. 加样

用微量进样器吸取 10μl 稀释的正常人全血清于小孔中。

4. 电泳

以 0.05mol/L pH 8.6 巴比妥缓冲液为电泳缓冲液，将加样后的琼脂板置于电泳槽上，样品孔靠近阴极端，用缓冲液浸湿的双层纱布搭桥电泳。一般稳定端电压 100V，电泳 1h，即可终止电泳。

5. 双扩散

取出电泳后的琼脂板，挑出中间槽内的琼脂，取 100μl 兔抗人全血清充满槽内，注意勿外溢。将琼脂板放于湿盒内，水平置于 37℃水浴箱中进行双扩散，24h 后观察结果。

（三）应用

电泳与免疫扩散方法相结合，衍生出各种电泳方式。免疫电泳多数均在琼脂糖上进行，因琼脂糖的孔径较大，进行抗原抗体反应十分有利。在生物药物检验中经常使用的免疫电泳方式有以下 5 种：

1. Grabar 和 William 免疫电泳

在琼脂糖板上打孔及开槽，孔内加样品进行电泳，电泳完毕在槽内加抗血清进行直角方向免疫扩散，形成由一系列弧线构成的图谱，对比槽两侧的图谱可以辨别出相同免疫特性成分。

2. Laurell 火箭免疫电泳

琼脂糖中混入抗血清，在凝固后打一系列平行的孔，孔内加标准品及样品进行电泳，样品中抗原与抗体生成一系列火箭状沉淀线。火箭高度代表样品中抗原的含量。

3. Clake 和 Freeman 交叉免疫电泳

第一向琼脂糖电泳，第二向电泳加入含抗体的琼脂糖，每一抗原生成各自的沉淀弧线，弧线高低大致反映抗原的含量。

4. 串联交叉免疫电泳

第一向在琼脂糖板上串联打两孔 A 与 B，A 孔加全血清，B 孔加纯转铁蛋白进行电泳；第二向电泳加入带抗血清的琼脂糖 C。两条融合的沉淀弧线表示相同抗原，由此可以鉴别交叉免疫电泳中哪条是转铁蛋白。

5. 熔融火箭免疫电泳

用于鉴别分离（凝胶过滤、离子交换、等点聚焦）出峰的纯度。

① 在琼脂糖上打一系列孔，依次加入分离所得各级组分，扩散 30～60min。

② 电泳加入含抗体的琼脂糖，出现沉淀弧线，交叉的火箭说明该峰内有不同抗原。

近年来免疫电泳法主要用于：血清蛋白组分的分析，如多发性骨髓瘤、肝病、全身性红斑狼疮等；抗原、抗体的纯度检测；抗体各组分的研究等。也常用于检测血清中乙型肝炎表面抗原 、甲胎蛋白，还用于各类免疫球蛋白的定性和半定量。

七、毛细管电泳法

毛细管电泳亦称高效毛细管电泳，是 20 世纪 80 年代后期分析化学，特别是生物药物分析化学的重大研究进展，也是 20 世纪 90 年代最有影响的分离手段之一。该方法是以高压电场为驱动力，以弹性石英毛细管作为分离通道，依据样品中各组分之间淌度和分配行为的差异而实现分离的电泳分离分析方法。

（一）仪器装置

仪器基本结构大致包括毛细管柱、进样系统、高压系统、检测系统和数据采集系统等。毛细管柱是毛细管电泳的核心部件，石英毛细管是当今的首选材料。最常用的毛细管内径为20～75cm，有效长度为50～75cm。进样系统采用自动进样方式，主要有流体力学和电动方式。高压系统要能提供130kV的直流电压。检测器目前最常用的是紫外-可见光检测器和荧光检测器等。如图5-5所示为毛细管电泳仪构造图。

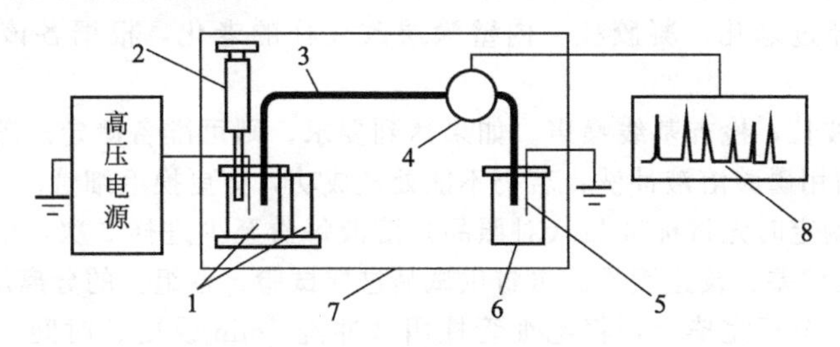

图5-5　毛细管电泳仪构造图

1—高压电极槽与进样机构；2—填灌清洗机构；3—毛细管；4—检测器；5—铂丝电极；6—低压电极槽；7—恒温机构；8—记录/数据处理

（二）分离模式

毛细管电泳具有多重分离模式，给样品分离提供了不同的选择，这对于复杂样品的分离分析是非常重要的。按毛细管分离介质和分离原理不同，可将毛细管电泳分为以下几种模式（表5-1）。

表5-1　毛细管电泳的分离模式

类型		缩写	说明
1. 单根毛细管	毛细管区带电泳	CZE	毛细管和电极槽灌有相同的缓冲液
	毛细管等速电泳	CITP	使用两种不同的CZE缓冲液
	毛细管等电聚焦	CIEF	管内装pH梯度介质,相当于pH梯度CZE
	胶束电动毛细管色谱	MECC	在CZE缓冲液中加入一种或多种胶束
	微乳液毛细管电动色谱	MEEKC	在CZE缓冲液中加入水包油乳液高分子离子交换
	毛细管电动色谱	PICEC	在CZE缓冲液中加入可微观分相的高分子离子
	开管毛细管电色谱	OTCEC	使用固定相涂层毛细管,分正、反相与离子交换
	亲和毛细管电泳	ACE	在CZE缓冲液或管内加入亲和作用试剂
	非胶毛细管电泳	NGCE	在CZE缓冲液中加入高分子构成筛分网络
2. 单根填充管	毛细管凝胶电泳	CGE	管内填充凝胶介质,用CZE缓冲液
	聚丙烯酰胺毛细管凝胶电泳	PA-CGE	管内填充聚丙烯酰胺凝胶
	琼脂糖毛细管凝胶电泳	Agar-CGE	管内填充琼脂糖凝胶
	填充毛细管电色谱	PCCEC	毛细管内填充色谱填料,分正、反相与离子交换等
3. 联用	毛细管电泳/质谱	CE/MS	常用电喷雾接口,需挥发性缓冲液
	毛细管电泳/核磁共振	CE/NMR	需采用停顿式扫描样品峰的测定方法
	毛细管电泳/激光诱导荧光	CE/LIF	具单细胞、单分子分析潜力

注：其中毛细管区带电泳、毛细管凝胶电泳和胶束电动毛细管色谱三种模式在生物药物检验中应用较多。

（三）操作方法

① 用高纯度的试剂和高纯度水配制毛细管老化处理溶液、运行缓冲液、供试溶液，调节pH。配制好的运行缓冲液应超声脱气并通过0.45μm适宜的过滤器。

② 按规定配制测定溶液。定量测定时，标准品（对照品）溶液和供试品溶液均应分别配制2份。

③ 检查毛细管柱是否适用于本次分析。必要时换上适用的毛细管盒套。

④ 开机预热。同时对毛细管柱进行老化。新毛细管柱、长久放置的毛细管柱、更换新供试品，毛细管柱均应经过老化。凝胶柱、内壁涂层改性柱的老化，根据各该毛细管柱的说明书进行。

⑤ 设定检测器波长，检查基线噪声。如果达到要求，则可准备测定。若不能达到要求，可对毛细管柱在老化前用磷酸溶液冲洗；若仍不能处理成功，则更换毛细管。

⑥ 测定。含量测定时先将标准品（对照品）溶液每份至少进样2次，由全部进样结果，求得平均值、相对标准偏差、校正因子。再将供试品进样试验，各组分的分离度应达到要求。

⑦ 清洗和关机。分析完毕后，将毛细管柱用水冲洗5min或更长时间，并在充满水的条件下，两端浸入水中保存；凝胶毛细管柱可根据说明书的规定保存。取出样品瓶，洗净；关断电源，做好使用登记。

(四) 应用

毛细管电泳具有以下特点：分离时间短；分离效率高；仪器结构简单，操作简便，运行成本低，且易实现自动化；样品用量极少（仅为纳米级），绝对检测限较低。现已广泛应用于环境分析、药物分离、生化分析等几乎所有的分析领域。被分析的物质有离子、小分子、生物大分子乃至高分子和粒子；分析对象从无机物、有机物到生物体系乃至活体单个细胞；含量测定范围可从常量到微量乃至几个分子的测定。例如，毛细管电泳-质谱联用（CE-MS）技术可以用于药物有效成分和杂质的检测，更主要的应用是通过对血样或尿样中药物或其代谢物及其与其他分子间的相互作用的分析，获得药物的性质和代谢动力学参数，从而进行药物的筛选或指导合理用药。在毒品和易成瘾药物控制方面，周志贵等人所在的课题组建立了一种基于金纳米粒子涂层毛细管的CE-MS方法，用于海洛因及其碱性杂质的分析，旨在对海洛因的来源地进行追踪。

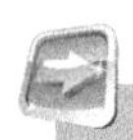

目标检测

一、单项选择题

1. 关于电泳分离中迁移率描述正确的是（　　）。

A. 与带电分子所带净电荷成正比　　B. 与分子的大小成正比

C. 与缓冲液的黏度成正比　　D. 以上都不对

2. 影响电泳分离的主要因素是（　　）。

A. 光照　　B. 待分离生物大分子的性质

C. 湿度　　D. 电泳时间

3. 按分离原理不同，电泳可分为（　　）。

A. 区带电泳、自由界面电泳、等速电泳、等电聚焦电泳

B. 纸电泳、醋酸纤维素薄膜电泳、琼脂凝胶电泳、聚丙烯酰胺凝胶电泳

C. 区带电泳、自由界面电泳、纸电泳、醋酸纤维素薄膜电泳

D. 等速电泳、等电聚焦电泳、琼脂凝胶电泳、聚丙烯酰胺凝胶电泳

4. 以下不属于常用的电泳槽的是（　　）。

A. 圆盘电泳槽　　B. 顺序电泳槽　　C. 垂直板电泳槽　　D. 水平电泳槽

5. 以下不属于电泳的方法是（　　）。

A. 显微电泳　　B. 自由界面电泳　　C. 区带电泳　　D. 凝胶电泳

6. 应用最广泛的电泳是（　　）。

A. 显微电泳　　B. 自由界面电泳　　C. 区带电泳　　D. 凝胶电泳

7. 区带电泳按（　　）分，可以分为平板式电泳、垂直板电泳、柱状（管状）电泳。

A. 支持物的物理性状　　B. 支持物的装置形式

C. pH 的连续性　　D. 以上都不对

二、多项选择题

8. 毛细管电泳的优点有（　　）。

A. 分离时间短　　B. 样品用量极少，运行成本低

C. 仪器结构简单，操作简便，易实现自动化　　D. 分离效率高

9. 琼脂糖凝胶电泳的操作方法包括（　　）。

A. 制胶　　B. 配制　　C. 点样与电泳　　D. 染色与脱色

10. 电泳过程支持物可选用（　　）。

A. 滤纸　　B. 薄膜　　C. 粉末

D. 凝胶微粒　　E. 海绵

三、简答题

11. 常用的电泳分析法都包括哪些?

12. 电泳的影响因素有哪些?

13. 醋酸纤维素薄膜电泳的适用分析领域有哪些?

实训五　SDS-聚丙烯酰胺凝胶电泳法测定重组人干扰素的分子量

【实训目的】

(1) 掌握重组人干扰素的分析及操作方法。

(2) 熟悉直接 SDS-聚丙烯酰胺凝胶电泳法的操作方法。

(3) 了解用该电泳法测定待检药品分子量的方法。

【实训资料】

(1) 检验药品的名称：重组人干扰素。

(2) 检验药品的来源：医院购买或送检样品。

(3) 检验药品的规格、批号、包装及数量：根据药品包装确定，并记录有关情况。

(4) 检验依据：《中国药典》(2015 年版)。

【实训方案】

(一) 实训形式

本次实训任务分成 6 人一组，组内交替进行任务实施，3 人配合完成每个检查项目。

(二) 实训时间

具体实训时间安排可参考表 5-2。

表 5-2　SDS-聚丙烯酰胺凝胶电泳法测定重组人干扰素的分子量的实训时间安排

实训内容	实训时间/min	备注
仪器准备与调试	20	量筒、烧杯、玻璃棒、表面皿、容量瓶、锥形瓶、洗瓶等常规分析仪器，以及电泳槽、电泳仪
试剂配制	30	试剂由实训教师指导部分学生在课余时间完成;学生按组领取
制胶灌胶	30	按照实训讲义的要求进行
样品处理与电泳	45	按照实训讲义的要求进行

续表

实训内容	实训时间/min	备注
测量计算	20	按照实训讲义的要求进行
报告书写	10	报告书要书写规范,不要涂抹
清场	10	所有仪器要清洗干净,放回原位

【实训过程】

(一) 溶液配制

1. 供试品准备

重组人干扰素 α2b 样品。

2. 实验试剂

三羟甲基氨基甲烷（Tris）、丙烯酰胺（Acr）、亚甲基双丙烯酰胺（Bis）、十二烷基硫酸钠（SDS）、*N*,*N*,*N*′,*N*′-四甲基乙二胺（TEMED）、过硫酸铵、甘油、巯基乙醇、异丙醇、溴酚蓝、考马斯亮蓝 R-250、甘氨酸、盐酸、乙酸、冰乙酸。

3. 试剂配制

（1）分离胶贮备液　称取 Tris 18.17g、SDS 0.4g，溶于水，用 3mol/L HCl 调 pH 到 8.8，水定容至 100ml，其中 Tris 为 1.5mol/L，SDS 为 0.4%。

（2）浓缩胶贮备液　称取 Tris 6.06g、SDS 0.4g，溶于水，用 3mol/L HCl 调 pH 到 6.8，水定容至 100ml，其中 Tris 为 0.5mol/L，SDS 为 0.4%。

（3）Acr/Bis 贮备液　称 Acr 30g、Bis 0.8g，加蒸馏水到 100ml，过滤后置棕色瓶中。

（4）10%过硫酸铵　过硫酸铵 1g，加蒸馏水至 10ml，用时现配。

（5）TEMED　冰箱保存。

（6）Tris-HCl 样品缓冲液（pH 8.0）　取 Tris 6.05g、甘油 50ml、巯基乙醇 25ml、溴酚蓝 0.5g、SDS 10g，溶于水，用 HCl 调 pH 为 8.0，水定容至 500ml。

（7）电极缓冲液　称取 Tris 3.03g、甘氨酸 14.41g、SDS 1.0g，溶于水，定容至 1000ml。

(二) 分子量测定

1. 供试品准备

重组人干扰素 α2b。

2. 电泳槽安装调试

玻璃板要先用洗液浸泡，然后用热水冲洗，再用蒸馏水冲洗，直立干燥，洗净的玻璃板装入硅胶夹套中，垂直固定在两槽中间。在固定时，要四个螺旋对角线拧紧。电泳槽装好后，将用溶化的电极缓冲液配制的 2%的琼脂注入高玻板一侧电泳槽的下方，从而封堵形成夹层胶室，以防漏胶，备下一步应用。

3. 制胶

（1）分离胶的配制　$T\%=12.5\%$。

配制时各试剂用量见表 5-3，将各试剂混匀，沿高玻璃板中央定点灌胶至距离矮玻璃板 2～2.5cm 处，放正，立即沉稳轻缓封水层，静置聚合；聚合后倒去水层，以滤纸条吸干残余水层，灌注浓缩胶。

表 5-3　配制分离胶的配方

试剂名称	分离胶缓冲液	Acr/Bis 贮备液	dH_2O	TEMED	过硫酸铵(AP)
用量/ml	2.7	4.5	3.7	0.005	0.2

（2）浓缩胶制备 配制浓缩胶时各试剂用量见表5-4。浓缩胶灌至与矮玻璃板顶端相齐，立即插入梳子，静置聚合。浓缩胶聚合后，灌注电极缓冲液，再拔出梳子，准备上样。

表5-4 配制浓缩胶的配方

试剂名称	浓缩胶缓冲液	Acr/Bis贮备液	dH_2O	TEMED	过硫酸铵(AP)
用量(ml)	1.25	0.75	3.0	0.005	0.020

4. 样品的处理

分子量标注：市售标准样品按要求制备。

待测样品：重组人干扰素α2b的SDS-PAGE样品。

所有样品于沸水浴中加热5min，冷却后上样。

上样量：分子量标记20μl；待测样品：4μl、10μl、20μl、30μl、50μl。

5. 电泳

样品加入后，准备电泳，本次实验取稳流状态，浓缩胶15mA，分离胶25mA。

6. 检测

（1）染色液：0.4%考马斯亮蓝R-250，50%甲醇，7%乙酸。

（2）脱色液：20%甲醇，7%乙酸。

（3）按步骤电泳后，取出胶板，先在自来水中浸泡10min，以浸出部分SDS（加热2h，应该在通风橱中操作），然后用脱色液脱至条带清楚，观察记录结果。

7. 测量未知样品的分子量

用卡尺或坐标精确测量溴酚蓝和重组人干扰素蛋白迁移的距离，把溴酚蓝迁移的距离定为d_1，蛋白迁移的距离定为d_2，根据下面的公式计算各种蛋白的迁移率：

$$R_{m_2} : R_{m_1} = d_2/d_1$$

以标准蛋白的迁移率为横坐标，以其对应的分子量为纵坐标，在半对数坐标纸上作图，可得到一条直线。然后根据未知样品的迁移率，在半对数坐标图上查出其对应的分子量。

【数据处理】

实验数据分别填入表5-5～表5-7中。

溴酚蓝迁移距离 d_1=______cm。

表5-5 分子量标记的迁移距离

分子量标记	1	2	3	4	5	6	7
d_2 M_W/kDa							

表5-6 重组人干扰素的迁移距离

干扰素	1	2	3	4	5
d_2					

表5-7 分子量标记的迁移率及对数分子量

分子量标记	1	2	3	4	5	6	7
迁移率R_m 对数分子量							

结果计算：

目标蛋白的迁移率R_m=______，代入标准曲线的公式中得到：

M_W(目标蛋白)=________kDa。重组人干扰素的分子质量为____kDa左右。

【注意事项】

(1) 本实训所用指示剂为淀粉溶液。I_2 与淀粉形成蓝色的加合物，灵敏度很高。温度升高，灵敏度反而下降。淀粉指示剂要在接近终点时加入。

(2) 本实训中加新沸过的冷水，以减少水中溶解氧对测定的影响。

第六章 色谱分析

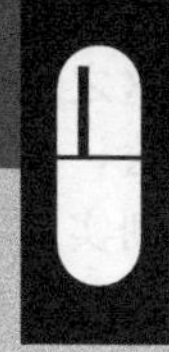

知识目标

◇ 熟悉各种色谱方法的基本原理与分类；
◇ 了解各种色谱分析系统的组成；
◇ 了解色谱仪的操作方法。

能力目标

◇ 能够对色谱分析仪的各个组成系统准确认知；
◇ 能够运用色谱法对生物物质进行分析测定。

第一节 色谱法概述

色谱法是一种物理化学分离法，也称为层析法或色层法。它利用混合物中各物质在两相中具有不同的分配系数（或吸附系数、渗透性等），当两相做相对运动时，这些物质在两相中进行反复多次的分配（即组分在两相之间进行的反复多次的吸附、脱附或溶解、挥发的过程），从而实现各组分的完全分离。

在色谱法中，流动相为气体的叫作气相色谱，流动相为液体的叫作液相色谱。固定相可以装在柱内，也可以做成一个平面。前者叫柱色谱，后者叫平面色谱。根据色谱法原理制成的仪器叫色谱仪，目前，主要有气相色谱仪和液相色谱仪两大类。

一、色谱法的发展、特点和分类

（一）色谱法发展史

色谱法的创始人是俄国的植物学家 Tswett（茨维特）。1903 年，他在研究植物叶子的色素组成时，将植物叶子的石油醚提取液倒入一根装有碳酸钙粉末的玻璃管顶端，然后用石油醚淋洗，结果使萃取液中的色素在管内显示出三种颜色的六个色带（图 6-1），“色谱”一词由此得名。1906 年 Tswett 在德国植物学杂志上发表的论文中首次采用了“色谱”（英译名为 chromatography）这一名词，同时把方法中采用的细长玻璃管称为“色谱柱”，管内的碳酸钙粉末称为“固定相”，纯净的石油醚叫作“流动相”。这种方法就是最原始的液-固色谱法。

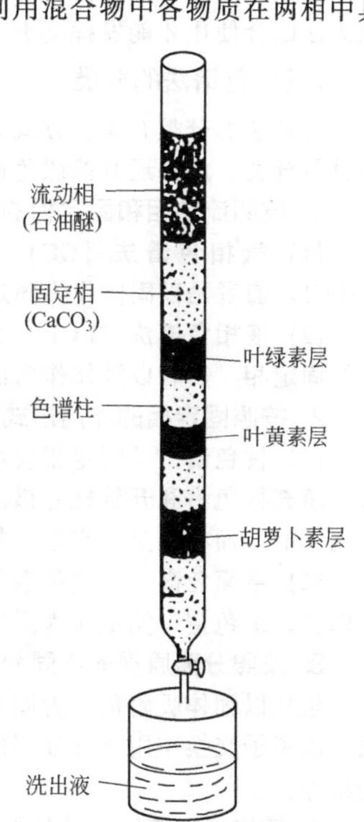

图 6-1 植物叶片提取色素

令人遗憾的是，在这之后的二十多年里并没有人关注到这一伟大的发现。直到1931年，Tswett的学生德国的Kuhn和Lederer重复了这个实验，并在碳酸钙粉末中加入了氧化铝，成功地分离了α-胡萝卜素、β-胡萝卜素和γ-胡萝卜素，此后又利用相似方法分离了60余种色素。在这之后越来越多的人开始研究这种新的分离方法。在1940年Martin和Synge提出液液分配色谱法，在次年又提出以气体代替液体作为流动相的可能性。1952年James和Martin发表了从理论到实践都比较完备的气液色谱法论文，并因而获得了当年的诺贝尔化学奖。1957年Golay开创了开管柱气相色谱法，也称为毛细管柱气相色谱法。在20世纪60年代末高压泵和化学键合固定相的应用，产生了高效液相色谱（HPLC）。20世纪80年代初发展起来的毛细管超临界流体色谱（SFC）和毛细管电泳（CZE），在20世纪90年代后期得到了广泛的发展和应用。在21世纪的今天，色谱法已经在各个领域发挥了巨大的作用。

（二）色谱法的特点

色谱法的优点：

第一，色谱法最典型的优点体现在其极高的分离效率。例如，一根50m长的毛细管气相色谱柱，其理论塔板数可以达到12万，可用于分离非常复杂的多组分样品。而毛细管电泳柱一般都有几十万的理论塔板数，凝胶毛细管电泳柱一般可达到上千万理论塔板数，分离效率极高。

第二，色谱法的分析速度快。完成一个常规样品的分析通常仅需数分钟，即使复杂的样品也只要几十分钟，并且样品用量很少，液体样品通常只需1～2μl，甚至更少。

第三，色谱法的灵敏度高。例如在气相色谱法中，采用高灵敏度的检测器可以检出10^{-10}～10^{-12}g的组分，非常适合于微量和痕量分析。

第四，色谱法应用范围广。色谱法几乎可以用于所有化合物的分离和测定。无论是有机物、无机物、高分子和低分子，还是有生物活性的大分子都可以进行测定。从分析任务上看，色谱法既可以定性分析，更可以完成定量分析。

但是，色谱法不可避免也存在一定的缺点和局限性。其最主要的缺陷是色谱法定性的效果并不理想，其定性参数保留值并非物质的特征参数，且受色谱操作条件影响较大，所以色谱法和其他方法配合使用才能发挥其更大的作用。

（三）色谱法的分类

色谱法的分类有多种方式。一般是按照两相状态不同分类，也可以按照固定相的作用方式不同进行分类。此外还有按照色谱分离原理不同或进样方式的不同进行分类的。

1. 按照流动相和固定相的状态分类

（1）气相色谱法（GC） 再根据固定相的状态分为气固色谱法（GSC）和气液色谱法（GLC）。前者是以固体作为固定相的色谱法，而后者的固定相是液体。

（2）液相色谱法（LC） 又可以分为液固色谱法（LSC）和液液色谱法（LLC）。前者以固体作为固定相，后者以液体作为固定相。

2. 按照固定相的作用形式不同分类

（1）柱色谱 是固定相装填在色谱柱中，流动相流过色谱柱中的固定相进行分配的色谱法。包括填充柱色谱和开管柱色谱两种。前者的固定相紧密填充在色谱柱中；后者的固定相附着在柱管内壁上，而柱内是“空心”的，此类色谱柱又可称为毛细管柱或空心柱。

（2）平面色谱 此类色谱的固定相是以一个平面与流动相发生作用的。包括纸色谱和薄层色谱两类。纸色谱以滤纸作为固定相，薄层色谱是将固定液均匀地涂在玻璃板上作为固定相的。

3. 按照分离原理的不同分类

包括以固体吸附剂作为固定相的吸附色谱法，以高沸点的有机溶剂作为固定相的分配色谱法，以离子交换作用进行分离的离子交换色谱法，还有按照分子尺寸大小进行分离的体积排阻色谱法等。

4. 按进样方式的不同分类

可分为常规色谱、顶空色谱和裂解色谱等。

二、色谱分离原理

色谱分离的基本原理：利用载气或载液携带待分离的试样进入色谱柱，使试样中各组分与柱内固定相之间发生相互作用（由于各组分在组成、结构、性质上的差异，使它们与固定相的作用能力并不相同，经过反复多次的作用后，这种作用能力上的差异就会产生很大的分离效果），各组分按先后次序从色谱柱内流出，从而完成色谱分离过程。

物质在流动相和固定相之间发生的这种吸附-脱附或溶解-挥发的过程，称为分配过程。在一定色谱条件下，当组分在两相之间分配达到平衡时，组分在固定相与流动相中的浓度比，称为分配系数，以 K 表示。组分在固定相与流动相中的分配量（质量、体积、物质的量）之比称为分配比，以 k 表示。显然，分配系数或分配比相同的组分，是无法分离的；而分配系数或分配比相差越大，相应的色谱峰距离就越远，分离效果越好。且分配系数较小的组分先流出色谱柱（先出峰），分配系数大的组分后出峰。

由此可见，色谱法中的固定相对分离过程起到了至关重要的作用。在固定液中溶解度越小的组分，挥发越快，移动速度也越快，反之溶解度大的组分则移动速度较慢，这样各组分将会先后流出色谱柱，达到分离的目的。

三、色谱流出曲线和有关术语

色谱流出曲线是指从色谱柱流出的组分通过检测器时所产生的响应信号，随时间或流动相流出体积变化的曲线（见图 6-2）。

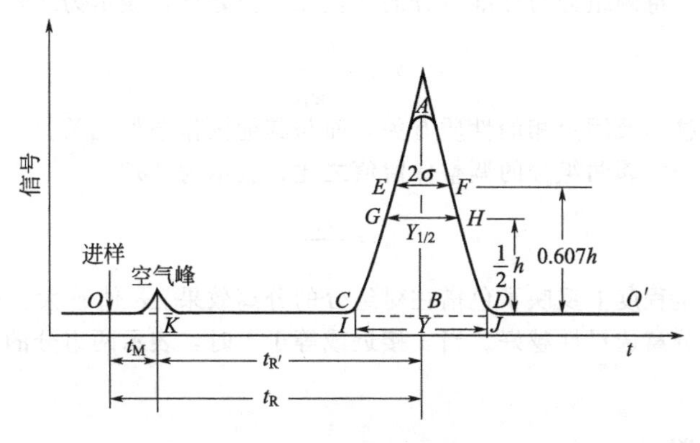

图 6-2　色谱流出曲线

色谱流出曲线是以时间（t）或体积（V）为横坐标，以响应信号（mV）为纵坐标绘制而成的。在色谱流出曲线上反应组分浓度信号随时间变化的曲线称为色谱峰。理想的色谱峰是正态分布的曲线。理论上，在适当的色谱条件及完全分离的前提下，试样中有几种组分就会产生几个相应的色谱峰。

色谱流出曲线上的常用术语如下：

1. 基线

在图6-2 中，当没有组分进入检测器时，反映系统噪声随时间变化的线称为基线，即图中 OO'线。稳定的基线应该是一条水平的直线。但是在某些因素的影响下，基线不是保持水平的直线，而是呈起伏不定的锯齿状，称为基线噪声。

2. 峰高

峰高为色谱峰顶到基线的垂直距离，如图 6-2 中的 AB 线，表示为“h”。

3. 区域宽度

色谱峰的区域宽度是组分在色谱柱中谱带扩张的函数，它反映了色谱操作条件的动力学因素。度量色谱区域宽度通常有以下方法：

(1) 半峰宽 峰高一半处色谱峰的宽度，如图6-2中的GH线所示，表示为“$Y_{1/2}$”。

(2) 峰底宽 从色谱流出曲线两侧拐点所作的切线在基线上的截距，如图6-2中的IJ线所示，表示为“Y”。在正态分布的曲线上，峰底宽并不等于半峰宽的二倍。

(3) 标准偏差 0.607倍峰高处的色谱峰宽度的一半，即图6-2中的EF线的一半，表示为“σ”。σ与半峰宽的关系为：

$$Y_{1/2}=2\sqrt{2\ln 2}\,\sigma \tag{6-1}$$

σ与峰底宽的关系为：

$$Y=4\sigma \tag{6-2}$$

4. 保留值

用来描述各组分色谱峰在色谱图中的位置，在一定的色谱操作条件下，组分的保留值都是固定不变的，这正是色谱法定性的依据。保留值通常用以下形式表示。

(1) 死时间 不与固定相作用的组分，即非滞留组分（如空气或甲烷）从进样开始到色谱峰顶（即浓度极大值）所对应的时间，表示为“t_M”。死时间主要与色谱柱前后的连接管道和柱内固定相颗粒之间的空隙体积有关。

(2) 保留时间 待分离的组分从进样开始到色谱峰顶所对应的时间，表示为“t_R”。

(3) 调整保留时间 扣除死时间后的保留时间，表示为“$t_{R'}$”。

$$t_{R'}=t_R-t_M \tag{6-3}$$

此外，保留值还可以表示为在相应时间内流过色谱柱的流动相的体积。

(4) 相对保留值 待测组分与标准组分的调整保留值之比，表示为“$\gamma_{i,s}$”。

$$\gamma_{i,s}=\frac{t_{R',i}}{t_{R',s}} \tag{6-4}$$

相对保留值仅与柱温及固定相的性质有关，而与其他操作条件无关。

(5) 选择性因子 相邻两组分的调整保留值之比，表示为“α”。

$$\alpha=\frac{t_{R',2}}{t_{R',1}} \tag{6-5}$$

选择性因子在一定程度上反映了色谱柱对组分的分离效果。α值越大，相邻两组分的色谱峰相距越远，色谱柱的分离选择性越好。当α接近或等于1时，表示两组分的分离效果较差或未能分离。

四、色谱柱参数

主要的色谱柱参数包括柱材料、柱长、柱内径、柱温、载气流速、固定相、进样等，它们对检测分析过程影响很大。

(1) 柱材料 一般分析多用不锈钢柱，但分析较为活性的物质时，要避免使用不锈钢柱。在分析较为活性的物质时，多采用玻璃柱。

(2) 柱长、柱内径 增加柱长对分离有利。但柱长增加，各组分的保留值也随着增加，分析时间延长。柱内径过小，会使填充填料发生困难；过大会使柱效下降，对分离不利。生物药物分析用柱管一般内径为3～6mm，柱长为1～4m。

(3) 固定相 固定相是由固体吸附剂或涂有固定液的担体构成的。

(4) 载气流速 载气流速是决定色谱分离的重要原因之一。一般讲流速高色谱峰狭，反之则宽些，但流速过高或过低对分离都有不利的影响。流速要求要平稳，常用的流速范围在10～100ml/min之间。

(5) 柱温 柱温是一个重要的操作变数，柱温的选择对色谱柱的使用寿命、柱效能、保留值、峰高、峰面积、分析速度都有影响。

(6) 进样 一般讲进样快，进样量小，进样温度高其分离效果好。对进液体样，速度要快，汽化温度要高于样品中高沸点组分的沸点值，一次汽化，保证色谱峰形不致展宽，使柱效高。

五、系统适用性试验

色谱分析做系统适用性试验主要是为了确定分析使用的色谱系统是有效的、适用的。色谱系统的适用性试验通常包括理论板数、分离度、灵敏度、拖尾因子和重复性等五个参数[《中国药典》(2015年版)]。按各品种正文项下要求对色谱系统进行适用性试验，即用规定的对照品溶液或系统适用性试验溶液在规定的色谱系统进行试验，必要时，可对色谱系统进行适当调整，以符合要求。

其中分离度和柱效是两个最重要、也更具有实用意义的参数。分离度是判断两物质在一个方法中分离的程度，虽然与柱效相关，但在衡量系统适用性时，首先强调的应该是分离度，只有当色谱图中仅有一个色谱峰或测定微量成分时，规定柱效才有其特殊重要性。重复性和拖尾因子，分别对重现性和色谱峰的峰形作出了要求。重现性保证了方法的可重复性，对柱效能提出了要求，柱子老化、塌陷，拖尾因子则难以达到要求。

(1) 色谱柱的理论板数 理论板数（n）用于评价色谱柱的分离效能。由于不同物质在同一色谱柱上的色谱行为不同，采用理论板数作为衡量色谱柱效能的指标时，应指明测定物质，一般为待测物质或内标物质的理论板数。

(2) 分离度 分离度 R 用于评价待测物质与被分离物质之间的分离程度，是衡量色谱系统分离效能的关键指标。

无论是定性鉴别还是定量测定，均要求待测物质色谱峰与内标物质色谱峰或特定的杂质对照色谱峰及其他色谱峰之间有较好的分离度。除另有规定外，待测物质色谱峰与相邻色谱峰之间的分离度应大于1.5。分离度的计算公式为：

$$R=\frac{t_{R_2}-t_{R_1}}{\frac{1}{2}(W_1+W_2)} \tag{6-6}$$

式中，t_{R_2}为相邻两色谱峰中后一峰的保留时间；t_{R_1}为相邻两色谱峰中前一峰的保留时间；W_1，W_2分别为此相邻两色谱峰的峰宽及半高峰宽。

当对测定结果有异议时，色谱柱的理论板数（n）和分离度（R）均以峰宽（W）的计算结果为准。

(3) 灵敏度 用于评价色谱系统检测微量物质的能力，通常以信噪比（S/N）来表示。通过测定一系列不同浓度的供试品或对照品溶液来测定信噪比。

(4) 拖尾因子 拖尾因子（T）用于评价色谱峰的对称性。拖尾因子计算公式为：

$$T=\frac{W_{0.05h}}{2d_1} \tag{6-7}$$

式中，$W_{0.05h}$为5%峰高处的峰宽；d_1为峰顶在5%峰高处横坐标平行线的投影点至峰前沿与此平行线交点的距离。

以峰高作定量参数时，除另有规定外，T值应在0.95～1.05之间。

以峰面积作定量参数时，一般的峰拖尾或前伸不会影响峰面积积分，但严重拖尾会影响基线和色谱峰起止的判断和峰面积积分的准确性，此时应在品种正文项下对拖尾因子作出规定。

(5) 重复性 用于评价色谱系统连续进样时响应值的重复性能。采用外标法时，通常取各品种项下的对照品溶液，连续进样5次，除另有规定外，其峰面积测量值的相对标准偏差应不大于2.0%；采用内标法时，通常配制相当于80%、100%和120%的对照品溶液，加入规定量的内标溶液，配成3种不同浓度的溶液，分别至少进样2次，计算平均校正因子，其相对标准偏差应不大于2.0%。

六、分离度及影响因素

（一）分离度

样品中各组分在一根色谱柱内能否完全分离，除了受分配次数（塔板数）的影响外，更决定于各组分在固定相上分配系数的差异。因此，必须引入一个既能反映柱效能，又能反映柱选择性的指标，即“分离度”，来评价组分在色谱柱内的实际分离情况。

分离度是指相邻两组分色谱峰保留值之差与两组分峰底宽平均值之比，又称作分辨率（resolution，缩写为 R），用以衡量相邻峰的分离情况，是把柱效率和溶剂效率综合到一起的参数，由式(6-6) 计算。

由式(6-6) 可见，两相邻组分的保留时间相差越远，两峰相距就越远。一般地，当 $R=1.5$ 时，分离程度可达 99.7%；当 $R=1$ 时，分离程度可达 98%。而一般将 $R\geqslant1.5$，作为相邻两峰完全分离的指标。如图 6-3 所示为分离度影响示意图。

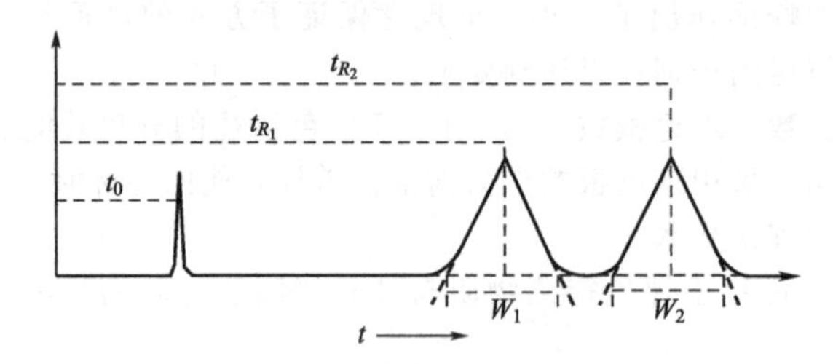

图 6-3 分离度影响示意图

（二）影响因素

分离度不仅取决于两组分的保留时间，也取决于其对应色谱峰的宽度。相同的分离度在高效或低效色谱系统中均可达到，因为影响分离度 R 大小的因素可以用式(6-8) 表示：

$$R=\frac{\sqrt{n}}{4}\left(\frac{\alpha-1}{\alpha}\right)\left(\frac{k}{1+k}\right) \tag{6-8}$$

$$\alpha=k_2/k_1$$

式中，n 为色谱柱的理论塔板数；α 为相对保留值比（即分配系数比或容量因子比）；k 为相邻两组分中保留时间长的组分的容量因子，即 k_2；k_1，k_2 分别为两待分离组分的容量因子，$\alpha>1$，即 $k_2>k_1$。

则影响分离度的因素包括：柱效项 $\frac{\sqrt{n}}{4}$、柱选择项 $\frac{\alpha-1}{\alpha}$ 和柱容量项 $\frac{k}{1+k}$。

柱效项主要与理论塔板数相关，柱选择项与柱容量项相互关联。在气相色谱中，柱选择项和柱容量项虽然都与色谱柱的性质相关，但柱选择项主要受色谱柱性质影响，柱容量项主要受柱温左右。在液相色谱中柱选择项和柱容量项也都与色谱柱及流动相的性质相关，但柱选择项主要取决于流动相的种类。

k 变小，谱带流出较早，分离度变差；k 变大，分离度增加。但当 $k=5\sim6$ 时，对分离度的贡献已基本上达到最大，再增加对分离度已无多大贡献。在填充柱气相色谱中，柱效低，因而为了达到预期的分离度，选择性是最重要的因素，因此，在填充柱气相色谱中，需提供许多种性质不同的固定相供选择。

七、定性和定量分析

（一）色谱定性分析

色谱法定性的主要依据是保留值。与气相色谱不同的是，由于液相色谱分离过程中影响溶质分配的因素较多，所以同一组分在不同色谱条件下的保留值相差很大，而在相同的色谱条件下，同一组分在不同色谱柱上的保留值也往往有很大差别，因此液相色谱比气相色谱定性更困难。常见的定性方法有以下几种：

1. 纯物质对照定性

利用待测组分的标准品与待测组分在相同的色谱条件下做色谱流出曲线，并进行对照定性是最常用的液相色谱定性方法，该方法的原理与气相色谱相同。由于每种化合物在特定的色谱条件下（流动相组成、色谱柱、柱温等相同），其保留值具有特征性，因此可以利用保留值进行定性。如果在相同的色谱条件下被测物质与标准样品的保留值一致，就可以初步认为二者为同一物质。若多次改变操作条件后，被测组分与标准样品的保留值仍保持一致，即可进一步证实为同一化合物。

2. 利用检测器的选择性进行定性

该法利用同一检测器对不同种类的化合物响应值不同，而不同的检测器对同一化合物的响应值也不同这一性质进行定性。所以，在试样分离过程中，可采用多种检测器分别进行检测，检测的灵敏度比值与组分的性质密切相关，可以对待测化合物进行定性分析。

3. 利用紫外检测器全波长扫描功能定性

利用紫外检测器对待测组分进行全波长扫描，再根据所得到的紫外光谱图进行定性分析。具体操作是：观察色谱图，在某组分的色谱峰出现极大值时，通过停泵等手段，使得组分滞留在检测池中，然后对检测池中的组分进行全波长扫描，得到该组分的紫外-可见光谱图，再用相同方法测定标准样品的紫外光谱图，二者加以比较即可。

（二）定量分析方法

高效液相色谱的定量方法与气相色谱相似，包括面积规一化法、内标法、外标法等。现归纳如下：

(1) 归一化法 要求所有组分都能对检测器产生响应，即所有组分都出峰，具体方法与气相色谱归一化法相同。但液相色谱一般很少采用归一化法定量。

(2) 内标法 这是液相色谱较常用的定量方法。将已知一定量的内标物加到一定量的试样中，再进行色谱测定，由色谱图上得到待测组分和内标物的峰面积，再结合试样和内标物的质量，即可计算出试样中待测组分的含量。

(3) 外标法 外标法是利用待测组分的纯物质配制标准样品，在与待测试样相同的色谱条件下进行比较进行定量的。包括标准曲线法和直接比较法。

知识拓展 **改善分离度的方法**

1. 增加 Δt_R

增加 Δt_R 即增加相邻组分保留时间的差值（$t_{R_2}-t_{R_1}$）。

(1) 增加柱长，则理论塔板数将会增加，从而可提高分离度。

(2) 增加固定相的量，则 k 增加，柱容量项增加，分离度增加。

(3) 选择分离因子较大的色谱条件。

① 降低柱温；

② 选择不同的固定相（填充柱 GC 中常用）；

③ 选择不同的流动相（HPLC 中常用）。

2. 减小谱带宽度（峰宽）W

(1) 提高柱效，减小塔板高度。使用颗粒更细的填料，更小心均匀地填充色谱柱。

(2) 减小色谱系统的死体积。如在填充经典的制备柱时，经常采用湿法装柱。柱子装好后一般要在流动相流动的情况下给出足够的时间让固定相沉降，等固定相不再沉降后才能上样品。

(3) 减小进样量，防止色谱柱超载。

第二节 高效液相色谱

液相色谱法（LC）是最早（1903年）发明的，但最先发展成熟并普及使用的却是气相色谱法（GC）。到了20世纪60年代后期，才将已经发展成熟的气相色谱理论与技术应用到液相色谱上来，使液相色谱得到了迅速的发展。具有优良性能的商品液相色谱仪于1967年才出现。从此，这种分离效率高、分析速度快的液相色谱法就被称为高效液相色谱法（HPLC），也称高压液相色谱法或高速液相色谱法。

一、高效液相色谱仪

目前HPLC色谱仪一般都由单个单元组件构成，再根据分析要求将所需单元组合起来。最基本的组件是高压输液泵、进样器、色谱柱、检测器和数据系统（记录仪、积分仪或色谱工作站）。此外，还可根据具体需要配置流动相在线脱气装置、梯度洗脱装置、自动进样系统、柱后反应系统和全自动控制系统等。

高效液相色谱仪的工作流程如图6-4所示。高压输液泵将流动相以稳定的流速（或压力）输送至分析体系，在色谱柱之前通过进样器将样品导入，流动相将样品带入色谱柱，在色谱柱中各组分因在固定相中的分配系数或吸附力大小的不同而被分离，并依次随流动相流至检测器，检测到的信号送至数据系统记录、处理或保存。

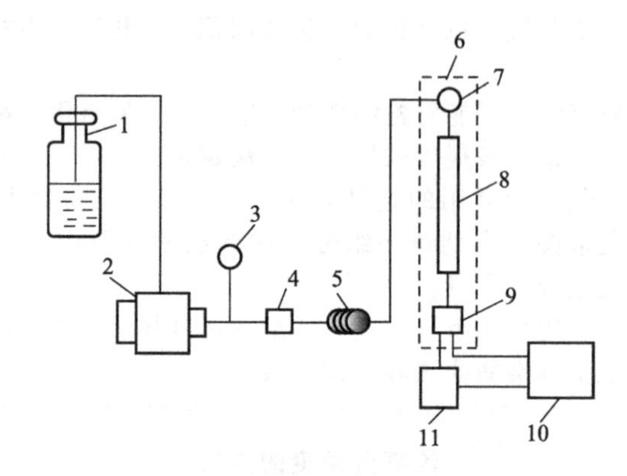

图6-4 高效液相色谱分析流程

1—流动相贮液罐；2—泵；3—压力表；4—过滤器；5—脉冲阻尼；6—恒温箱；7—进样器；8—色谱柱；9—检测器；10—记录仪；11—数据处理装置

（一）流动相贮罐

高效液相色谱仪所使用的流动相贮液罐，一般是1L的锥形瓶加一个电磁搅拌器，在连接到泵入口处的管线上时要加一个过滤器（例如2μm的过滤芯），以防止溶剂中的固体颗粒进入泵内。

贮液罐必须满足以下要求：要有足够的容积，以保证供液；能够承受一定的压力；所选用的材质与使用的流动相溶剂不发生反应。

为了使贮罐中的溶剂便于脱气，溶剂罐中常需要配备加热器、搅拌器和抽真空及吹入惰性气体的装置。脱去流动相中的溶解气体是非常必要的，尤其是用水和其他极性溶剂作流动相时，脱气更为重要（特别是在梯度洗脱时）。为了防止在检测器中产生气泡，可在装流动相贮罐中于强烈搅拌下抽真空几分钟。加热可提高抽气效率。脱气时，以不使流动相混合物浓度发生变化为原则。以氦气彻底吹扫流动相，被认为是较好的脱气方法。为了减少流动相和固定相可能发生的反应，除去流动相中的氧也是很必要的。用氦气吹扫流动相可以除去其中的痕量氧气。脱气后的流动相液面上应保持有惰性气体，这样可以防止氧再次溶解到流动相中，还可以避免易燃溶剂蒸气着火。

（二）高压输液泵

高压输液泵是液相色谱仪的关键部件，其作用是将流动相以稳定的流速或压力输送到色谱系统。对于带在线脱气装置的色谱仪，流动相先经过脱气装置再输送到色谱柱。输液泵的稳定性直接关系到分析结果的重复性和准确性。

1. 高压输液泵的要求

由于现代高效液相色谱都使用小颗粒的填料（7μm、5μm、3μm 等），流动相携带组分在柱内流动有很大的阻力，因此需要高压泵，现代液相色谱对泵的要求如下：

（1）流量准确可调 一般的分析工作中，流动相的流速在 0.5～2ml/min，输液泵的最大流量一般为 5～10ml/min。输液泵必须能精确地调节流动相流量（精度通常要求小于±0.5%）。流量的测定通常采用热脉冲流量计。

（2）耐高压 高效液相色谱柱是将很细的颗粒（粒径 3～10μm），在高压下紧密填充到柱管中的。为了保证流动相以足够大的流速通过色谱柱，需要足够高的柱前压。通常要求泵的输出压力达到 30～60MPa。

（3）液流稳定 输液泵输出的液流应无脉动，或配套脉冲抑制器。

（4）泵的死体积小 为了快速更换溶剂和适于梯度洗脱，泵的死体积通常要求小于 0.5ml。

（5）耐腐蚀 泵的结构材料要能抗化学腐蚀。

2. 输液泵的类型

输液泵有两种类型，恒流泵和恒压泵。恒流泵使输出的液体流量稳定；而恒压泵则使输出的液体压力稳定。恒流泵包括往复泵、注射泵；恒压泵有气动放大泵。

（1）活塞型往复泵 活塞型往复泵是液相色谱仪中使用最广泛的一种恒流泵。

① 单活塞往复泵。如图 6-5 所示，在活塞柱的一端有一偏心轮，偏心轮连在电动机上，电动机带动偏心轮转动时，活塞柱则随之左右移动。在活塞的另一端有上下两个单向阀，各有 1～2 个蓝宝石或陶瓷球，由其起阀门的作用。下面的单向阀与流动相连通，为活塞的溶液入口；上面的单向阀与色谱柱相连，为活塞的溶液出口。活塞柱与活塞缸壁之间是由耐腐蚀材料制造的活塞垫，以防漏液。活塞向外移动时，出口单向阀关闭，入口单向阀打开，溶液（流动相）抽入活塞缸。活塞向里移动时，入口单向阀关闭，出口单向阀打开，流动相被压出活塞缸，流向色谱柱。这种单纯往复式单活塞泵构造简单、价格便宜。活塞的移动距离是可变的，流量由活塞的移动距离所决定。因为偏心轮一般每分钟转 50～60 次，也就是流动相的抽入和吐出以每分钟 50～60 次的频率周期性变化，所以，产生的脉冲很显著。减缓脉冲的办法就是在泵出口与色谱柱入口之间安装一个脉冲阻尼器。脉冲阻尼器的种类很多，但其共同特征是具有一定的容积和弹性。

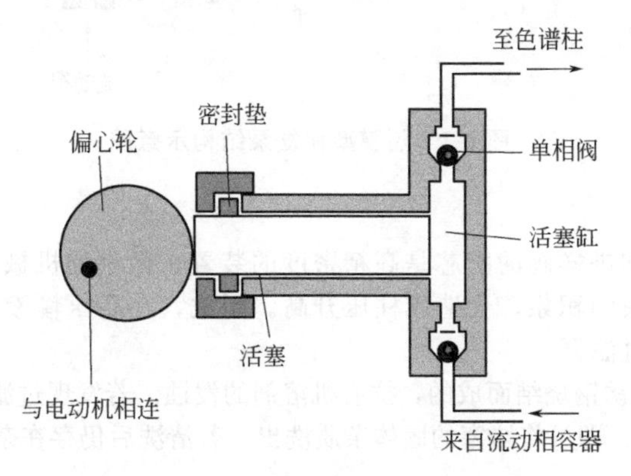

图 6-5 单活塞往复泵结构示意图

② 双活塞往复泵。如图 6-6 所示，双活塞往复泵有一个精心设计的偏心凸轮，用同步电机或变速直流电机驱动偏心凸轮，偏心凸轮再推动两活塞做往复运动。偏心凸轮短半径端所对应的活塞向外伸，使该活塞的下单向阀打开吸入流动相，与此同时，偏心凸轮的长半径端所对应的另一活塞被推入，使其上单向阀打开，并将流动相送至色谱柱。于是，两活塞交替伸缩，往复运动，获得排液特性，即具有稳定的输出流量，这样就能避免单活塞泵液流脉冲的问题。

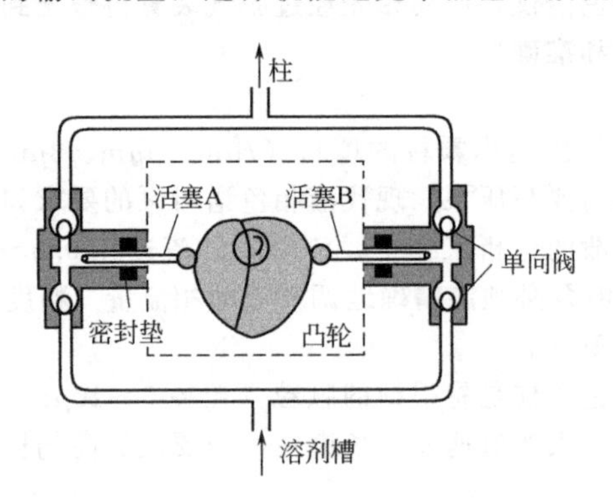

图 6-6　双活塞往复泵的构造

双活塞往复泵的输液流量比单活塞泵小得多。其优点是不必使用消除脉冲的阻尼器，避免了阻尼器的压力消耗；但缺点是设备成本较高，流量调节也比单活塞泵复杂。

(2) 隔膜型往复泵　隔膜型往复泵也是一种恒流泵，其结构如图 6-7 所示。一块隔膜将泵缸分为两部分，一部分充满了油，另一部分充满了流动相。活塞与油接触，当活塞往复运动时，隔膜受到油压的作用，对流动相部分产生“吸引”或“推压”，使流动相部分的单向阀吸液或排液，从而获得稳定的液流。通过调节泵活塞的冲程即可进行流量调节。

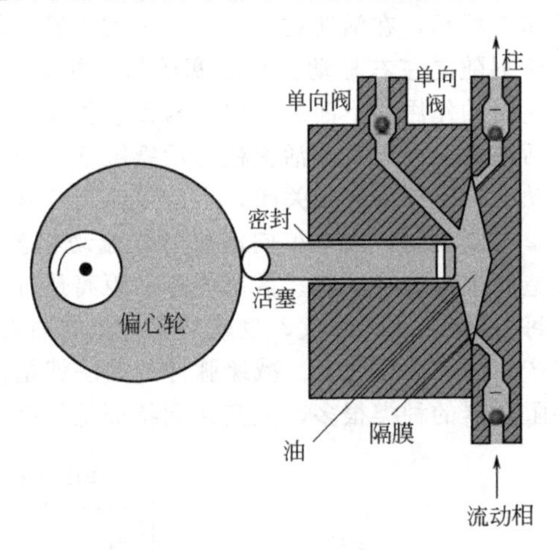

图 6-7　隔膜型往复泵结构示意图

(三) 过滤器

高压输液泵的活塞和进样阀的阀芯是高精密度的装置，微小的机械杂质进入都会损坏以上部件；同时机械杂质在柱头的积累，会造成柱压升高。因此，在高压输液泵的进口和它的出口与进样阀之间，有必要安装过滤器。

过滤器的滤芯是用不锈钢烧结而成的，抗有机溶剂的侵蚀。若发现过滤器堵塞，可将其浸入稀硝酸溶液中，用超声波振荡，即可将堵塞的固体杂质洗出。若清洗后仍存在杂质，就应考虑换芯。

(四) 进样器

高效液相色谱法要求进样器密封性好、死体积小、重复性好，进样时引起色谱系统的压力和流量波动要很小。现在的液相色谱仪所采用的手动进样器几乎都是耐高压、重复性好和操作方便的六通阀进样器，其原理与气相色谱中所介绍的相同。

近几年，由计算机控制定量阀的自动进样装置开始普及和使用。自动进样器将取样、进样、复位、管路清洗等步骤全部编入操作程序，由计算机控制自动完成上述操作。自动进样器可以连续调节进样量，进样重复性好，适合于大批量样品的分析。

（五）色谱柱

1. 色谱柱的构成

色谱柱是色谱仪的核心部件，既要求柱效高、柱容量大，又必须性能稳定。色谱柱的性能与其结构、填料特性、填充质量和使用条件有关。色谱柱内应装填经过制备处理的粒径为5～10μm的球形颗粒。色谱柱管采用内部抛光的不锈钢管。典型的液相色谱分析柱尺寸是内径4.6mm，长250mm。典型色谱柱的结构如图6-8所示。

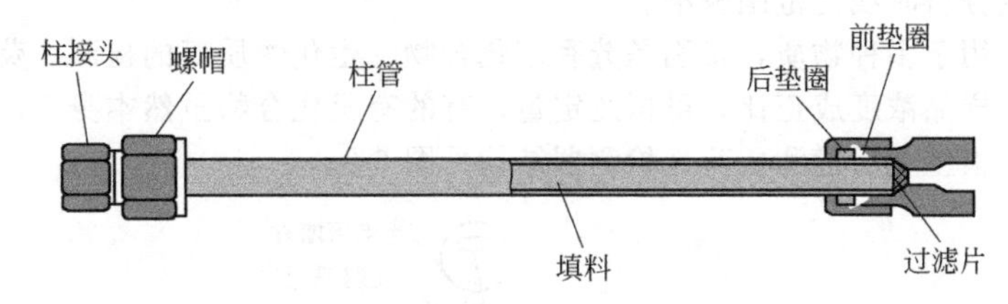

图6-8 液相色谱柱结构示意图

2. 色谱柱的制备

(1) 干法制备 将处理过的填料通过漏斗加入垂直柱管中，同时不断敲打柱管外壁，使固定相填充更加紧密而均匀。该法一般用于粒径较大（>20μm）的填料。

(2) 湿法制备 湿法制备又称为匀浆填充法。该法对填充物粒径的大小没有要求。首先采用溶剂制备密度与固定相相似的溶液，经过超声波处理使填料颗粒在溶液中高度分散，呈现乳浊液（匀浆）。然后在高压下将匀浆压入色谱柱柱管中即可。此法制备的色谱柱填充紧密、均匀，分离效果好。

3. 保护柱

高效液相色谱柱在使用一段时间后柱端部分会失效，这时就需要更换新的色谱柱，不但操作烦琐，还会增加分析成本，造成不必要的浪费。所以，一般在分析柱的入口端安装一根与分析柱相同固定相的短柱（5～30mm），以方便更换。这样一根可以延长分析柱使用寿命的短柱称为保护柱。

（六）检测器

高效液相色谱检测器是用于连续检测经色谱柱分离后的流出物的组成和含量变化的装置。它利用待分离组分的某一物理或物理化学性质与流动相之间的差异，当组分从色谱柱流出时，将流出物的含量变化转化为可供检测的电信号予以输出。HPLC的检测器包括紫外-可见光检测器、荧光检测器、二极管阵列检测器、示差折光检测器、蒸发激光光散检测器和电化学检测器等。

1. 紫外-可见光检测器

紫外-可见光检测器（UV-VIS）又称紫外吸收检测器，是目前HPLC中应用最广泛的检测器。它灵敏度高，线性范围宽，对流速和温度变化不敏感，可用于梯度洗脱。

紫外吸收检测器按光路系统可分为单光路和双光路。单光路没有光路补偿，稳定性较差，梯度洗脱时洗脱液组成变化将会引起基线漂移。双光路以洗脱液做光路补偿，稳定性好，梯度洗脱时，由于光路补偿基线很稳定，一般高档仪器都采用双光路。

紫外吸收检测器又分二维检测器和三维检测器。三维检测器有扫描型和二极管阵列式。二极管阵列式检测器（PDA）可以进行全波长信号扫描，这种方法得到的是时间、光强和波长的三维立体色谱图。普通UV-VIS是先用单色器分光，只让特定波长的光进入流动池。而二极管阵列UV-VIS是对所有波长的光都进行扫描，然后通过一系列分光技术，使所有波长的光都被检测。

2. 示差折光检测器

示差折光检测器（RID）也称折光指数检测器，工作原理是基于样品组分的折射率与流动相溶剂折射率之间的差异，当组分洗脱出来时，会引起流动相折射率的变化，这种变化与样品组分的浓度成正比。示差折光检测器使用时要求预热时间要充足。

示差折光检测器检测是一种通用的检测方法，比较适合无紫外吸收的有机物。在凝胶色谱中是必备检测器，在制备色谱中也经常使用。

3. 荧光检测器

荧光检测器是一种专用型高灵敏度的 HPLC 检测器，应用较多。仅次于紫外-可见光检测器。工作原理是：用紫外线照射某些化合物，以激发它们发出荧光，测定发出的荧光能量即可定量。

荧光检测器的灵敏度一般要高于紫外吸收检测器 2～3 个数量级，在实验条件固定，样品浓度较低时，荧光强度与样品浓度呈线性关系，因此荧光检测器是浓度敏感性检测器，可直接用于定量分析，但定量分析时线性范围较窄。

荧光检测器可用于多种物质，特别是芳香族化合物、生化物质等的检测。荧光强度与激发光强度、量子效率和样品浓度成正比，可据此定量。有的有机化合物虽然本身不产生荧光，但可以与发荧光物质反应衍生化后检测。荧光检测器结构见图 6-9。

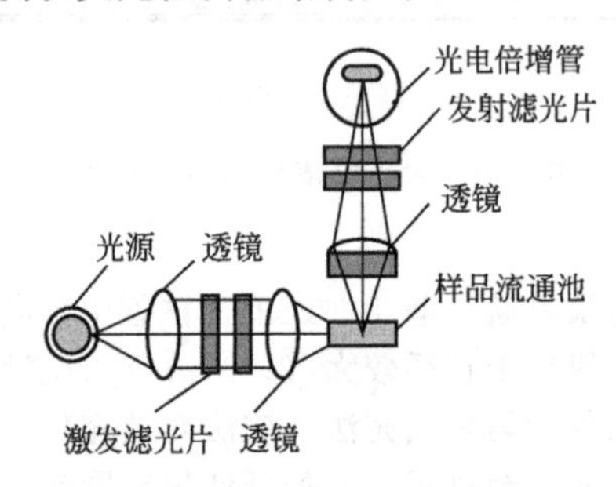

图 6-9　荧光检测器结构示意图

（七）色谱工作站

色谱仪的数据处理系统，又称色谱工作站。它可对分析全过程（分析条件、仪器状态、分析状态）进行在线显示，自动诊断色谱仪当前的工作状态，自动采集、处理和贮存分析数据，实现全部操作参数（如柱温、流动相流量、梯度洗脱程序、检测波长、灵敏度等）的自动控制，可进行智能化数据处理和谱图的处理。色谱工作站是一种很有发展前途的数据处理系统。

（八）梯度洗脱

在进行组成较为复杂样品的分离时，为了使保留值相差很大的多种成分在合理的时间内全部洗脱并达到相互分离，往往要用到梯度洗脱技术。通常是指流动相梯度，即在分离过程中改变流动相的组成或浓度。在某一段时间内连续而均匀增加流动相强度称为线性梯度；直接从某一低强度的流动相改变为另一较高强度的流动相称为阶梯梯度。梯度洗脱时，流动相的输送就是要将几种组成的溶液混合后送到分离系统，因此，梯度洗脱装置就是解决溶液的混合问题，其主要部件除高压泵外，还有混合器和梯度程序控制器。

知识链接　　**高效液相色谱对检测器的要求**

（1）具有高灵敏度和可预测的响应；

（2）对样品所有组分都有响应，或具有可预测的特异性，适用范围广；

（3）温度和洗脱液流速的变化对响应没有影响；

（4）响应与洗脱液组成无关，因此可做梯度洗脱；

(5) 死体积小，不造成柱外谱带扩展；
(6) 使用方便、可靠，耐用，易清洗和检修；
(7) 响应值随样品组分量的增加而线性增加，线性范围宽；
(8) 不破坏样品组分；
(9) 能对被检测的峰提供定性和定量信息；
(10) 响应时间快。

二、主要分离类型

液相色谱法按分离机理可分为吸附色谱法、分配色谱法、离子色谱法和分子排阻色谱法（凝胶色谱法）四大类。此外，固定相为平面状的纸色谱法和薄层色谱法也是以液体为流动相的，也应归于液相色谱法。不过通常所说的液相色谱法仅指所用固定相为柱型的色谱法。

（一）液-固吸附色谱法

1. 液-固吸附色谱法的分离原理

液-固吸附色谱法的固定相是一些多孔的固体颗粒物质，其表面常存在分散的吸附中心点。当试样进入色谱柱时，流动相中的溶质分子和流动相分子对吸附剂表面活性中心发生竞争吸附。被吸附的溶质分子越少，组分越先流出色谱柱；反之，组分分子的吸附能力较强的，则后流出色谱柱。

发生在吸附剂表面上的吸附-解吸平衡，就是液-固色谱分离的基础。

2. 液-固色谱法的固定相

液-固吸附色谱的固定相分为极性和非极性两类。常用的极性固定相有硅胶、氧化镁和硅酸镁分子筛等。非极性固定相包括活性炭、石墨化炭黑、多孔微球等。其中应用最为广泛的是极性固定相硅胶。

对于固定相而言，非极性分子与极性吸附剂（如硅胶、氧化铜）之间的作用力很弱，分配比小，保留时间较短；但极性分子与极性吸附剂之间的作用力很强，分配比大，保留时间长。在实际测定中，应根据待分析样品的特点来选择合适的固定相，主要考虑固体吸附剂的形状、粒度、比表面积等因素。

3. 流动相

HPLC 要求所选用的流动相应具有较高的纯度、较低的黏度和沸点；与固定相互不相溶；对样品有较好的溶解能力。常用的流动相包括：甲醇、乙醚、苯、乙腈、乙酸乙酯、吡啶等。液-固色谱法中流动相的选择也遵循“相似相溶”原理。即极性大的试样用极性较强的流动相，极性较小的试样用低极性流动相。

4. 液-固色谱法的应用

液-固吸附色谱法常用于分离极性不同的化合物、含有相同极性基团但不同数量的有机化合物，以及有机物中的异构体。

（二）液-液分配色谱法

1. 液-液分配色谱的分离原理

液-液分配色谱的流动相和固定相都是液体。流动相与固定相之间应互不相溶，且极性不同，以避免固定液流失。在两相之间有一个明显的分界面。当试样进入色谱柱后，在柱内经过分界面进入固定相中，由于试样组分在固定相和流动相之间的相对溶解度存在差异，因而溶质在两相间进行分配。在固定液中溶解度较小的组分较难进入固定液，在色谱柱中移动速度较快，先流出色谱柱；在固定液中溶解度较大的组分容易进入固定液，在色谱柱中移动速度较慢，后流出色谱柱，从而达到组分的完全分离。组分的分离次序取决于分配系数，其值大的组分保留值大，后流出。

2. 正相分配色谱与反相分配色谱

依据固定相和流动相的极性不同，液-液分配色谱法可分为：正相分配色谱和反相分配色谱两种方法。

正相分配色谱是指流动相极性小于固定相极性的分配色谱。常用的固定相是改性硅胶、氰基柱等，流动相是正己烷。可用于分离极性较强的水溶性样品。非极性样品先流出色谱柱；极性组分后流出。吸附色谱也属正相 HPLC，早期的液相色谱中曾广泛采用这种体系。对于一些在非极性疏水固定相中强烈保留的有机分子常常采用正相分配色谱法进行分析。

反相分配色谱是指固定相极性小于流动相极性的分配色谱。常见的固定相是十八烷基键合硅胶，流动相是甲醇和乙腈。该法是当今液相色谱的最主要分离模式，几乎可用于所有能溶于极性或弱极性溶剂中的有机物质的分离。其洗脱顺序与正相色谱相反，即极性组分先被洗脱，非极性组分后被洗脱。

3. 液-液分配色谱的固定相

液-液分配色谱的固定相也是由惰性载体和涂渍在载体上的固定液两部分组成的。惰性载体主要是一些固体吸附剂，如全多孔球形或无定形微粒硅胶、全多孔氧化铝等。正相分配色谱法的固定液包括 β,β'-氧二丙腈、聚乙二醇 400、聚乙二醇 600、甘油、丙二醇、冰醋酸、乙二醇、乙二胺、二甲基亚砜、硝基甲烷、二甲基甲酰胺等；反相分配色谱的固定液包括聚烯烃、正庚烷等。

液-液分配色谱的缺陷是尽管流动相与固定相的极性要求完全不同，但固定液在流动相中仍有微量溶解；流动相通过色谱柱时的机械冲击力，会造成固定液流失。20 世纪 70 年代末发展的化学键合固定相，可克服上述缺点，现在应用很广泛。化学键合固定相无液坑，液层薄，传质速度快，无固定液的流失。固定液上可以结合不同的官能团，改善分离效能。固定液不会溶于流动相，有利于进行梯度洗脱。这种化学键合型固定相是当今 HPLC 最常用的固定相，大约占 HPLC 固定相的四分之三。

4. 液-液分配色谱的流动相

在分配色谱中，一般要求流动相尽可能不与固定液互溶。在正相色谱中使用的流动相以己烷、庚烷为主体，并加入＜20%的极性改性剂，如 1-氯丁烷、异丙醚、二氯甲烷、四氢呋喃、氯仿、乙酸乙酯、乙醇、乙腈等。在反相色谱中使用的流动相以水为主，加入的极性改性剂为二甲基亚砜、乙二醇、乙腈、甲醇、丙酮、对二氧六环、乙醇、四氢呋喃、异丙醇等。

5. 液-液分配色谱法的应用

液-液色谱法既能分离极性化合物，又能分离非极性化合物，如烷烃、烯烃、芳烃、稠环、染料、甾族化合物等。化合物中取代基的数目或性质不同，或分子量不同的物质，均可以用液-液色谱进行分离。

（三）离子色谱法

1. 离子交换色谱法

离子交换色谱法以离子交换剂作为固定相，常用苯乙烯与二乙烯交联形成的聚合物骨架，在表面末端芳环上接上羧基、磺酸基（称阳离子交换树脂）或季铵基（为阴离子交换树脂）。该法基于离子交换树脂上可电离的离子与流动相中具有相同电荷的溶质离子进行可逆交换，由于被测离子在交换剂上具有不同的亲和力（作用力）而被分离。凡是在溶剂中能够电离的物质通常都可以用离子交换色谱法来进行分离。

2. 离子对色谱法

离子对色谱法在流动相中加入适当的具有与被测离子相反电荷的离子，即“离子对试剂”，使之与被测离子形成疏水型的离子对化合物，此离子对化合物在反相色谱柱上被保留。保留程度的大小主要取决于离子对化合物的解离平衡常数和离子对试剂的浓度。

分析碱性物质常用的离子对试剂为烷基磺酸盐，如戊烷磺酸钠、辛烷磺酸钠等。另外高氯酸、三氟乙酸也可与多种碱性样品形成很强的离子对。分析酸性物质常用四丁基季铵盐，如四丁基溴化铵、四丁基铵磷酸盐。

(四) 凝胶色谱法

凝胶色谱法是以多孔性物质作固定相，样品分子受固定相孔径大小的影响而达到分离的一种液相色谱分离模式。样品分子与固定相之间不存在相互作用力（吸附、分配和离子交换等），因而凝胶色谱又常被称作体积排斥色谱、空间排阻色谱、分子筛色谱等。凝胶色谱法是利用分子筛对分子量大小不同的各组分排阻能力的差异而完成分离的。凝胶色谱法的保留时间是分子尺寸的函数。保留时间越短，色谱峰越窄，就越容易检测。

凝胶色谱法的固定相采用软质凝胶、半硬质凝胶和硬质凝胶三种类型。常用于分离高分子化合物（分子量在400～8×10^5），如组织提取物、多肽、蛋白质、核酸等。不能分离分子大小相近的化合物，分子量相差需在10%以上才能得到分离。

三、实际操作中的问题及解决方法

高效液相色谱仪作为一种高精密仪器，如果在使用过程中不正确操作的话，就容易导致一些问题。其中最常见的就是柱压问题、漂移问题、峰型异常问题。

(一) 柱压问题

柱压问题是使用高效液相色谱仪过程中需要密切注意的地方，柱压与色谱图峰形的好坏、柱效、分离效果及保留时间等密切相关。所谓柱压稳定并不是指压力值稳定于一个恒定值，而是指压力波动范围在50psi（1psi＝6894.76Pa）之间（在使用梯度洗脱时，柱压平稳缓慢的变化是允许的）。压力过高、过低都属于柱压问题。

1. 压力过高

这是高效液相色谱仪在使用中最常见的问题，指的是压力突然升高，一般都是流路中有堵塞的原因，此时应分段进行检查。

① 断开真空泵的入口处，此时PEEK管里充满液体，使PEEK管低于溶剂瓶，看液体是否自由滴下，如果液体不滴或缓慢滴下，则是溶剂过滤头堵塞。

处理方法：用30%的硝酸浸泡半个小时，再用超纯水冲洗干净。如果液体自由滴下，溶剂过滤头正常，再检查。

② 打开Purge阀，使流动相不经过柱子，如果压力没有明显下降，则是过滤白头堵塞。

处理方法：将过滤白头取出，用10%的异丙醇超声半个小时。如果压力降至100psi以下，过滤白头正常，再检查。

③ 把色谱柱出口端取下，如果压力不下降，则是柱子堵塞。

处理方法：如果是缓冲盐堵塞，则可选用95∶5的水甲醇溶液（纯水相不能超过95%）冲至压力正常。如果是一些强保留的物质导致堵塞，则要用比现在流动相更强的流动相冲至压力正常。假如按上面的方法长时间冲洗压力都不下降，则可考虑将柱子的进出口反过来接在仪器上，用流动相冲洗柱子。这时，如果柱压仍不下降，只有换柱子入口筛板，但一旦操作不甚，很容易造成柱效下降，所以尽量少用。

2. 压力过低

压力过低的现象一般是由系统泄漏造成的。

处理方法：寻找各个接口处，特别是色谱柱两端的接口，把泄漏的地方旋紧即可。

当然还有一个原因就是泵里进了空气，但此时表现往往是压力不稳，忽高忽低，更严重一点会导致泵无法吸上液体。

处理方法：打开Purge阀，用3～5ml/min的流速冲洗，如果不行，则要用专用针筒在排空阀处借住外力将气泡吸出。

(二) 漂移问题

漂移问题主要包括基线漂移和保留时间漂移。

1. 基线漂移

一般说来，机器刚启动时，基线容易漂移，大概要半个小时的平衡时间，如果用了缓冲溶液或缓冲盐，或者在低波长下（220nm）平衡时间相对会比较长，但如果在实验过程中发现基线漂移，则要考虑下面的原因：

① 柱温波动。解决方法：控制好柱子和流动相的温度，检查是否有打开的窗户或空调对着柱温箱。

② 流通池被污染或有气体。解决方法：用甲醇或其他强极性溶剂冲洗流通池（最好断开柱子）。如有需要，可以用1mol/L的硝酸（不要用盐酸）。

③ 紫外灯能量不足。解决方法：更换新的紫外灯。

④ 流动相被污染、变质或由低品质溶剂配成。解决方法：检查流动相的组成，使用高品质的化学试剂及HPLC级的溶剂。

⑤ 样品中有强保留的物质（高 K' 值）以馒头峰样被洗脱出，从而表现出一个逐步升高的基线。解决方法：使用保护柱，如有必要，在进样之间或在分析过程中，定期用强溶剂冲洗柱子。

⑥ 检测器没有设定在最大吸收波长处。解决方法：将波长调整至最大吸收波长处。

⑦ 流动相的pH值没有调节好。解决方法：加适量酸或碱调至最佳pH值。

2. 保留时间漂移

保留时间重现与否是液相性能好坏的重要标志，同一种东西，两次的保留时间相差不要超过15s，超过了半分钟可看作保留时间漂移，就无法进行定性，要考虑以下原因：

(1) 温控不当　解决方法：调好柱温，检查是否有打开的窗户或空调对着柱温箱。

(2) 流动相比例变化　解决方法：检查四元泵的比例阀是否有故障。

(3) 色谱柱没有平衡　解决方法：在每一次运行之前给予足够的时间平衡色谱柱。

(4) 流速变化　解决方法：重新设定流速。

(5) 泵中有气泡　解决方法：从泵中除去气泡。

(三) 峰型异常问题

峰型异常问题是液相的主要问题，在做液相过程中，要变换不同的条件来改善不好的峰型，对于各种各样的异常峰，要区别对待，从主要问题出发，一个一个加以解决。

(1) 色谱图中未出峰　可能的原因：系统未进样或样品分解；泵未输液或流动相使用不正确；检测器设置不正确。针对以上情况成因做相应调整即可。

(2) 一个峰或几个峰是负峰　可能的原因：流动相吸收本底高；进样过程中进入空气；样品组分的吸收低于流动相。

(3) 所有峰均为负峰　可能的原因：信号电缆接反或检测器输出极性设置颠倒；光学装置尚未达到平衡。

(4) 所有峰均为宽峰　可能的原因：系统未达到平衡；溶解样品的溶剂极性比流动相差很多；色谱柱尺寸及类型选择不正确；色谱柱或保护柱被污染或柱效降低；温度变化造成的影响。

(5) 所出峰比预想的小　可能的原因：样品黏度过大；进样器故障或进样体积误差；检测器设置不正确，定量环体积不正确；检测池污染；检测器灯出现问题。

(6) 出现双峰或肩峰　可能的原因：进样量过大；样品浓度过高；保护柱或色谱柱柱头堵塞；保护柱或色谱柱被污染或失效；柱塌陷或形成短通道。

(7) 前伸峰　可能的原因：进样量大或样品浓度高；溶解样品的溶剂较流动相极性强；保护

柱或色谱柱被污染或失效。

(8) 拖尾峰 可能的原因解决方法：柱超载，降低样品量，增加柱直径，采用较高容量的固定相；峰干扰，对样品进行清洁过滤，调整流动相；硅羟基作用，加入三乙胺，用碱致钝化柱，增加缓冲液或盐的浓度，降低流动相 pH 值；柱内烧结不锈钢失效，更换烧结不锈钢，加在线过滤器，对样品进行过滤；死体积或柱外体积过大，将连接点降至最低，尽可能使用内径较细的连接管；柱效下降，更换柱子，采用保护柱，对柱子进行再生。

(9) 出现平头峰 可能的原因：检测器设置不正确；进样体积太大或样品浓度太高。

(10) 出现鬼峰 可能的原因及解决方法：进样阀残余峰，在每次进完样后用充足的时间来平衡和清洗系统；样品中存在未知物，改进样品的预处理；流动相污染，更换新流动相，尽可能现配现用，隔夜的流动相再次使用时要过滤，尽可能使用 HPLC 级试剂；流路中有小的气泡，打开 Purge 阀，加大流速排除。

四、应用实例——辅酶 Q_{10}片中有效成分含量测定

(一) 结构与性质

辅酶 Q_{10}是细胞呼吸链中的主要递氢体，能促进氧化磷酸化反应和离子的主动转移，是细胞周期和细胞呼吸的激活剂，也是机体非特异性免疫增强剂。

本品具有醌式结构，可被硫代硫酸钠、硼氢化钠、维生素 C-盐酸等还原剂还原。还原型辅酶 Q_{10}的乙醇液无色，在空气中可被缓慢氧化，加少量稀盐酸可减低氧化速率，如存在氯化铁等氧化剂，则可很快被重新氧化。

本品对光不稳定，易分解，使颜色变深。本品对热稳定。

(二) 含量测定

1. 样品的预处理

避光操作。取本品 20 片，精密称定，研细，精密称取适量（约相当于辅酶 Q_{10} 20mg），加无水乙醇适量，置 50℃水浴中振摇溶解，放冷后，移至 100ml 量瓶中，用无水乙醇稀释至刻度，摇匀，取上述溶液，置具塞离心管中，以 3000r/min 离心 5min，取上清液作为供试品溶液，待用。

2. 含量测定

(1) 色谱条件与系统适应性试验 用十八烷基硅烷键合硅胶为填充剂；以甲醇-无水乙醇(1∶1) 为流动相；柱温为 35℃；检测波长为 275nm。取辅酶 Q_{10} 对照品和辅酶 Q_9 对照品适量，用无水乙醇溶解并稀释制成每 1ml 中各约含 0.2mg 的混合溶液，取 20μl 注入液相色谱仪，辅酶 Q_9 峰与辅酶 Q_{10} 峰的分离度应大于 4，理论板数按辅酶 Q_{10} 峰计算不低于 3000。

(2) 测定法 精密量取供试品溶液 20μl，注入液相色谱仪，记录色谱图；另取辅酶 Q_{10} 对照品适量，同法测定。按外标法以峰面积计算，即得。

第三节 气 相 色 谱

用气体作流动相的色谱法，称为气相色谱法（GC）。它具有以下特点：①分离效率高，选择性好；②检验灵敏度高，供试品用量少；③操作简单，分析速度快。在常规分析中，完成一个分析周期，一般只需几分钟或几十分钟。某些快速分析，甚至只需几秒钟。该法适用于分析具有一定蒸气压且热稳定性好的供试品。

一、气相色谱仪

气相色谱仪虽然种类繁多，但是不同型号的气相色谱仪基本结构是一致的，都是由气路系

统、进样系统、分离系统、检测系统、信号处理系统、温度控制系统六大部分组成的。

常见的气相色谱仪有单柱单气路和双柱双气路两种类型。

单柱单气路气相色谱仪结构简单，操作方便，其工作流程为：高压钢瓶提供的载气依次经过减压阀、净化干燥管、稳压阀、转子流量计、样品室、色谱柱、检测器后放空。双柱双气路气相色谱仪是将经过稳压阀的载气分为两路进入各自的色谱柱和检测器，分别作为分析用和补偿用，这种结构可以补偿气流不稳和固定相流失对检测器产生的影响。

（一）气相色谱仪的基本组成

1. 气路系统

气相色谱仪具有一个让载气连续运动、管路密闭的管路系统。通过该系统，可以获得纯净的、流速稳定的载气。它的气密性、载气流速的稳定性以及测量流量的准确性，对色谱结果均有很大的影响，因此必须注意控制。

气相色谱常用的载气有氮气、氢气、氦气和氩气。载气一般可由气体钢瓶来提供。钢瓶内气体压力较大（10～15MPa），而气相色谱法一般采用的载气压力为0.2～0.4MPa，因此，需要通过减压阀降低瓶内气体的输出压力。

从载气钢瓶中输出的气体内含部分水分和杂质，需要经过净化干燥管除去。净化干燥管内填充的5A分子筛和变色硅胶可以吸附载气中的水分和低分子量的有机杂质，填充的活性炭可以吸附载气中分子量较大的有机杂质。

通过减压阀的载气还需经过稳压阀稳定气体压力，控制流速。其稳定后的压力在压力表上显示出来；气路系统中还经常采用针形阀调节气体流量；当利用程序升温进行色谱分析时，由于载气流量不断变化，会引起信号不稳，此时采用稳流阀维持载气流量稳定。经稳流阀调节后的载气流量由流量计测量并显示出来。常用的流量计有转子流量计和皂膜流量计两种。也有采用刻度阀或电子气体流量计测量气体流量的装置。整个气路系统各部件用不锈钢或紫铜管进行密封连接。有时也采用尼龙管或聚四氟乙烯管，虽然连接方便，成本也较低，但使用效果不如金属管好。

气相色谱仪气路系统的密封性至关重要，因此需要经常进行检漏。检漏的方法可采用皂膜法，即用肥皂水涂在管路接头部位，若有气泡溢出，则表明该处漏气。也可以采用堵气法，即用塞子堵住管路出口，转子流量计示值为0，关闭稳压阀后压力表压力不下降，表明不漏气；若转子流量计示值不为0，或压力表压力缓慢下降，则表示漏气。发现漏气应及时拧紧接头密封螺母直到不漏气为止。

2. 进样系统

气相色谱仪进样系统的作用是将液体试样在进入色谱柱之前瞬间汽化，然后快速定量地将其转入到色谱柱中。进样量的大小、进样时间的长短、试样的汽化速度等都会影响色谱的分离效果和分析结果的准确性和重现性。进样系统包括进样器和汽化室两部分。

（1）进样器 气体样品的进样常采用六通阀定量进样。常见的有旋转式六通阀或推拉式六通阀两种。

对于常压气态样品也可以采用0.25～5ml注射器直接量取进样。液体样品的进样一般采用微量注射器直接进样。常见的微量注射器规格分为1μl、5μl、10μl、50μl、100μl等。固体样品通常先以溶剂溶解后，再用微量注射器按照液体进样的方式进样。目前，很多新型仪器上安装了自动进样器，大大简化了进样操作步骤。

（2）汽化室 汽化室的作用是将液体样品瞬间汽化为蒸气，然后由载气将汽化后的样品迅速带入色谱柱内进行分离。为了让样品在汽化室中瞬间汽化而不分解，要求汽化室热容量大，温度足够高，无催化效应。为了尽量减少柱前谱峰变宽，汽化室的死体积应尽可能小。

3. 分离系统

气相色谱仪的分离系统主要由色谱柱和柱箱组成。而色谱柱是气相色谱仪的核心，起到将多组分混合样品分离为单一组分的作用。

(1) 柱箱　气相色谱仪柱箱的主要作用是维持色谱柱温度的恒定，相当于一个精密的恒温箱。柱箱的控温范围一般在室温至450℃，且带有多阶程序升温功能，能满足色谱优化分离的需要。

(2) 色谱柱　色谱柱主要有两类，即填充柱和毛细管柱。填充柱由不锈钢或玻璃材料制成，内装固定相，一般内径为2～4mm，长1～5m。填充柱的形状有U形和螺旋形两种。毛细管柱又叫作空心柱，可分为涂壁空心柱、多孔层空心柱和涂载体空心柱等。毛细管柱材质为玻璃或熔融石英。内径一般为0.1～0.5mm，长度在25～300m不等，呈螺旋形。毛细管柱比填充柱的分离效率高。

色谱柱的分离效果除与柱长、柱形和柱内径有关外，还与所选用的固定相和柱填料的制备技术以及操作条件等许多因素有关。如果使用一段时间后发现柱效有较大幅度的降低，这一般是由于一些高沸点的极性化合物的吸附而使色谱柱分离能力降低所致的，此时应该在高温下老化，用载气冲洗出杂质，或采用丙酮、甲苯、乙醇等溶剂进行清洗。

新制备或新安装的色谱柱使用前必须进行老化处理。其目的一是彻底除去固定相中残存的溶剂和某些挥发性杂质；二是促使固定液更加均匀，更加牢固地涂布在载体表面上。老化方法是：将色谱柱接入色谱仪气路中，将色谱柱的出气口直接通大气，然后在稍高于操作柱温下，以较低流速连续通入载气一段时间，然后将色谱柱出口端连接检测器，开启记录仪，继续通入载气，待基线平直、稳定、无干扰峰时，老化完成，可以进样测定。

色谱柱长期不用时，应将其从仪器上卸下，在柱两端套上不锈钢螺帽，妥善保存，以免柱头被污染。

4. 检测系统

检测器的作用是将经过色谱柱分离后流出组分的浓度信号转化为电信号输出，然后对被分离的各组分进行定性或定量测量。

气相色谱检测器有积分型和微分型两种，目前被广泛使用的是微分型检测器，其检测的信号是组分随时间瞬间变化的量。微分型检测器按照原理不同可以分为浓度敏感型和质量敏感型两类。浓度敏感型检测器的响应值取决于载气中组分的浓度；质量敏感型检测器的响应值决定于单位时间内组分进入检测器的量。

(1) 检测器的性能指标　主要包括以下六项：①噪声与漂移；②检测器的灵敏度；③检测器的检测限；④最小检测（出）量和最小检测浓度；⑤线性范围；⑥响应时间。

(2) 气相色谱常见的检测器　目前气相色谱法所使用的检测器已有几十种，其中最常用的是热导检测器和氢火焰离子化检测器，此外，电子捕获检测器和火焰光度检测器由于其较高的选择性，也有较多的使用。

① 热导检测器　热导检测器（TCD）是利用被测组分和载气的导热系数不同而响应的浓度型检测器。

热导检测器由池体和热敏元件组成，有双臂热导池和四臂热导池两种。在池体中，只通载气的孔道是参比池，通载气与样品的孔道为测量池。热导检测器的工作原理是基于惠斯顿电桥。其测量原理是由于不同气态物质所具有的热传导系数不同，当它们到达处于恒温下的热敏元件时，其热敏元件的电阻值会发生变化，将引起的电阻变化通过某种方式转化为可以记录的电信号，从而实现其检测功能。

② 氢火焰离子化检测器　氢火焰离子化检测器（FID）简称氢焰检测器，是气相色谱中最常用的一种检测器。其主要部件是不锈钢材质的离子室，包括气体入口、出口、火焰喷嘴、极化极和收集极、点火线圈等，见图6-10。

从色谱柱流出的载气和氢气混合后在空气中燃烧，载气中的有机杂质和流失的固定液在氢火焰中发生化学电离，产生正负离子。在电场作用下，正离子向负极（收集极）移动，负离子和电子向正极（极化极）移动，形成电流，称为基流。一般在进样前要进行基流补偿，将基流调整至

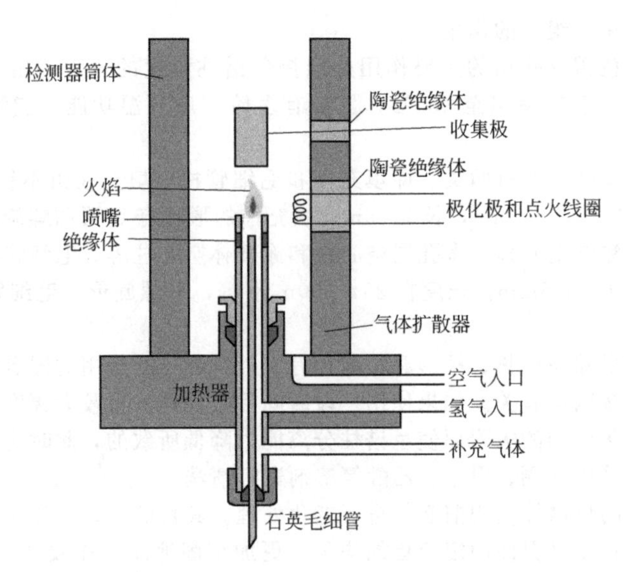

图 6-10 氢火焰离子化检测器的结构

“0”。进样后，氢火焰中增加了组分被电离后产生的正负离子和电子，从而使电路中的微电流显著增大，其电流变化反映了该组分的响应信号。此信号的大小与进入火焰中组分的质量成正比，可据此定量。

氢焰检测器最主要的特点是灵敏度高，比热导检测器灵敏度高约 1000 倍；此外还具有检出限低、线性范围宽、结构简单、死体积小、响应时间短等优点。其缺点是对无机气体（如 H_2O、CO_2、SO_2、NO_x、H_2S 等物质）不灵敏；一些官能团（如羰基、羟基、卤素、胺等）很少或根本不会离子化。

③ 电子捕获检测器　电子捕获检测器（ECD）是一种具有较高选择性和高灵敏度的非破坏型浓度型检测器。它仅对具有电负性的物质，如含有氧、硫、氮、磷、卤素的物质有响应，且电负性越高的物质，检测的灵敏度越高。ECD 对含卤素的化合物有很高的灵敏度，广泛应用于农药、大气、水质污染的检测。

④ 火焰光度检测器　火焰光度检测器（FPD）也是一类高灵敏度高选择性的检测器。主要对含硫、磷的化合物有响应信号，适宜于分析含硫、磷的石油产品、农药及有机杂质等。硫的检测波长是 394nm，磷的检测波长为 526nm。影响 FPD 响应值的主要因素是气体流速、检测器温度和样品浓度等。火焰光度检测器由氢焰部分和光度部分构成。

5. 数据记录及处理系统

色谱数据记录及处理系统是一种能自动记录由检测器输出的电信号的装置。记录仪就是常用的自动平衡电子电位差计，它可以把检测器检测到的信号记录成电压随时间变化的曲线，即色谱图。目前使用较为普遍的是电子积分仪，其实质是一个积分放大器，它能把检测器接收到的电信号经过模-数转换变为数值信号，从而直接测量出色谱峰的保留时间、峰高或峰面积等数据。

色谱工作站是一种专用于色谱分析的计算机系统，它将数据采集和处理结合在一起，以程序控制色谱仪的一般操作及数据处理过程。

6. 温度控制系统

在气相色谱分析中，汽化室、色谱柱、检测器都需要温度控制。温度直接影响色谱柱的分离效能、检测器的灵敏度和稳定性。其中，对色谱柱的温度控制尤为重要。色谱柱的温度控制方式有恒温和程序升温两种。汽化室进行温度控制的意义在于使液态试样瞬间汽化，从而顺利进入色谱柱完成分离。检测器要求恒温，以提高测定的灵敏度和输出信号的稳定性。

（二）常见气相色谱仪的使用

1. GC122气相色谱仪（FID）操作规程

① 打开氮气瓶总阀开关（或氮气发生器），调节输出压力为0.3～0.5MPa左右，输出流量显示为“0”时，打开净化干燥器开关，接通载气。

② 通载气约10min，即可打开主机电源开关，按START键，仪器温度自动上升。设置柱箱（COL）、进样器（INJ）及检测器（DET）温度。

③ 待各项温度升到设定值以后，打开氢气瓶总阀（或氢气发生器），把输出压力调节为0.2MPa，输出流量显示为“0”，打开净化干燥器上的氢气开关，同时打开空气压缩机（或空气发生器）电源开关。

④ 打开氢火焰检测器的电源控制开关，把灵敏度调至9。

⑤ 调节氢气阀为5圈，空气为6圈，按点火键约5s，自动点火。注意：判断是否点燃氢火焰，可以用金属物放到离子室的放空口上看有没有水蒸气产生。如果有说明火已点着了，如果没有可以再点一下。

⑥ 调节基流补偿，待基线稳定（水平直线）后，即可进样分析。

⑦ 关机时，先关闭氢气钢瓶（或氢气发生器），直到压力降为“0”，再关闭净化干燥器上的氢气、空气开关。

⑧ 设定柱温、进样器温度及检测器温度为50℃以下，进行降温。

⑨ 待温度降到设定值后即可关闭色谱仪电源。

⑩ 最后关闭载气气源，直到没有压力后再关闭净化器上的载气开关。

2. GC122气相色谱仪（TCD）操作规程

① 色谱柱检漏。

② 打开氢气瓶总阀（或氢气发生器），调节压力为0.2MPa，把载气1和载气2压力调节为0.1MPa左右。

③ 打开主机电源开关，按起始键，仪器温度自动上升。设置柱箱（COL）、进样器（INJA）及检测器（TCD）温度，并启动温控。

④ 待各温度均达到设定值后，打开热导检测器的电源控制开关，设置TCD工作电流至所需值。

注意：随着顺时针转动“电流调节”旋钮，电流的变化率变大。务必小心转动，以防电流超出过多。

⑤ 调节TCD稳流电源的“调零”旋钮，直到基线稳定后，即可进样分析。

⑥ 关机步骤同GC122气相色谱仪（FID）操作规程。

课堂互动

高效液相色谱法与气相色谱法的区别是什么？

二、应用实例——鱼腥草滴眼液中有效成分含量测定

（一）功效与制作方法

鱼腥草有一定的抗菌作用，所含挥发油中的主要成分为甲基正壬酮、月桂烯、月桂醛等，对金黄色葡萄球菌、白色葡萄球菌、痢疾杆菌等均有抑制作用；药理试验有抗菌、抗病毒作用；动物实验证明可利尿、镇痛、止血，还能改善毛细血管脆性，促进组织再生。

鱼腥草滴眼液制作方法：取鲜鱼腥草2000g，加水进行水蒸气蒸馏，收集初馏液2000ml，再进行重蒸馏，收集重蒸馏液1000ml，加入等量注射用水，再进行重蒸馏，收集精馏液900ml，加

入氯化钠 7g、聚山梨酯 80.5g 及羟苯乙酯 0.3g，混匀，加注射用水使成 1000ml，滤过，灌封，即得。

本品为近无色或微黄色的澄明液体。

（二）含量测定

1. 对照品溶液的制备

取甲基正壬酮对照品适量，精密称定，加无水乙醇制成每 1ml 含 25μg 的溶液，即得。

2. 供试品溶液的制备

精密量取本品 25ml，通过 C_8 固相萃取小柱（100mg/1ml，使用前用 2ml 的甲醇活化，活化后用 10ml 水冲洗干净），用乙酸乙酯-乙醇（7∶3）的混合溶液洗脱，收集洗脱液约 1.8ml，置 2ml 量瓶中，加上述混合溶液至刻度，摇匀，滤过，取续滤液，即得。

3. 测定法

分别精密吸取对照品溶液与供试品溶液各 2μl，注入气相色谱仪，测定，即得。本品每 1ml 含鲜鱼腥草以甲基正壬酮（$C_{11}H_{22}O$）计，不得少于 4.0μg。

目标检测

一、单项选择题

1. 俄国植物学 Tswett 在研究植物色素的成分时所采用的色谱法属于（　　）。

A. 气液色谱　B. 气固色谱　C. 液液色谱　D. 液固色谱

2. 液相色谱中通用型检测器是（　　）。

A. 紫外吸收检测器　B. 蒸发光散射检测器

C. 热导池检测器　D. 荧光检测器

3. 下列哪种说法不是气相色谱的特点（　　）。

A. 选择性好　B. 分离效率高

C. 可用来直接分析未知物　D. 分析速度快

4. 在气固色谱中，首先流出色谱柱的组分是（　　）。

A. 吸附能力大的　B. 吸附能力小的　C. 挥发性大的　D. 溶解能力小的

5. 液相色谱适宜的分析对象是（　　）。

A. 低沸点小分子有机化合物　B. 高沸点大分子有机化合物

C. 所有有机化合物　D. 所有化合物

6. 在液相色谱中，下列检测器可获得被分离组分的三维彩色图形的是（　　）。

A. 光电二极管阵列检测器　B. 示差折光检测器

C. 荧光检测器　D. 电化学检测器

7. 在色谱分析中，可用来定性的色谱参数是（　　）。

A. 峰面积　B. 峰高　C. 半峰宽　D. 保留值

8. 常用于评价色谱分离效果的参数是（　　）。

A. 理论塔板数　B. 塔板高度　C. 分离度　D. 分配系数

9. 高效液相色谱仪与气相色谱仪比较增加了（　　）。

A. 恒温箱　B. 进样装置　C. 程序升温　D. 梯度淋洗装置

二、多项选择题

10. 评价气相色谱检测器性能的指标有（　　）。

A. 噪声与漂移　B. 灵敏度与检出限

C. 检测器的线性范围　D. 检测器的体积大小

11. 气固色谱中，各组分的分离是基于（　　）。

A. 组分的性质不同　　B. 组分溶解度的不同
C. 组分在吸附剂上吸附能力的不同　　D. 组分在吸附剂上脱附能力的不同
12. 在色谱分析中，可用来定量的色谱参数是（　）。
A. 峰面积　　B. 峰高　　C. 半峰宽　　D. 保留值

三、判断题

13. 液相色谱分析时，增大流动相流速有利于提高柱效能。
14. 高效液相色谱分析的应用范围比气相色谱分析的大。
15. 高效液相色谱分析中，使用示差折光检测器时，可以进行梯度洗脱。
16. 在液相色谱中，范第姆特方程中的涡流扩散项对柱效的影响可以忽略。
17. 高效液相色谱仪的色谱柱可以不用恒温箱，一般可在室温下操作。
18. 液相色谱中，化学键合固定相的分离机理是典型的液-液分配过程。
19. 高效液相色谱分析不能分析沸点高、热稳定性差、分子量大于400的有机物。
20. 在高效液相色谱仪使用过程中，所有溶剂在使用前必须脱气。
21. 保护柱是安装在进样环与分析柱之间的，对分析柱起保护作用，内装有与分析柱不同的固定相。
22. 紫外-可见光检测器是利用某些溶质在受紫外线激发后，能发射可见光的性质来进行检测的。

四、简答题

23. 高效液相色谱仪的工作流程是什么？
24. 气相色谱仪的操作规程有哪些？
25. 高效液相色谱对检测器的要求有什么？

实训六　高效液相色谱法测定头孢拉定胶囊的含量（外标法）

【实训目的】

(1) 了解用高效液相色谱法测定待检药品含量的方法。
(2) 熟悉高效液相色谱法的操作方法。

【实训资料】

(1) 检验药品的名称：头孢拉定胶囊。
(2) 检验药品的来源：药店购买或送检样品。
(3) 检验药品的规格、批号、包装及数量：根据药品包装确定，并记录。
(4) 检验依据：《中国药典》(2015年版)。

【实训方案】

(一) 实训形式

本次实训任务分成6人一组，组内交替进行，3人配合完成每个检查项目。

(二) 实训时间

具体实训时间安排可参考表6-1。

表6-1　高效液相色谱法测定头孢拉定胶囊的含量的实训时间安排

实训内容	实训时间/min	备　注
仪器准备与调试	10	量筒、烧杯、玻璃棒、表面皿、容量瓶、锥形瓶、洗瓶、超声波仪、高效液相色谱柱分析仪等
试剂配制	20	试剂由实训教师指导部分学生在课余时间完成；学生按组领取
样品处理	15	按照实训讲义的要求
色谱分析	25	按照实训讲义的要求

续表

实训内容	实训时间/min	备　注
测量计算	20	按照实训讲义的要求
报告书写	10	报告书要书写规范，不要涂抹
清场	10	所有仪器要清洗干净，放回原位

【实训过程】

（一）溶液配制

1. 供试品准备

头孢拉定胶囊。

2. 实验试剂

醋酸；甲醇；醋酸钠；头孢拉定对照品。

3. 试剂配制

（1）流动相　按照1564∶6∶30∶400的比例配制水-4％醋酸溶液-3.86％醋酸钠溶液-甲醇。

（2）供试品溶液　分别取3批头孢拉定胶囊，取装量差异项下的内容物，混合均匀，精密称取细粉适量（相当于头孢拉定70mg），置100ml容量瓶中，加流动相70ml，置超声波浴中15min，再振摇10min，使头孢拉定溶解，再加流动相稀释至刻度，摇匀，用0.45μm孔径的滤膜滤过，即得。

（3）对照品溶液　取头孢拉定对照品适量（相当于头孢拉定约35mg），精密称定，置50ml容量瓶中，加水约6ml，置超声波浴中使溶解，再加流动相稀释至刻度，摇匀，用0.45μm孔径的滤膜滤过，即得。

（4）头孢氨苄对照品贮备液　0.4mg/ml。

（二）色谱分析

精密量取供试品溶液10μl，注入液相色谱仪，记录色谱图；另取头孢拉定对照品溶液同法测定作对照，计算出供试品中$C_{16}H_{19}N_3O_4S$的含量。

【数据处理与讨论】

（1）高效液相色谱法的流动相在不同的仪器上使用时得到的色谱图略有差异。因此上述方法规定的流动相可能需要调整。

（2）超声波提取过程中时常有发热现象，因此，宜加入少许冰块。

第七章
酶分析

知识目标

◇ 掌握酶活力测定的基本概念、酶活力的检测方法、酶法分析的原理；

◇ 熟悉抑肽酶、尿激酶、胰蛋白酶、门冬酰胺酶的性状、鉴别试验、杂质检查及效价测定原理与方法。

能力目标

◇ 能够运用药品质量标准完成酶类药物的鉴别、杂质检查及效价测定并作出结果判断。

酶是具有催化功能的生物大分子，在一定条件下，酶可催化各种生化反应，并且酶的催化作用具有专一性强、催化效率高和作用温和等特点，因此酶的应用非常广泛。

酶分析法包括两种类型：一种是以酶作为分析工具或分析试剂，用来测定样品中用一般化学方法难于检测的物质，称为“酶法分析”；另一种是以酶作为分析对象，根据需要对样品进行酶含量或活力测定，称为“酶活力测定法”。

第一节 概 述

一、基本概念

酶的催化活性易受环境因素的影响，在贮存过程中会失活，所以一般很难得到非常纯的酶。酶的量一般用酶活性单位或酶活力来表示。酶活力是指在一定条件下，酶所催化的反应初速率。酶催化反应的速率，可以用单位时间内反应底物的减少量或产物的增加量来表示。酶促反应的速率愈快意味着酶活力愈高。

酶活力的大小，可用酶活力单位来表示。1961 年国际生物化学与分子生物学联合会规定：在特定条件下（温度可采用 25℃，pH 值诸条件均采用最适条件），1min 催化 1μmol 的底物转化为产物的酶量定义为 1 个酶活力单位，这个单位称为国际单位（IU）。

酶的比活力也称比活性，代表酶制剂的纯度，是指每毫克酶蛋白所具有的活力单位数。对同一种酶来说，酶的比活力越高，纯度越高。

二、酶促反应条件

选择酶促反应条件的基本要求是：所有待测定的酶分子都应该能够正常发挥它的作用。这就是说，反应系统中除了待测定的酶浓度是影响速率的唯一因素外，其他因素都处于最适于酶发挥作用的水平。确定反应条件时应该考虑以下因素：

(1) 底物 选用的底物（包括人工合成底物）最好在物理化学性质上和产物不同。为了不使酶促反应速率受它的限制，反应系统应该使用足够高的底物浓度，判断标准是底物浓度［S］与米氏常数 k_m 的关系。例如：一般选用底物的浓度［S］=99k_m，因为在这种情况下反应速率可达最大反应速率的 99%。

(2) pH 氢离子浓度可能改变酶的活性中心的解离状况，升高或降低酶的活性；也可能破坏酶的结构与构象，导致酶失效；还可能作用于反应系统的其他组成成分而影响酶促反应，甚至改变可逆反应进行的方向。因此在进行酶活力测定时要注意选择适宜的反应 pH ，并将反应维持在这一 pH 。

(3) 温度 温度能直接影响化学反应速率本身，也能影响酶的稳定性，还可能影响酶的构象和酶的催化机制。一般而言，温度变化 1℃，酶促反应速率可能相差 5%左右。因此，实验中温度变动应控制在±0.1℃以内。酶促反应的温度通常选用 25℃、30℃或 37℃。

(4) 辅助因子 有些酶需要金属离子，有些酶则需要相应的辅酶物质。为了提高酶在反应系统中的稳定性，有些酶促反应也需要加入某些相应的物质。

(5) 空白和对照 每个酶促反应通常都应该有适当的空白和对照。空白是指杂质反应和自发反应引起的变化量，它提供的是未知因素的影响。空白可以不加酶，或不加底物，或二者都加（但酶需预先经过失效处理）。对照是指用纯酶或标准酶制剂测得的结果，主要作为比较或标定的标准。

三、酶活力的检测方法

测定酶活力，常用的方法主要有以下三种：

第一，在适当的条件下，把酶和底物混合，测定生成一定量产物所需的时间，此即终点法。

第二，将酶和底物混合后隔一定时间，间断地或连续地测定反应的连续变化，如吸收度的增加或减少。

第三，将酶与底物混合后，让其反应一定时间，然后停止反应，定量测定底物减少或产物生成的量。后两种方法称为动力学法或反应速率法，按照取样及检测的方式也可称为取样测定法或连续测定法。

1. 取样测定法

取样测定法在酶促反应开始后不同的时间，从反应系统中取出一定量的反应液，并用适当的方法终止反应，再选用适当的检测方法进行定量分析，求得酶促反应的平均速率。

在该方法中停止酶促反应通常采用添加酶的变性剂来实现，另一种停止反应的方法是加热使酶失效。

2. 连续测定法

连续测定法是指每隔一定时间（2～60s），连续多次测定酶促反应过程中某一反应产物或底物的量随时间变化的数据，求出酶促反应初速率，间接计算酶活性浓度的方法。

3. 检测方法

无论是取样测定法还是连续测定法，酶促反应速率的测定都要通过测定底物或产物来实现。常用的检测方法有紫外-可见分光光度法、荧光分析法、旋光度法等。

(1) 紫外-可见分光光度法 该法是根据产物和底物在某一波长或波段上有明显的特征吸收差别而建立起来的连续检测方法。

几乎所有氧化还原酶都可用此法测定。例如，脱氢酶的辅酶 NAD(P)H 在 340nm 处有吸收高峰，而其氧化型则无。细胞色素氧化酶的底物为细胞色素 c，该物质在还原态时，在 550nm 处的摩尔吸收系数为 2.18×10^4，而氧化态时为 0.8×10^4，故可利用这种吸光度差别来测定。

吸光度测定法的特点是灵敏度高，简便易行，测定一般可在较短的时间内完成。

(2) 荧光分析法 它的原理是如果酶促反应的底物与产物之一具有荧光，那么荧光变化的速率可代表酶反应速率。

应用此法测定的酶促反应有两类：一类是脱氢酶等的反应，另一类是利用荧光源底物的酶促反应。主要缺点是荧光读数与浓度间没有确切的比例关系，而且常因测定条件（如温度、散射、仪器等）的不同而不同。优点是灵敏度高。

(3) 旋光度法　某些酶促反应过程常伴随着旋光度变化，在没有其他更好的方法可用时，可以考虑用旋光度测定法。

(4) 酶偶联测定法　酶偶联法是应用过量高度专一的“偶联工具酶”，使被测酶促反应能继续进行到某一可直接、连续、简便、准确测定阶段的方法。该法是目前在酶活性测定中应用最多最广的方法。

四、酶含量测定原理

根据测定原理，酶法分析可分为终点法与反应速率法两大类。

1. 终点法的原理

终点法又称总变量法，先借助酶促反应（单独的反应或几种酶构成的偶联酶促反应）使被测物质定量地进行转变，然后在转化完成后，测定底物、产物或辅酶物质（第二底物）等的变化量，因此称为终点测定法。

(1) 单酶反应定量法的原理　在单底物的情况下，酶促反应方程可写为：

$$S \xrightarrow{E} P \tag{7-1}$$

式中，S为底物；E为酶；P为产物。

根据酶促反应动力学推导，若底物浓度大大小于米氏常数 k_m 时，其速率方程式应为一级反应方程式，即：

$$v=\frac{v_{max}}{k_m}[S] \tag{7-2}$$

式中，v 为测定时的反应速率；v_{max} 为最大反应速率；[S] 为底物浓度。

按反应速率定义：

$$\frac{d[S]}{dt}=k[S] \tag{7-3}$$

式中，t 为反应时间；k 为正反应的速率常数。

将式(7-3) 进行积分得：

$$[S]=[S]_0 e^{-kt} \tag{7-4}$$

$$t=\frac{1}{k}\ln\frac{[S]_0}{[S]}=\frac{2.303}{k}\lg\frac{[S]_0}{[S]} \tag{7-5}$$

式中，$[S]_0$ 为初始底物浓度，在半对数坐标纸上，[S] 与 t 之间呈直线关系，已知 t 与 [S]，即可求得 $[S]_0$，并可计算速率常数 k。

酶促反应接近完全反应所需时间为：

$$t=\frac{2.303}{k}\lg\frac{99}{1}\approx\frac{4.606}{k} \tag{7-6}$$

一般酶促反应的时间较快，2～10min 即可完成。设反应完全时间为 5min，则：

$$k=\frac{4.606}{5}=0.92\text{min}^{-1} \tag{7-7}$$

由式(7-2) 与(7-3)，得：

$$k=\frac{v_{max}}{k_m} \tag{7-8}$$

$$v_{max}=0.92k_m \tag{7-9}$$

通过式(7-8) 与式(7-9) 可计算出该项酶促反应所必须使用的酶活力单位，酶活性单位的数

值等于 v_{max}。例如，己糖激酶对葡萄糖催化作用的 k_m 为 0.1mmol/L，按式(7-9)，必须使用的己糖激酶活性应达到 0.092U。

(2) 指示酶偶联定量法原理

某些酶促反应中，由于底物和产物的物理化学性质不易区分，因而仅用单酶反应难以定量，必须借助另一种酶及其辅酶偶联反应来测定最终产物含量。此时，偶联的酶及辅酶的改变，可作为酶促反应完成的定量指示剂，故又称指示酶。

酶法分析中常用的指示酶有辅酶Ⅰ和辅酶Ⅱ，二者还原后在 340nm 处均有特殊的吸光度变化。

指示酶偶联反应过程可表述如下：

$$S \xrightarrow[k_1]{E_1} ES \xrightarrow[k_2]{E_2} P \tag{7-10}$$

中间产物 ES 由于在指示酶 E_2 的作用下进一步反应，故其浓度较小，因而指示酶反应亦可近似应用一级反应速率方程，其 [S]、$[S]_0$、k_1、k_2 计算均类似单酶反应定量法，必须加入的指示酶活性单位（U/ml）可按式(7-11) 计算：

$$v_{max} = 1.84k_m \tag{7-11}$$

式中的系数 1.84 是按 k_2/k_1 必须大于 2 计算的。

2. 反应速率法的原理

借助酶进行定量分析时，通常都采用上面介绍的终点测定法。但是如果很难得到专一地作用于被测物的酶或偶联指示酶时，或被测物极其微量时，终点测定法往往不能适用，而反应速率法则可以采用。

反应速率法的原理是通过条件控制，分别使底物、辅酶活化剂或抑制剂的浓度在酶促反应中对反应速率起主导作用，这时酶促反应速率和上述相应因素的浓度间将具有确定的比例关系，这样测定酶促反应的速率就可求出它们的浓度。酶分析法采用的条件和酶活力测定法采用的条件基本相同，但其所用的酶量必须一定，被测物以外的其他反应成分均须保证处于恒定和最适条件。

(1) 被测物是酶的底物 当底物浓度 $[S] < k_m$ 时，酶反应相对底物而言具有一级反应性，即酶反应速率与底物浓度成正比，$v=k[S]$，因此测定酶反应速率可以得知其浓度。

(2) 被测物是辅酶 需要 NAD(P)、CoA 之类辅酶的反应可看作是双底物反应，这些辅酶可看作是底物之一。当另一类底物浓度足够高时，反应变为单底物反应，反应速率将与其成正比。

(3) 被测物是激活剂 当其他条件最适宜时，激活剂在低浓度范围内，酶促反应速率随激活剂浓度增大而升高，并在一定范围内具有线性比例关系。但是用动力学方法测定时有两个问题应注意：激活剂浓度超过一定水平后常导致抑制；对于某一种酶，相似的离子往往也能表现出活化作用，因此测定不专一，易受到干扰。

(4) 被测物是抑制剂 不可逆抑制剂对酶促反应产生的抑制程度随抑制剂浓度呈线性增加，而且酶促反应的最终抑制程度由抑制剂的绝对量决定；可逆抑制剂在底物浓度一定时，在低的抑制剂浓度范围内，酶促反应速率随抑制剂浓度升高呈线性降低。因此，均可以用动力学方法测定，而且测定往往极为灵敏。

第二节 几种药用酶的质量分析

一、抑肽酶

本品系自牛胰或牛肺中提取、纯化制得的具有抑制蛋白水解酶活性的多肽。按无水物计算，每 1mg 抑肽酶的活力不得少于 3.0U。

1. 性状

本品为白色至微黄色粉末。

2. 鉴别

① 取本品与胰蛋白酶，分别加水溶解并稀释制成每1ml中含1mg的溶液，各取10μl置点滴板上，混匀后，加对甲苯磺酰-L-精氨酸甲酯盐酸盐溶液0.2ml，放置数分钟后，应不显紫红色。以胰蛋白酶溶液10μl作对照，同法操作，应显紫红色。

② 在*N*-焦谷氨酰-抑肽酶和有关物质项下记录的色谱图中，供试品溶液主峰的保留时间应与对照品溶液主峰的保留时间一致。

3. 检查

(1) 吸光度　取本品，精密称定，加水溶解并定量稀释制成每1ml中含3.0U的溶液，照紫外-可见分光光度法（通则0401）测定，在277nm的波长处有最大吸收，吸光度不得过0.8。

(2) 酸度　取本品，加水溶解并稀释制成每1ml中含5mg的溶液，依法测定（通则0631），pH值应为5.0～7.0。

(3) 溶液澄清度　取本品，加水溶解并稀释制成每1ml中含2mg的溶液，依法检查（通则0902），溶液应该澄清。

(4) 高分子蛋白质　取本品，加水溶解并稀释制成每1ml中含5U的溶液，作为供试品溶液；另取经112℃加热2h处理过的抑肽酶适量，加水溶解并稀释制成每1ml中含5U的溶液，作为系统适用性溶液。照分子排阻色谱法（通则0514）测定，以亲水的改性硅胶为填充剂（TSK-G4000SWx1柱，7.8mm×30cm，8μm或其他适宜的色谱柱），用3根色谱柱串联；以3mol/L醋酸溶液为流动相；流速为每分钟1.0ml；检测波长为280nm；柱温为35℃。取系统适用性溶液10μl，注入液相色谱仪，记录色谱图，二聚体峰相对抑肽酶峰的保留时间约为0.9；二聚体峰与抑肽酶峰间的分离度应大于1.0；抑肽酶主峰的拖尾因子不得大于2.5。取供试品溶液100μl，注入液相色谱仪，记录色谱图。保留时间小于抑肽酶主峰的均为高分子蛋白质峰，按峰面积归一化法计算，高分子蛋白质的总量不得大于1.0%。

(5) 水分　取本品，照水分测定法（通则0832第一法1）测定，含水分不得过6.0%。

(6) 热原　取本品，加灭菌注射用水溶解并稀释制成每1ml中含15U的溶液，依法检查（通则1142），剂量按家兔体重每1kg注射1ml，应符合规定。

(7) 降压物质　取本品，加氯化钠注射液溶解并稀释，依法检查（通则1145），剂量按猫体重1kg注射1.5U，应符合规定。

(8) 异常毒性　取本品，加氯化钠注射液溶解并稀释制成每1ml中含4U的溶液，依法检查（通则1141），应符合规定。

4. 效价测定

(1) 底物溶液的制备　取*N*-苯甲酰-L-精氨酸乙酯盐酸盐171.3mg，加水溶解并稀释至25ml。临用新制。

(2) 胰蛋白酶溶液的制备　取胰蛋白酶对照品适量，精密称定，加盐酸滴定液（0.001mol/L）溶解并定量稀释制成每1ml中约含0.8U（每1ml中约含1mg）的溶液，临用新制并置冰浴中。

(3) 胰蛋白酶稀释溶液的制备　精密量取胰蛋白酶溶液1ml，置20ml量瓶中，用硼砂-氯化钙缓冲液（pH 8.0）稀释至刻度，摇匀，放置10min，置冰浴中。

(4) 供试品溶液的制备　取本品适量，精密称定，加硼砂-氯化钙缓冲液（pH 8.0）溶解并定量稀释制成每毫升中约含1.67U（每1ml中约含0.6mg）的溶液，精密量取0.5ml与胰蛋白酶溶液2ml，置20ml量瓶中，再用硼砂-氯化钙缓冲液（pH 8.0）稀释至刻度，摇匀，反应10min，置冰浴中（2h内使用）。

(5) 测定法　取硼砂-氯化钙缓冲液（pH 8.0）9.0ml与底物溶液1.0ml，置25ml烧杯中，于25℃±0.5℃恒温水浴中放置3～5min，在搅拌下滴加氢氧化钠滴定液（0.1mol/L）调节pH值至8.0，精密加入供试品溶液（经25℃保温3～5min）1ml，并立即计时，用1ml微量滴定管以氢氧化钠滴定液（0.1mol/L）滴定释放出的酸，使溶液的pH值始终保持在7.9～8.1。每隔60s读取pH值恰为8.0时所消耗的氢氧化钠滴定液（0.1mol/L）的体积（ml），共6min。另精密量取胰蛋白酶稀释液1ml，按上法操作，作为对照（重复一次）。以时间为横坐标，消耗的氢氧化钠滴定液（0.1mol/L）为纵坐标作图，应为一条直线。供试品和对照两条直线基本重合，求出每秒钟消耗氢氧化钠滴定液（0.1mol/L）的体积（ml），抑肽酶的效价按式(7-12）计算。

$$\text{每1mg抑肽酶的效价}=\frac{(2n_1-n_2)\times 4000f}{W} \tag{7-12}$$

式中，4000为系数；W为抑肽酶制成每1ml中含有1.67U时的酶量，mg；n_1为对照测定时每秒钟消耗的氢氧化钠滴定液（0.1mol/L）的体积，ml；n_2为供试品溶液每秒钟消耗的氢氧化钠滴定液（0.1mol/L）的体积，ml；2为供试品溶液中所加入胰蛋白酶的量为对照测定时的2倍；f为氢氧化钠滴定液（0.1mol/L）校正因子。

效价单位定义：能抑制一个胰蛋白酶单位［每秒钟能水解1μmol的*N*-苯甲酰-L-精氨酸乙酯（BAEE）为一个胰蛋白酶单位］的活力称为一个抑肽酶活力单位（EPU）。每1EPU的抑肽酶相当于1800KIU。

测定抑肽酶对已知活性的胰蛋白酶的抑制作用，用胰蛋白酶原有活性与残存活性间的差值计算抑肽酶活力单位。

二、尿激酶

本品系从新鲜人尿中提取的一种能激活纤维蛋白溶酶原的酶。它是由高分子量尿激酶（M_W 54000）和低分子量尿激酶（M_W33000）组成的混合物，高分子量尿激酶含量不得少于90%，每1mg蛋白中尿激酶活力不得少于12万单位。

（一）性状

本品为白色或类白色的粉末。

（二）鉴别

取效价测定项下的供试品溶液，用巴比妥-氯化钠缓冲液（pH 7.8）稀释制成每1ml中含有20U的溶液，取1ml，加牛纤维蛋白原溶液0.3ml，再依次加入牛纤维蛋白溶酶原溶液0.2ml与牛凝血酶溶液0.2ml，迅速摇匀，立即置37℃±0.5℃恒温水浴中保温，立即计时。应在30～45s内凝结，且凝块在15min内重新溶解。以0.9%氯化钠溶液作空白，同法操作，凝块在2h内不溶（上述试剂的配制同效价测定）。

（三）检查

1. 溶液的澄清度与颜色

取本品，加0.9%氯化钠溶液溶解并稀释制成每1ml中含3000U的溶液，依法检查（通则0901第一法与通则0902第一法），应澄清无色。

2. 分子组分比

取本品，加水溶解并稀释制成每1ml中含2mg的溶液后，加入等体积的缓冲液［取浓缩胶缓冲液（F液）2.5ml、20%十二烷基硫酸钠溶液2.5ml、0.1%溴酚蓝溶液1.0ml与87%甘油溶液3.5ml，加水至10ml］，置水浴中3min，放冷，作为供试品溶液，取10μl，加至样品孔，照电泳法（通则0541第五法 考马斯亮蓝法染色）测定，按式(7-13）计算高分子量尿激酶相对含量（%）。

$$\text{高分子量尿激酶相对含量}=\frac{\text{高分子量尿激酶的峰面积}}{\text{高、低分子量尿激酶的峰面积之和}}\times 100\% \tag{7-13}$$

3. 干燥失重

取本品，以五氧化二磷为干燥剂，在60℃减压干燥4h，减失质量不得大于5.0%（通则0831）。

4. 异常毒性

取本品，加氯化钠注射液溶解并稀释制成每1ml中含5000U的溶液，依法检查（通则

1141)，应符合规定。

5. 细菌内毒素

取本品，依法检查（通则 1143），每 1 万单位尿激酶中含内毒素的量应小于 1.0EU。

6. 乙肝表面抗原

取本品，加 0.9%氯化钠溶液溶解并稀释制成每 1ml 中含有 10mg 的溶液，按试剂盒说明书项下测定，应为阴性。

7. 凝血质样活性物质

(1) 血浆的制备　取新鲜兔血，加 3.8%枸橼酸钠溶液（每 9ml 兔血加 3.8%枸橼酸钠溶液 1ml），混匀，在 2～8℃条件下，以 5000r/min 离心 20min。取上清液在－20℃速冻保存备用，用前在 25℃融化。

(2) 测定法　取本品，加巴比妥缓冲液（pH 7.4）溶解并稀释制成每 1ml 中含有 5000U、2500U、1250U、625U 与 312U 的供试品溶液。若供试品中含乙二胺四醋酸盐或磷酸盐，必须先经巴比妥缓冲液（pH 7.4）在 2℃透析除去，再配成上述浓度的溶液。

取小试管（12mm×75mm）7 支，在第 1 管和第 7 管各加巴比妥缓冲液（pH 7.4）0.1ml 作为空白对照，其余 5 管分别加入上述倍比稀释的供试品溶液 0.1ml，再依次加入 6-氨基己酸溶液[取 6-氨基己酸 1.97g，加巴比妥缓冲液（pH 7.4）使溶解，并稀释至 50ml] 与血浆各 0.1ml，轻轻摇匀，在 25℃水浴中，静置 3min，加入已预温至 25℃的氯化钙溶液（取氯化钙 1.84g，加水使溶解并稀释至 500ml）0.1ml，混匀，置水浴中，立即计时。注意观察血浆凝固，终点判断为轻轻倾斜试管置水平状，溶液呈斜面但不流动，记录凝固时间（s）。每个浓度测 3 次，求平均值（3 次测定中最大值与最小值的差不得超过平均值的 10%）。以供试品溶液浓度的对数为纵坐标，复钙缩短时间（空白管的凝固时间减去供试品管的凝固时间）为横坐标绘图。连接不同稀释度的供试品各点，应成一直线，延伸直线与纵坐标轴的交点为供试品浓度，即凝血质样活性为零值时的供试品酶活力，按每 1ml 供试品溶液的单位表示，每 1ml 应不得少于 150U。

（四）效价测定

1. 酶活力

(1) 试剂

① 牛纤维蛋白原溶液　取牛纤维蛋白原，加巴比妥-氯化钠缓冲液（pH 7.8）溶解并稀释制成每 1ml 中含 6.67mg 可凝结蛋白的溶液。

② 牛凝血酶溶液　取牛凝血酶，加巴比妥-氯化钠缓冲液（pH 7.8）溶解并稀释制成每 1ml 中含 6.0U 的溶液。

③ 牛纤维蛋白溶酶原溶液　取牛纤维蛋白溶酶原，加三羟甲基氨基甲烷缓冲液（pH 9.0）溶解并稀释制成每 1ml 中含 1～1.4 酪蛋白单位的溶液（如溶液浑浊，离心，取上清液备用）。

④ 混合溶液　临用前取等体积的牛凝血酶溶液和牛纤维蛋白溶酶原溶液，混匀。

(2) 标准品溶液的制备　取尿激酶标准品，加巴比妥-氯化钠缓冲液（pH 7.8）溶解并定量稀释制成每 1ml 中含 60U 的溶液。

(3) 供试品溶液的制备　取本品适量，精密称定，加巴比妥-氯化钠缓冲液（pH 7.8）溶解，并定量稀释制成与标准品溶液相同浓度的溶液，摇匀。

(4) 测定法　取试管 4 支，各加牛纤维蛋白原溶液 0.3ml，置 37℃±0.5℃水浴中，分别加巴比妥-氯化钠缓冲液（pH 7.8）0.9ml、0.8ml、0.7ml、0.6ml，依次加标准品溶液 0.1ml、0.2ml、0.3ml、0.4ml，再分别加混合溶液 0.4ml，立即摇匀，分别计时。反应系统应在 30～40s 内凝结，当凝块内小气泡上升到反应系统体积一半时作为反应终点，立即计时。每个浓度测 3 次，求平均值（3 次测定中最大值与最小值的差不得超过平均值的 10%）。以尿激酶浓度的对数为横坐标，以反应终点时间的对数为纵坐标，进行线性回归。供试品按上法测定，用线性回归方程求得供试品溶液浓度，计算每 1mg 供试品的效价（U）。

2. 蛋白质含量

取本品约10mg，精密称定，照蛋白质含量测定法（通则0731第一法）测定，即得。

3. 比活

比活是指每1mg蛋白中含尿激酶活力单位数。

三、胰蛋白酶

本品系自猪、羊或牛胰中提取的蛋白分解酶。按干燥品计算，每1mg中胰蛋白酶的活力不得少于2500U。

（一）性状

本品为白色或类白色结晶性粉末。

（二）鉴别

取本品约2mg，置白色点滴板上，加对甲苯磺酰-L-精氨酸甲酯盐酸盐试液0.2ml，搅匀，即显紫色。

（三）检查

1. 酸度

取本品，加水溶解并稀释制成每1ml中含2mg的溶液，依法测定（通则0631），pH值应为5.0～7.0。

2. 溶液的澄清度

取本品，加0.9%氯化钠溶液并稀释制成每1ml中含10mg的溶液，依法检查（通则0902第一法），溶液应澄清。

3. 糜蛋白酶

(1) 底物溶液的制备 取*N*-乙酰-L-酪氨酸乙酯23.7mg，置100ml量瓶中，加磷酸盐缓冲液（取0.067mol/L磷酸二氢钾溶液38.9ml与0.067mol/L磷酸氢二钠溶液61.1ml，混合，pH值为7.0）50ml，温热使溶解，冷却后再稀释至刻度，摇匀。冰冻保存，但不得反复冻融。

(2) 供试品溶液的制备 取本品适量，精密称定，加0.001mol/L盐酸溶液溶解并定量稀释制成每1ml中含0.25mg的溶液。

(3) 测定法 取底物溶液2.0ml、0.001mol/L盐酸溶液0.2ml与上述磷酸盐缓冲液（pH 7.0）1ml，混匀，作为空白。精密量取供试品溶液0.2ml，加底物溶液（预热至25℃±0.5℃）3ml，立即计时并摇匀，使比色池内的温度保持在25℃±0.5℃，照紫外-可见分光光度法（通则0401），在237nm的波长处，每隔30s读取吸光度，共5min，每30s吸光度的变化率应恒定，且恒定时间不得少于3min。以吸光度为纵坐标，时间为横坐标，作图，取在3min内成直线部分的吸光度，按式(7-14)计算，每2500U胰蛋白酶中不得多于50U的糜蛋白酶。

$$P=\frac{A_2-A_1}{0.0075t}\times\frac{2500}{W\times \text{供试品效价}} \tag{7-14}$$

式中，P为每2500胰蛋白酶单位中含糜蛋白酶的量，U；A_2为直线上开始的吸光度；A_1为直线上终止的吸光度；t为A_2至A_1读数的时间，min；W为测定液中含供试品的量，mg；0.0075为在上述条件下，吸光度每分钟改变0.0075，即相当于1个糜蛋白酶单位。

4. 干燥失重

取本品适量，以五氧化二磷为干燥剂，在60℃减压干燥4h，减失质量不得过5.0%（通则0831）。

（四）效价测定

1. 底物溶液的制备

取*N*-苯甲酰-L-精氨酸乙酯盐酸盐85.7mg，加水溶解使成100ml，作为底物原液；取10ml，用磷酸盐缓冲液（取0.067mol/L磷酸二氢钾溶液13ml与0.067mol/L磷酸氢二钠溶液87ml混合，pH 值为 7.6）稀释成 100ml，照紫外-可见分光光度法（通则 0401），恒温于 25℃±0.5℃，以水作空白，在 253nm 的波长处测定吸光度，必要时可用上述底物原液或磷酸盐缓冲液调节，使吸光度在 0.575～0.585 之间，作为底物溶液。制成后应在 2h 内使用。

2. 供试品溶液的制备

精密称取本品适量，加 0.001mol/L 盐酸溶液溶解并定量稀释制成每 1ml 中含有 50～60 胰蛋白酶单位的溶液。

3. 测定法

取底物溶液 3ml，加 0.001mol/L 盐酸溶液 200μl，混匀，作为空白。另精密量取供试品溶液 200μl，加底物溶液（恒温于 25℃±0.5℃）3ml，立即计时，混匀，使比色池内的温度保持在 25℃±0.5℃，照紫外-可见分光光度法（通则 0401），在 253nm 的波长处，每隔 30s 读取吸光度，共 5min。以吸光度为纵坐标，时间为横坐标，作图。每 30s 吸光度的改变应恒定在 0.015～0.018 之间，呈线性关系的时间不得少于 3min。若不符合上述要求，应调整供试品溶液的浓度，再作测定。在上述吸光度对时间的关系图中，取成直线部分的吸光度，按式(7-15) 计算。

$$P=\frac{A_1-A_2}{0.003tW} \tag{7-15}$$

式中，P 为每 1mg 供试品中含胰蛋白酶的量，U；A_1 为直线上终止的吸光度；A_2 为直线上开始的吸光度；t 为 A_1 至 A_2 读数的时间，min；W 为测定液中含供试品的量，mg；0.003 为在上述条件下，吸光度每分钟改变 0.003，即相当于 1 个胰蛋白酶单位。

四、门冬酰胺酶

本品系自大肠埃希菌（*E. coli* AS 1.357）中提取制备的具有酰氨基水解作用的酶。每 1mg 蛋白含门冬酰胺酶的活力不得低于 250U。

（一）性状

本品为白色结晶性粉末；无臭。

（二）鉴别

① 取本品 5mg，加水 1ml 使溶解，加 20%氢氧化钠溶液 5ml，摇匀，再加 1%硫酸铜溶液 1 滴，摇匀，溶液应显蓝紫色。

② 取本品适量，加流动相 A 溶解并稀释制成每 1ml 中约含 1mg 的溶液，作为供试品溶液；另取门冬酰胺酶（埃希）对照品，加流动相 A 溶解并稀释制成每 1ml 中约含 1mg 的溶液，作为对照品溶液。照高效液相色谱仪法（通则 0512）测定，用八烷基硅烷键合硅胶为填充剂（4.6mm×250mm）；以 0.05%三氟醋酸溶液为流动相 A，以三氟醋酸-40%乙腈溶液（0.5：1000）为流动相 B；柱温为 40℃；流速为每分钟 1ml；检查波长为 220nm；按表 7-1 进行梯度洗脱。取供试品溶液和对照品溶液各 20μl，分别注入液相色谱仪，记录色谱图，供试品溶液色谱图中主峰的保留时间应与对照品溶液主峰的保留时间一致。

表 7-1 梯度洗脱程序

时间/min	流动相 A/%	流动相 B/%
0	25	75
60	0	100
70	0	100
72	25	75
82	25	75

（三）检查

1. 酸碱度

取本品，加水溶解并稀释制成每1ml中含10mg的溶液，依法测定（通则0631），pH值应为6.5～7.5。

2. 溶液的澄清与颜色

取本品，加水溶解并稀释制成每1ml中含5mg的溶液，依法测定（通则0901第一法和通则0902第一法），溶液应澄清无色。

3. 纯度

取本品适量，加流动相溶解并稀释制成每1ml中约含2mg的溶液，作为供试品溶液。照分子排阻色谱法（通则0514）测定，用适合分离分子量为10000～500000球状蛋白的色谱用亲水改性硅胶为填充剂；以0.1mol/L磷酸盐缓冲液（pH 6.7）（取磷酸二氢钠6.0g、磷酸氢二钠20.2g，加水900ml，用磷酸或氢氧化钠溶液调节pH值至6.7，加水至1000ml）为流动相；流速为每分钟0.6ml；检测波长为280nm。取20μl注入液相色谱仪，记录色谱图，按峰面积归一法计算主峰相对百分含量，应不得低于97%。

4. 干燥失重

取本品0.1g，置105℃干燥3h，减失质量不得过5%（通则0831）。

5. 重金属

取本品，依法检查（通则0821第二法），含重金属不得过百万分之二十。

6. 异常毒性

取本品，照注射用门冬酰胺酶（埃希）项下的方法检查，应符合规定。

7. 细菌内毒素

取本品，依法检查（通则1143），每1U门冬酰胺酶（埃希）中含内毒素的量应小于0.015EU。

8. 降压物质

取本品，依法检查（通则1145），剂量按猫体重每1kg注射1万单位，应符合规定。

（四）效价测定

1. 酶活力

(1) 对照品溶液的制备 取经105℃干燥至恒重的硫酸铵适量，精密称定，加水溶解并定量稀释制成0.0015mol/L的溶液。

(2) 供试品溶液的制备 取本品约0.1g，精密称定，加磷酸盐缓冲液（取0.1mol/L磷酸氢二钠溶液适量，用0.1mol/L磷酸二氢钠溶液调节pH值至8.0）溶解并定量稀释制成每1ml中含有5U的溶液。

(3) 测定法 取试管3支（14cm×1.2cm），各加入用上述磷酸盐缓冲液配制的0.33%门冬酰胺溶液1.9ml，于37℃水浴中预热3min，分别于第一管（t_0）中加入25%三氯醋酸溶液0.5ml，第2、3管（t）中各精密加入供试品溶液0.1ml，置37℃水浴中，准确反应15min，立即于第一管（t_0）中精密加入供试品溶液0.1ml，第2、3管（t）中各加入25%三氯醋酸溶液0.5ml，摇匀，分别作为空白反应液（t_0）和反应液（t）。精密量取t_0、t和对照品溶液各0.5ml，置试管中，各加水7.0ml与碘化汞钾溶液（取碘化汞23g、碘化钾16g，加水至100ml，临用前与20%氢氧化钠溶液等体积混合）1.0ml，混匀，另取试管一支，加水7.5ml与碘化汞溶液1ml作为空白对照管，室温放置15min，照紫外-可见分光光度法（通则0401），在450nm的波长处分别测定t_0吸光度A_0、t吸光度A_t和对照品溶液吸光度A_S，以A_t的平均值，按式(7-16)计算效价：

$$效价=\frac{(A_t-A_0)\times5\times稀释倍数\times F}{A_s\times15\times称样量(mg)} \tag{7-16}$$

式中，5为反应常数；F为对照品溶液浓度的校正值。

效价单位定义：在上述条件下，一个门冬酰胺酶单位相当于每分钟分解门冬酰胺产生1μmol氨所需的酶量。

2. 蛋白含量

取本品约20mg，精密称定，照蛋白质含量测定法（通则0731第一法）测定，即得。

课堂互动

简述酶法分析中的终点测定法与反应速率法。

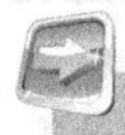

目标检测

一、单项选择题

1. 取样测定法中停止酶促反应通常可以添加的酶的变性剂为（　　）。

A. 5%三氯醋酸　　B. 20%三氯醋酸　　C. 10%高氯酸

D. 30%三氯醋酸　　E. 20%高氯酸

2. 以酶作为分析手段，用以测定样品中用一般化学方法难于检测的物质，通常将这类分析方法称为（　　）。

A. 酶法分析　　B. 酶活力测定　　C. 碘量法

D. 荧光分光光度法　　E. 紫外-可见分光光度法

3. 以酶作为分析对象的分析方法称为（　　）。

A. 酶法分析　　B. 酶活力测定　　C. 酶促反应

D. 产物的测定　　E. 荧光分析法

4. 门冬酰胺酶加水溶解并稀释制成每1ml中含10mg的溶液，依通则0631测定，pH值应为（　　）。

A. 6.5～7.5　　B. 6.5～8.0　　C. 6.0～7.5

D. 6.5～7.0　　E. 5.0～7.5

5. 取胰蛋白酶约2mg，置白色点滴板上，加对甲苯磺酰-L-精氨酸甲酯盐酸盐试液0.2ml，搅匀，即显（　　）。

A. 紫色　　B. 蓝色　　C. 红色

D. 无色　　E. 白色

二、简答题

6. 酶的活性单位（国际单位）是什么？

7. 酶活力的测定方法有几种？

8. 什么是酶法分析？与酶活力测定有何异同？

实训七　胰蛋白酶的酶活力及效价测定

【实训目的】

（1）了解胰蛋白酶活力测定原理。

（2）学习酶活力测定方法。

【实训资料】

（1）检验药品的名称：胰蛋白酶。

（2）检验药品的来源：药店购买或送检样品。

(3) 检验药品的规格、批号、包装及数量：根据药品包装确定，并记录有关情况。

(4) 检验依据：《中国药典》(2015 年版)。

【实训方案】

(一) 实训形式

本次实训任务分成 6 人一组，组内交替进行任务实施，3 人配合完成每个检查项目。

(二) 实训时间

具体实训时间安排可参考表 7-2。

表 7-2 胰蛋白酶的酶活力测定的实训时间安排

实训内容	实训时间/min	备 注
仪器的准备	10	仪器分析天平、量筒、烧杯、容量瓶、锥形瓶、紫外-可见分光光度计、恒温水浴锅等常规分析仪器
试剂配制	10	试剂由实训教师指导部分学生在课余时间完成;学生按组领取
胰蛋白酶的酶活力测定	30	测定吸光度时计时要准确
报告书写	30	报告书要书写规范,不要涂抹
清场	10	所有仪器要清洗干净,放回原位

【实训过程】

1. 供试品准备

精密称取胰蛋白酶适量，用 0.001mol/L HCl 溶液溶解并制成每 1ml 中含 50～60 胰蛋白酶单位的溶液。

2. 试剂准备

(1) 底物溶液。取 *N*-苯甲酰-L-精氨酸乙酯盐酸盐 85.7mg，加水溶解成 100ml，作为底物原液；取 10ml，用磷酸盐缓冲液稀释成 100ml，恒温于 25℃±0.5℃，在 253nm 波长处，以水为空白，测定吸光度，必要时可用上述底物原液或磷酸盐缓冲液调节，使吸光度在 0.575～0.585 之间，作为底物溶液，制成后应在 2h 内使用。

(2) 磷酸盐缓冲液。取 0.067mol/L 的磷酸二氢钠溶液 13ml 与 0.067mol/L 的磷酸氢二钠溶液 87ml 混合，pH 值为 7.6。

(3) 0.001mol/L HCl 溶液。

3. 测定方法

取底物溶液 3.0ml，加 0.001mol/L HCl 溶液 0.2ml，混匀，作为空白。另取供试品溶液 0.2ml，加底物溶液（恒温于 25℃±0.5℃）3.0ml，立即计时，混匀，使比色池内的温度保持在 25℃±0.5℃，在 253nm 波长处，每隔 30s 读取吸收度，共 5min。以吸收度为纵坐标，时间为横坐标，作图。每 30s 吸收度的改变应恒定在 0.015～0.018 之间，呈线性关系的时间不得少于 3min。若不符合上述要求，应调整供试品溶液的浓度，再作测定。在上述吸收度对时间的关系图中，取在直线上的吸收度，则胰蛋白酶的量为：

$$P=\frac{A_1-A_2}{0.003tW}$$

式中，P 为每 1mg 供试品中含胰蛋白酶的量，U；A_1 为直线上终止的吸光度；A_2 为直线上开始的吸光度；t 为 A_1 至 A_2 读数的时间，min；W 为测定液中含供试品的量，mg；0.003 为在上述条件下，吸光度每分钟改变 0.003，即相当于 1 个胰蛋白酶单位。

第八章

氨基酸、肽类、蛋白质类药物分析

知识目标

◇ 掌握蛋白质类药物的理化性质与含量测定方法；

◇ 熟悉氨基酸类药物的鉴别试验、杂质检查及含量测定原理与方法；

◇ 了解肽类药物的理化性质与含量测定方法的关系。

能力目标

◇ 能够运用药品质量标准完成氨基酸、肽类、蛋白质类药物的鉴别、杂质检查及含量测定并作出结果判断；

◇ 能运用药品质量标准进行紫外-可见分光光度法、高效液相色谱法、双缩脲法的操作及结果计算。

第一节　氨基酸类药物分析

氨基酸是构成蛋白质分子的基本单位，是具有高度营养价值的蛋白质补充剂，广泛应用于医药、食品、保健、化妆品、农药、科学研究等领域。氨基酸在医药上主要用来制备复方氨基酸输液，也可用作治疗药物和用于合成多肽药物。目前用作药物的氨基酸有100多种。

一、概述

氨基酸通常由五种元素（即碳、氢、氧、氮、硫）组成。依据天然是否存在，可以将氨基酸分为蛋白质氨基酸、非蛋白质氨基酸和衍生氨基酸。蛋白质氨基酸存在于动物、植物和微生物的蛋白质里，绝大多数都以结合状态存在，少数以游离形式存在。非蛋白质氨基酸是存在于自然界中的不是蛋白质的组成成分，多以游离形式存在的一些特殊的氨基酸。衍生氨基酸是氨基酸通过酶催化修饰或化学修饰等一系列反应化合而成的氨基酸衍生物，如：精氨酸盐酸盐、5-羟色氨酸等。蛋白质氨基酸大约有20多种，通常讲的氨基酸就是这一类。本章节主要介绍蛋白质氨基酸。

（一）结构

根据氨基和羧基在分子中相对位置的不同，氨基酸可分为α-氨基酸、β-氨基酸、γ-氨基酸、δ-氨基酸等。蛋白质氨基酸的分子结构的共同点是构成生物体蛋白质的氨基酸都有一个α-氨基，故蛋白质氨基酸统称为α-氨基酸。结构式如下：

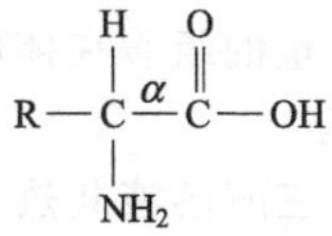

$$R-\overset{\overset{H}{|}}{\underset{\underset{NH_2}{|}}{C}}\overset{\alpha}{-}\overset{\overset{O}{\|}}{C}-OH$$

（R为α-氨基酸的侧链）

从结构中可以看出，α-氨基酸具有酸性的—COOH和碱性的—NH_2，呈酸碱两性，为两性电解质；侧链取代基R不同，构成的氨基酸不同。除甘氨酸外（R＝H）的α-氨基酸都具有手性碳原子，都具有光学活性。

（二）性质

1. 性状

天然氨基酸类药物多为白色或类白色结晶或结晶性粉末，多无臭，少数有臭气（如甲硫氨酸、盐酸半胱氨酸）或有香气（如丙氨酸）。氨基酸类药物大多易溶于水，但在水中的溶解度不同；不溶于乙醚、丙酮；溶于稀盐酸或氢氧化钠溶液中。

2. 旋光性

α-氨基酸类药物结构中除甘氨酸（R＝H）外，都有不对称碳原子（即α-碳），都具旋光性，其光学异构体有两种：D-型及L-型。天然蛋白质水解得到的α-氨基酸几乎都是L-型的。α-氨基酸的旋光性在酸液中可以保持，在碱液中由于互变异构，容易发生外消旋化。

3. 酸碱性和等电点

α-氨基酸具有酸性的—COOH和碱性的—NH_2，呈酸碱两性，为两性电解质，可与酸反应生成铵盐，也可与碱反应生成羧酸盐；分子内的氨基（—NH_2）和羧基（—COOH）能相互作用形成内盐，内盐同时带有正电荷和负电荷，为两性离子（即兼性离子）。氨基酸在结晶状态和水溶液中都是以两性离子形式存在的。等电点（pI）是指在某一pH的溶液中，氨基酸或蛋白质解离成阳离子和阴离子的趋势或程度相等，成为兼性离子，呈电中性，此时溶液的pH称为该氨基酸或蛋白质的等电点。氨基酸在等电点时在溶液中的溶解度最小。氨基酸主要以电中性的两性离子存在，在电场中不向任何电极移动；当外界溶液的pH大于氨基酸的pI值，两性离子释放质子带负电，在电场中向正极移动；当外界溶液的pH小于氨基酸的pI值，两性离子质子化带正电，在电场中向负极移动。

4. α-氨基参加的反应

（1）与亚硝酸（HNO_2）反应 氨基酸的氨基与其他伯胺一样，在室温下与亚硝酸反应生成氮气。在标准条件下测定生成氮气的体积，即可计算出氨基酸的量。此法为VanSlyke（范思来克）测定氨基酸的基础，可用于氨基酸定量和蛋白质水解程度的测定。

（2）与酰化试剂反应 氨基酸的氨基与酰氯或酸酐在弱碱性溶液中发生反应时，氨基被酰基化。酰化试剂在多肽和蛋白质的人工合成中被用作氨基的保护剂。

（3）烃基化反应 氨基酸氨基中的一个氢原子可被烃基取代，例如在弱碱性溶液中与2,4-二硝基氟苯（DNFB）发生亲核芳环取代反应，生成黄色的二硝基苯基氨基酸（DNP-氨基酸）。该反应可用来鉴定多肽或蛋白质的—NH_2末端氨基酸。

（4）形成席夫碱反应 氨基酸的α-氨基能与醛类化合物反应生成弱碱（即席夫碱）。

（5）脱氨基反应 氨基酸经氧化剂或氨基酸氧化酶催化即脱去氨基而转化为酮酸。

5. α-羧基参加的反应

（1）成盐和成酯反应 氨基酸与碱作用即生成盐，氨基酸的羧基与醇反应形成相应的酯。当氨基酸成盐或成酯后，羧基的化学性能被掩蔽，而氨基的化学活性得到加强。

（2）成酰氯反应 氨基酸的氨基如果被适当的保护剂（如苄氧甲酰基）保护后，其羧基可与二氯亚砜或五氯化磷作用生成酰氯。

（3）脱羧基反应 氨基酸与氢氧化钡共热或在高沸点溶剂中回流，可脱去羧基变成相应的胺类物质。生物体内氨基酸经氨基酸脱羧酶作用，放出二氧化碳并生成相应的伯胺。如组氨酸在体内肠道细菌的作用下，可脱羧成组胺，过量的组胺在体内易引起变态反应。

6. α-氨基与α-羧基共同参加的反应

（1）茚三酮反应 α-氨基酸与水合茚三酮溶液共热，能生成蓝紫色物质。

（2）成肽反应 一个氨基酸的氨基可与另一个氨基酸的羧基缩合成肽，形成肽键。该反应可用于肽链的合成。

课堂互动

有人食用海产品以后，引起过敏反应，经检验知道是体内组胺增高。组胺是某氨基酸在脱羧酶作用下产生的，你知道是哪种氨基酸吗？

7. 侧链烃基的反应

氨基酸侧链 R 取代基中含有不同的基团，在一定条件下，可发生某些特殊的化学反应。如半胱氨酸 R 基上含有巯基，易被氧化成带有二硫键的胱氨酸。含有某些特殊 R 基的氨基酸，还可发生某些特殊的颜色反应。如蛋白黄反应（苯丙氨酸、酪氨酸和色氨酸等含有苯基的氨基酸与浓硝酸作用可生成黄色硝基化合物，加入碱后则转变为橙红色）、Millon 反应（酪氨酸等含有酚羟基的氨基酸与 Millon 试剂即硝酸汞、硝酸亚汞和硝酸的混合液反应生成红色沉淀）、乙醛酸反应（色氨酸等含有吲哚环的氨基酸与乙醛酸混合后，再滴加浓硫酸，可在两液层交接面处出现紫红色环）。

知识拓展　　**氨基酸的分类**

蛋白质氨基酸的分类方法有四种：

① 按氨基酸侧链基团的极性，把氨基酸分为极性氨基酸和非极性氨基酸两类。极性氨基酸（亲水氨基酸）有甘氨酸（Gly）、丝氨酸（Ser）、苏氨酸（Thr）、半胱氨酸（Cys）、酪氨酸（Tyr）、门冬酰胺（Asn）、谷氨酰胺（Gln）、赖氨酸（Lys）、精氨酸（Arg）、组氨酸（His）、门冬氨酸（Asp）、谷氨酸（Glu）；非极性氨基酸（疏水氨基酸）有丙氨酸（Ala）、缬氨酸（Val）、亮氨酸（Leu）、异亮氨酸（Ile）、脯氨酸（Pro）、苯丙氨酸（Phe）、色氨酸（Trp）、甲硫氨酸（Met）。

② 按照氨基酸侧链的化学结构，可将氨基酸分为脂肪族氨基酸、芳香族氨基酸、杂环族氨基酸和杂环亚氨基酸四大类。脂肪族氨基酸有丙氨酸、缬氨酸、亮氨酸、异亮氨酸、甲硫氨酸、门冬氨酸、谷氨酸、赖氨酸、精氨酸、甘氨酸、丝氨酸、苏氨酸、半胱氨酸、门冬酰胺、谷氨酰胺；芳香族氨基酸有苯丙氨酸、酪氨酸；杂环族氨基酸有组氨酸、色氨酸；杂环亚氨基酸有脯氨酸。

③ 按照氨基酸的酸碱性，可将氨基酸分为酸性氨基酸、中性氨基酸、碱性氨基酸。酸性氨基酸有门冬氨酸、谷氨酸；中性氨基酸有甘氨酸、丝氨酸、苏氨酸、半胱氨酸、酪氨酸、门冬酰胺、谷氨酰胺；碱性氨基酸有赖氨酸、精氨酸、组氨酸。

④ 从对人体营养的角度，根据氨基酸对人体生理的重要性和人体内能否合成，将氨基酸分为必需氨基酸、半必需氨基酸和条件必需氨基酸与非必需氨基酸两大类。必需氨基酸是指人体不能合成或合成速度远不适应机体的需要，必须由食物蛋白供给的氨基酸，有赖氨酸、色氨酸、苯丙氨酸、甲硫氨酸（蛋氨酸）、苏氨酸、异亮氨酸、亮氨酸、缬氨酸 8 种。半必需氨基酸或条件必需氨基酸是指人体虽能够合成，但通常不能满足正常的需要的氨基酸，如精氨酸、组氨酸。非必需氨基酸是指人自己能由简单的前体合成，不需要从食物中获得的氨基酸，如甘氨酸、丙氨酸。

二、鉴别试验

氨基酸类药物的鉴别，《中国药典》（2015 年版）主要采用的方法有化学鉴别法、薄层色谱法、高效液相色谱法及红外光谱法。

1. 化学鉴别法

化学鉴别法主要利用氨基酸类药物与茚三酮反应呈色进行鉴别。反应如下：

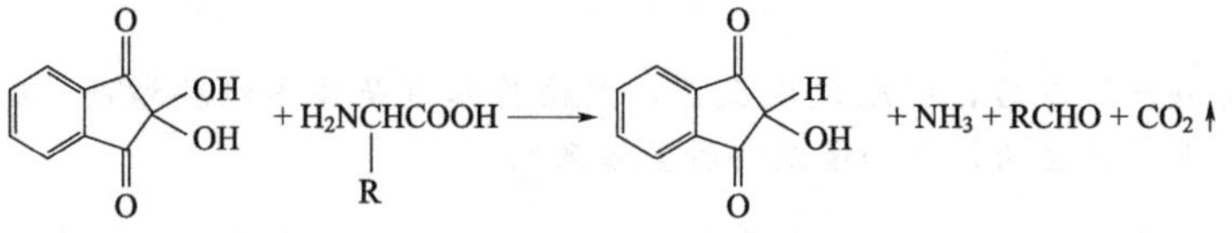
O
OH
OH
O
水合茚三酮
+ H₂NCHCOOH
R
O
H
OH
O
+ NH₃ + RCHO + CO₂↑

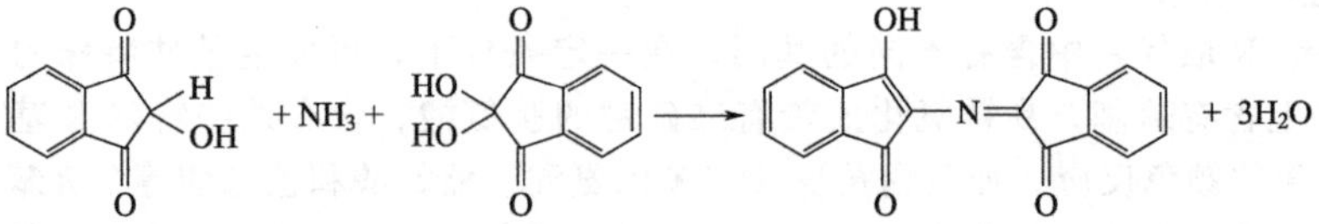
O
H
OH
O
+ NH₃ +
HO
HO
O
O
OH
N
O
O
O
+ 3H₂O
罗曼氏紫(紫色)

罗曼氏紫颜色的深浅程度或 CO_2 的体积可作为 *α*-氨基酸定量分析的依据，如在色谱、电泳等实验中应用。在 20 种 *α*-氨基酸中，脯氨酸与茚三酮反应显黄色。*N*-取代的 *α*-氨基酸、*β*-氨基酸及 *γ*-氨基酸等不与茚三酮发生显色反应。例如谷氨酰胺采用本法鉴别：取本品的水溶液（1→1000)5ml，加茚三酮试液 1ml，加热 3min，溶液显紫色。

2. 色谱法

(1) 薄层色谱法 薄层色谱法（TLC）通过比较供试品溶液与对照品溶液所显主斑点的位置和颜色是否相同进行鉴别。例如丙氨酸采用薄层色谱法鉴别：取本品与丙氨酸对照品各适量，分别加水溶解并稀释制成每 1ml 中约含 10mg 的溶液，作为供试品溶液与对照品溶液。照其他氨基酸项下的色谱条件试验，供试品溶液所显主斑点的位置和颜色应与对照品溶液的主斑点相同。

(2) 高效液相色谱法 高效液相色谱法（HPLC）通过比较供试品溶液与对照品溶液的保留时间是否一致进行鉴别。例如谷氨酰胺采用本法进行鉴别：取本品与谷氨酰胺对照品各适量，分别加水溶解并稀释制成每 1ml 中约含 2.5mg 的溶液，作为供试品溶液和对照品溶液。照有关物质项下的色谱条件，供试品溶液主峰的保留时间应与对照品溶液一致。

3. 红外光谱法

红外光谱法通过比较供试品的红外光吸收图谱与对照的图谱是否一致进行鉴别。

三、杂质检查

《中国药典》(2015 年版) 收载的氨基酸类药物的检查主要有酸度、溶液的透光率、氯化物、硫酸盐、铵盐、干燥失重、铁盐、重金属、砷盐等的检查，还有特殊杂质的检查（如其他氨基酸、有关物质的检查)，供注射用的氨基酸还需检查细菌内毒素或热原。

1. 溶液的透光率

利用紫外-可见分光光度法测定一定含量的氨基酸溶液的透过率，在一定波长处，不得低于 98.0%。如谷氨酸的溶液透光率检查：取本品 1.0g，加 2mol/L 盐酸溶液 20ml 溶解后，照紫外-可见分光光度法（通则 0401)，在 430nm 的波长处测定透光率，不得低于 98.0%。

2. 其他氨基酸

为氨基酸原料药中的特殊杂质检查项目，一般采用薄层色谱法进行限量检查。例如甘氨酸中其他氨基酸的检查：取本品，加水溶解并稀释制成每 1ml 中约含 10mg 的溶液，作为供试品溶液；精密量取 1ml，置 200ml 量瓶中，用水稀释至刻度，摇匀，作为对照溶液；另取甘氨酸对照品与丙氨酸对照品各适量，置同一量瓶中，加水溶解并稀释制成每 1ml 中分别约含 10mg 和 0.05mg 的溶液，作为系统适用性溶液。照薄层色谱法（通则 0502）试验，吸取上述三种溶液各 2μl，分别点于同一硅胶 G 薄层板上，以正丙醇-氨水（7：3）为展开剂，展开约 10cm，晾干，在 80℃干燥 30min，喷以茚三酮的正丙醇溶液（1→100)，在 105℃加热至斑点出现，立即检视。对照溶液应显一个清晰的斑点；系统适用性溶液应显两个完全分离的斑点；供试品溶液除主斑点外，所显杂质斑点个数不得超过1个，其颜色与对照溶液的主斑点比较不得更深（0.5%）。

四、含量测定

《中国药典》（2015年版）中氨基酸类药物原料药含量的测定大多采用非水溶液滴定法，少数采用酸碱滴定法（如谷氨酸、盐酸组氨酸）和氧化还原滴定法（如半胱氨酸、胱氨酸），也有采用氮测定法（如门冬酰胺）的。复方氨基酸制剂通常用氨基酸分析仪或高效液相色谱仪进行分离测定。

1. 非水溶液滴定法

甘氨酸、丙氨酸、甲硫氨酸、色氨酸、异亮氨酸、苏氨酸等氨基酸的结构中都有氨基，呈弱碱性，在冰醋酸中表现出较强的碱性，可用高氯酸滴定液进行滴定。例如甲硫氨酸原料药采用非水滴定法测定含量：取本品约0.13g，精密称定，加无水甲酸3ml使溶解后，加冰醋酸50ml，照电位滴定法（通则0701），用高氯酸滴定液（0.1mol/L）滴定，并将滴定的结果用空白试验校正。每1ml高氯酸滴定液（0.1mol/L）相当于14.92mg的$C_5H_{11}NO_2S$。

2. 酸碱滴定法

谷氨酸、盐酸组氨酸原料药利用酸碱滴定法进行含量测定。例如盐酸组氨酸的含量测定：取本品约0.2g，精密称定，加水5ml溶解后，加甲醛溶液1ml与乙醇20ml的中性混合溶液（对酚酞指示液显中性），再加酚酞指示液数滴，用氢氧化钠滴定液（0.1mol/L）滴定。每1ml氢氧化钠滴定液（0.1mol/L）相当于10.48mg的$C_6H_9N_3O_2 \cdot HCl \cdot H_2O$。

3. 氧化还原滴定法

氨基酸分子结构中有还原性基团（如盐酸半胱氨酸中的—SH，胱氨酸分子中的—S—S—），在一定条件下可与氧化剂（碘、溴）发生氧化还原反应（碘量法、溴量法），据此可测定含量。例如盐酸半胱氨酸采用碘量法测定含量：取本品约0.25g，精密称定，置碘瓶中，加水20ml与碘化钾4g，振摇溶解后，加稀盐酸5ml，精密加入碘滴定液（0.05mol/L）25ml，于暗处放置15min，再置冰浴中冷却5min，用硫代硫酸钠滴定液（0.1mol/L）滴定，至近终点时，加淀粉指示液2ml，继续滴定至蓝色消失，并将滴定的结果用空白试验校正。每1ml碘滴定液（0.05mol/L）相当于15.76mg的$C_3H_7NO_2S \cdot HCl$。

4. 氮测定法

门冬酰胺原料药及片剂均采用本法进行含量测定。如门冬酰胺的含量测定：取本品约0.15g，精密称定，照氮测定法（通则0704第一法）测定，每1ml硫酸滴定液（0.05mol/L）相当于6.606mg的$C_4H_8N_2O_3$。

5. 氨基酸分析仪或高效液相色谱法

对于由多种氨基酸制成的复方制剂如注射液、胶囊剂等，可采用氨基酸分析仪或高效液相色谱法测定各氨基酸成分的含量。

第二节　肽类及蛋白质类药物分析

肽类和蛋白质类药物是指用于预防、治疗和诊断的多肽和蛋白质类生化药物。它们是生物体内广泛存在的生化物质，具多种生理功能，是一大类非常重要的生化药物。一分子氨基酸的羧基与另一分子氨基酸的氨基通过失水反应，形成一个酰胺键，新生成的化合物称为肽，肽分子中的酰胺键为肽键。二分子氨基酸失水形成的肽叫二肽，多个分子氨基酸失水形成的肽为多肽。多肽和蛋白质都是由α-氨基酸组成的，从化学组成的角度来看，它们之间没有严格的区别，仅是分子结构不同。多肽是蛋白质水解的中间产物，n条多肽链按一定的空间结构缠绕纠结就构成了蛋白质。通常将组成化合物的氨基酸数目在50个以下者称为多肽，50个以上者称为蛋白质。也有人将分子量低于一万的称为多肽，分子量高于一万的称为蛋白质。

一、概述

多肽类药物包括多肽激素和多肽类细胞生长调节因子，有天然来源的多肽药物（如促甲状腺释放激素、胸腺肽、缓激肽、转移因子等）和通过现代生物技术进行生产的重组肽类药物。多肽属于小分子，物理化学性质类似于氨基酸。因组成多肽的氨基酸残基的种类和数量不同，多肽的化学性质和生物功能有很大差异。

蛋白质是生物大分子，其种类繁多，结构复杂，功能各异。每种蛋白质都有其特定的结构并执行独特的功能，即结构决定功能。一般将蛋白质类药物分成以下几类：蛋白质激素（如生长激素、胰岛素、催乳素、绒毛膜促性腺激素等）、天然蛋白质（如干扰素、血清白蛋白、硫酸鱼精蛋白、丙种球蛋白等）、蛋白类制剂（如吸收明胶海绵、氧化聚明胶、碘干酪素、强蛋白银等）。蛋白质的理化性质如下：

1. 蛋白质的两性解离

蛋白质是呈两性解离的电解质，其分子除两端的氨基和羧基可解离外，侧链上的某些基团，在一定的 pH 条件下也可解离成带正电荷或负电荷的基团。

2. 等电点

蛋白质分子有各自的等电点，在等电点时蛋白质的溶解度最小，稳定性差，易从溶液中沉淀析出。体内各种蛋白质的等电点不同，但大多数接近于 pH 5.0。在人体体液环境下，大多数蛋白质解离为阴离子，少数蛋白质含碱性氨基酸较多，其等电点偏于碱性，称为碱性蛋白质（如鱼精蛋白、组蛋白等），也有少量蛋白质含酸性氨基酸较多，其等电点偏于酸性，称为酸性蛋白质（如胃蛋白酶和丝蛋白等）。

3. 胶体性质

蛋白质对水的亲和力很大，在水溶液中可形成亲水胶体，具胶体性质。

4. 蛋白质的变性和复性作用

蛋白质分子构象受一些物理因素（如加热、超声波、紫外线照射等）和化学因素（如酸、碱、重金属、有机溶剂、生物碱试剂等）等变性因素的影响而变性，变性后失去结晶能力和生物活性，同时溶解度、黏度、沉降系数和扩散系数也会发生变化，若蛋白质变性程度较轻，去除变性因素后，有些蛋白质可复性。

5. 蛋白质的沉淀

蛋白质变性后，疏水侧链暴露在外，肽链相互缠绕继而聚集而从溶液中沉淀析出。变性的蛋白质易于沉淀，有时蛋白质发生沉淀，但并不变性。常用中性盐、有机溶剂、某些生物碱试剂及重金属盐等试剂消除蛋白质的稳定因素水化膜和电荷，引起蛋白质的沉淀。

6. 蛋白质的凝固作用

蛋白质经强酸、强碱作用变性后，仍能溶解于强酸或强碱溶液中，若将 pH 调至等电点，变性蛋白质则立即结成絮状的不溶物，此时絮状物仍可溶解于强酸或强碱中，如再加热则絮状物可变成比较坚固的凝块，此凝块不易再溶于强酸或强碱中。

7. 蛋白质的呈色反应

(1) 双缩脲反应 蛋白质和多肽分子中含有肽键，在稀碱溶液中与硫酸铜共热，溶液呈现紫色或红色，称为双缩脲反应，氨基酸不出现此反应，可利用此反应检测蛋白质水解程度。

(2) 茚三酮反应 蛋白质水解后产生的氨基酸也可发生茚三酮反应。

8. 蛋白质的紫外吸收

蛋白质分子中含有具有共轭双键的色氨酸和酪氨酸，因此在 280nm 波长处有特征性吸收峰。蛋白质在 280nm 的吸光度（A_{280}）与其浓度呈正比关系，该法可定量测定蛋白质。

二、鉴别试验

1. 肽类药物的鉴别

肽类药物的鉴别方法主要有化学反应法、紫外-可见分光光度法、红外光谱法、薄层色谱法、高效液相色谱法等。

(1) 化学反应法 化学反应法主要有双缩脲法。例如《中国药典》(2015 年版) 中胸腺五肽的鉴别采用双缩脲法：取本品 1mg，加水 1ml 溶解后，加双缩脲试液（取硫酸铜 0.15g，加酒石酸钾钠 0.6g，加水 50ml，搅拌下加入 10%氢氧化钠溶液 30ml，加水至 100ml，即得）1ml，即显蓝紫色或紫红色。

(2) 紫外-可见分光光度法 五肽胃泌素采用本法进行鉴别：取本品适量，精密称定，加 0.01mol/L 氨溶液溶解并定量稀释制成每 1ml 中约含 50μg 的溶液，照紫外-可见分光光度法（通则 0401），在 230～350nm 的波长范围内测定吸光度，在 280nm 与 288nm 的波长处有最大吸收，在 275nm 的波长处有转折点。

(3) 红外光谱法 红外光谱法通过比较供试品的红外光吸收图谱与对照品的图谱是否一致进行鉴别。例如醋酸去氨加压素的红外光谱鉴别：本品的红外光吸收图谱应与对照品的图谱一致（通则 0402）。

(4) 薄层色谱法 杆菌肽的鉴别试验采用薄层色谱法：取本品与杆菌肽标准品各适量，分别用 1%乙二胺四醋酸二钠溶液制成每 1ml 中各约含 6.0mg 的溶液，作为供试品溶液和标准品溶液。照薄层色谱法（通则 0502）试验，取上述两种溶液各 5μl 分别点于同一硅胶 GF_{254} 薄层板（临用前于 105℃活化 1～2h）上，自然干燥，以正丁醇-冰醋酸-水-吡啶-乙醇（60∶15∶10∶6∶5）为展开剂，展开，晾干，喷以 1%茚三酮的丁醇-吡啶（99∶1）溶液，于 105℃加热约 5min，至出现棕红色斑点。供试品溶液所显主斑点的位置和颜色应与标准品溶液主斑点的位置和颜色相同。

(5) 高效液相色谱法 胸腺法新的鉴别试验采用高效液相色谱法：在含量测定项下记录的色谱图中，供试品溶液主峰的保留时间应与对照品溶液主峰的保留时间一致。

2. 蛋白质类药物的鉴别

蛋白质类药物的鉴别方法主要有化学反应法、高效液相色谱法和生物学法。

(1) 化学反应法 化学反应法主要有双缩脲反应法、茚三酮反应法和福林酚反应法。例如《中国药典》(2015 年版) 硫酸鱼精蛋白的鉴别试验采用双缩脲反应：取本品约 5mg，加水 1ml，微温溶解后，加 10% 氢氧化钠溶液 1 滴及硫酸铜试液 2 滴，上清液显紫红色。

(2) 高效液相色谱法 胰岛素采用本法进行鉴别：供试品溶液的肽图谱应与对照品溶液的肽图谱一致；在含量测定项下记录的色谱图中，供试品溶液主峰的保留时间应与对照品溶液主峰的保留时间一致。

(3) 生物学法 例如尿促性素的鉴别：照效价测定项下的方法，测定结果应能使未成年雌性大鼠卵巢增大，使未成年雄性大鼠的精囊和前列腺增重；注射用缩宫素的鉴别：照缩宫素生物测定法（通则 1210）试验 9 应有子宫收缩的反应。

三、杂质检查

肽类药物的检查项目主要有氨基酸比值、吸光度或吸光度比值、酸碱度、醋酸、水分、有关物质、高分子蛋白质、热原或细菌内毒素和生物活性等。蛋白质类药物的检查项目主要有 pH 、纯度、干燥失重、产品相关杂质、异常毒性、细菌内毒素、微生物限度和生物活性等。

四、含量测定及效价测定

(一) 肽类药物的含量测定

肽类药物的含量测定方法主要有紫外-可见分光光度法、高效液相色谱法及效价测定。

1. 紫外-可见分光光度法

例如五肽胃泌素的含量测定利用本法：取本品适量，精密称定，加0.01mol/L氨溶液溶解并定量稀释制成每1ml中约含50μg的溶液，照紫外-可见分光光度法（通则0401），在280nm的波长处测定吸光度，按$C_{37}H_{49}N_7O_9S$的吸收系数（$E_{1cm}^{1\%}$）为70计算，即得。

2. 高效液相色谱法

例如胸腺法新的含量测定采用高效液相色谱法。

(1) 色谱条件与系统适用性试验 用十八烷基硅烷键合硅胶为填充剂；以硫酸铵缓冲液（取硫酸铵26.4g、磷酸25ml，加水溶解并稀释至2000ml)-乙腈（90∶10）为流动相A，以硫酸铵缓冲液-乙腈（50∶50）为流动相B；柱温为50℃；检测波长为210nm；按表8-1进行梯度洗脱。取胸腺法新对照品与杂质Ⅰ对照品各适量，加0.02mol/L磷酸盐缓冲液（pH 7.0）溶解并稀释制成每1ml中含胸腺法新0.5mg与杂质Ⅰ 50μg的混合溶液，取20μl注入液相色谱仪，调节洗脱梯度表45min处的流动相B的比例使胸腺法新的保留时间约为30min，记录色谱图。理论板数按胸腺法新峰计算不低于2000，杂质Ⅰ峰与胸腺法新峰之间的分离度应大于1.2。

表8-1 胸腺法新含量测定的梯度洗脱程序

时间/min	流动相A/%	流动相B/%
0	88	12
45	82	18
50	50	50
51	88	12
60	88	12

(2) 测定法 取本品适量，精密称定，加0.02mol/L磷酸盐缓冲液（pH 7.0）溶解并定量稀释制成每1ml中含胸腺法新0.5mg的溶液，作为供试品溶液；精密量取供试品溶液20μl注入液相色谱仪，记录色谱图。另取胸腺法新对照品适量，同法测定。按外标法以峰面积计算，即得。

3. 效价测定法

例如抑肽酶效价测定：

(1) 溶液的制备

① 底物溶液的制备 取苯甲酰-L-精氨酸乙酯盐酸盐171.3mg，加水溶解并稀释至25ml。临用新制。

② 胰蛋白酶溶液的制备 取胰蛋白酶对照品适量，精密称定，加盐酸滴定液（0.001mol/L）溶解并定量稀释制成每1ml中约含0.8U（每1ml中约含1mg）的溶液，临用新制并置冰浴中。

③ 胰蛋白酶稀释液的制备 精密量取胰蛋白酶溶液1ml，置20ml量瓶中，用硼砂-氯化钙缓冲液（pH 8.0）稀释至刻度，摇匀，放置10min，置冰浴中。

④ 供试品溶液的制备 取本品适量，精密称定，加硼砂-氯化钙缓冲液（pH 8.0）溶解并定量稀释制成每1ml中约含1.67U（每1ml中约含0.6mg）的溶液，精密量取0.5ml与胰蛋白酶溶液2ml，置于20ml量瓶中，再用硼砂-氯化钙缓冲液（pH 8.0）稀释至刻度，摇匀，反应10min，置冰浴中（2h内使用）。

(2) 测定法 取硼砂-氯化钙缓冲液（pH 8.0）9.0ml与底物溶液1.0ml，置25ml烧杯中，于25℃±0.5℃恒温水浴中放置3～5min，在搅拌下滴加氢氧化钠滴定液（0.1mol/L）调节pH值至8.0，精密加入供试品溶液（经25℃保温3～5min）1ml，并立即计时，用1ml微量滴定管以氢氧化钠滴定液（0.1mol/L）滴定释放出的酸，使溶液的pH值始终保持在7.9～8.1。每隔60s读取pH值恰为8.0时所消耗的氢氧化钠滴定液（0.1mol/L）的体积（ml），共6min。另精密量取胰蛋白酶稀释液1ml，按上法操作，作为对照（重复一次）。以时间为横坐标，消耗的氢氧化钠滴定液（0.1mol/L）为纵坐标作图，应为一条直线。供试品和对照两条直线应基本重合，求出每秒钟消耗氢氧化钠滴定液（0.1mol/L）的体积（ml），按式(8-1）计算。

$$每1mg抑肽酶的效价=\frac{(2n_1-n_2)\times 4000f}{W} \tag{8-1}$$

式中，4000为系数；W为抑肽酶制成每1ml中约含1.67U时的酶量，mg；n_1为对照测定时每秒钟消耗的氢氧化钠滴定液（0.1mol/L）的体积，ml；n_2为供试品溶液每秒钟消耗的氢氧化钠滴定液（0.1mol/L）的体积，ml；2为供试品溶液中所加入胰蛋白酶的量为对照测定时的2倍；f为氢氧化钠滴定液（0.1mol/L）的校正因子。

效价单位定义：能抑制一个胰蛋白酶单位［每秒钟能水解1μmol的*N*-苯甲酰-L-精氨酸乙酯(BAEE）为一个胰蛋白酶单位］的活力称为一个抑肽酶活力单位（EPU)。每1EPU的抑肽酶相当于1800KIU。

（二）蛋白质类药物的含量测定

蛋白质类药物的含量测定可采用化学方法（如凯氏定氮法、福林酚法、双缩脲法和BCA法)、染色法（如考马斯亮蓝法)、紫外-可见分光光度法、高效液相色谱法、电泳法、生物检定法等。

1. 化学法

（1）凯氏定氮法　蛋白质为含氮的有机化合物，当与硫酸、硫酸铜、硫酸钾一同加热消化时，蛋白质分解，分解的氨与硫酸结合生成硫酸铵。然后碱化蒸馏使氨游离，用硼酸液吸收后以硫酸滴定液滴定，根据酸的消耗量算出含氮量，再将含氮量乘以换算系数，即为蛋白质的含量。凯氏定氮法灵敏度较低，适用于0.2～2.0mg氮的测定。氮转化成蛋白质的换算系数因蛋白质中所含氨基酸的结构差异会稍有区别。

（2）福林酚法（Lowry法）　蛋白质分子中含有的肽键在碱性溶液中与Cu^{2+}螯合形成蛋白质-铜复合物，此复合物使酚试剂的磷钼酸还原，产生蓝色化合物，同时在碱性条件下酚试剂易被蛋白质中酪氨酸、色氨酸、半胱氨酸还原呈蓝色反应。在一定范围内其颜色深浅与蛋白质浓度呈正比，以蛋白质对照品溶液作标准曲线，采用比色法测定供试品中蛋白质的含量。本法灵敏度高，测定范围为20～250μg。干扰本法的物质较多，如还原物质、酚类、枸橼酸、硫酸铵、三羟甲基氨基甲烷缓冲液、甘氨酸、糖类、甘油等，对双缩脲反应产生干扰的离子，同样容易干扰福林酚反应，且影响更大。

①溶液的配制　对照品溶液的制备，除另有规定外，取血清白蛋白（牛）对照品或蛋白质含量测定国家标准品，加水溶解并制成每1ml中含0.2mg的溶液。

供试品溶液的制备，照各品种项下规定的方法制备（蛋白质浓度应与对照品溶液基本一致)。

②测定法　精密量取对照品溶液0ml、0.2ml、0.4ml、0.6ml、0.8ml、1.0ml（对照品溶液取用量可在本法测定范围内进行适当调整)，分别置具塞试管中，各加水至1.0ml，再分别加入碱性铜试液（取氢氧化钠10g、碳酸钠50g，加水400ml使溶解，作为甲液；取酒石酸钾0.5g，加水50ml使溶解，另取硫酸铜0.25g，加水30ml使溶解，将两液混合作为乙液。临用前，合并甲、乙液，并加水至500ml）1.0ml，摇匀，室温放置10min，各加入福林酚试液［取福林试液中的贮备液（2mol/L酸浓度）1→16］4.0ml，立即混匀，室温放置30min，照紫外-可见分光光度法（通则0401)，在650nm的波长处测定吸光度；同时以0号管作为空白。以对照品溶液浓度与其相对应的吸光度计算线性回归方程。另精密量取供试品溶液适量，同法测定。从线性回归方程计算供试品溶液中的蛋白质浓度，并乘以稀释倍数，即得。

（3）双缩脲法　蛋白质分子中含有的两个以上肽键在碱性溶液中与Cu^{2+}形成紫红色络合物，在一定范围内其颜色深浅与蛋白质浓度呈正比，以蛋白质对照品溶液作标准曲线，采用比色法测定供试品中蛋白质的含量。本法快速、灵敏度低，测定范围通常可达1～10mg。干扰本法测定的物质主要有硫酸铵、三羟甲基氨基甲烷缓冲液和某些氨基酸等。

① 溶液的制备 对照品溶液的制备，除另有规定外，取血清白蛋白（牛）对照品或蛋白质含量测定国家标准品，加水溶解并制成每1ml中含10mg的溶液。

供试品溶液的制备，照各品种项下规定的方法制备（蛋白质浓度应与对照品溶液基本一致）。

② 测定法 精密量取对照品溶液0ml、0.2ml、0.4ml、0.6ml、0.8ml、1.0ml（对照品溶液取用量可在本法测定范围内进行适当调整），分别置具塞试管中，各加水至1.0ml，再分别加入双缩脲试液（取硫酸铜1.5g、酒石酸钾钠6.0g和碘化钾5.0g，加水500ml使溶解，边搅拌边加入10%氢氧化钠溶液300ml，用水稀释至1000ml，混匀，即得）4.0ml，立即混匀，室温放置30min，照紫外-可见分光光度法（通则0401），在540nm的波长处测定吸光度；同时以0号管作为空白。以对照品溶液浓度与其相对应的吸光度计算线性回归方程。另精密量取供试品溶液适量，同法操作。从线性回归方程计算供试品溶液中的蛋白质浓度，并乘以稀释倍数，即得。

(4) 2,2′-联喹啉-4,4′-二羧酸法（BCA法） 蛋白质分子在碱性溶液中将Cu^{2+}还原为Cu^{+}，2,2′-联喹啉-4,4′-二羧酸（BCA）与Cu^{+}结合形成紫色复合物，在一定范围内其颜色深浅与蛋白质浓度呈正比，以蛋白质对照品溶液作标准曲线，采用比色法测定供试品中蛋白质的含量。本法灵敏度较高，测定范围可达80～400μg。本法测定的供试品中不能有还原剂和铜螯合物，否则干扰测定。

① 溶液的制备 对照品溶液的制备，除另有规定外，取血清白蛋白（牛）对照品或蛋白质含量测定国家标准品，加水溶解并制成每1ml中含0.8mg的溶液。

供试品溶液的制备，照各品种项下规定的方法制备（蛋白质浓度应与对照品溶液基本一致）。

② 测定法 精密量取对照品溶液0ml、0.1ml、0.2ml、0.3ml、0.4ml、0.5ml（对照品溶液取用量可在本法测定范围内进行适当调整），分别置具塞试管中，各加水至0.5ml，再分别加入铜-BCA试液（取2,2′-联喹啉-4,4′-二羧酸钠1g、无水碳酸钠2g、酒石酸钠0.16g、氢氧化钠0.4g与碳酸氢钠0.95g，加水使溶解成100ml，调节pH值至11.25，作为甲液；另取4%硫酸铜溶液作为乙液。临用前取甲液100ml，加入乙液2ml，混匀，即得）10.0ml，立即混匀，置37℃水浴中保温30min，放冷，照紫外-可见分光光度法（通则0401），立即在562nm的波长处测定吸光度；同时以0号管作为空白。以对照品溶液浓度与其相对应的吸光度计算线性回归方程。另精密量取供试品溶液适量，同法测定。从线性回归方程计算供试品溶液中的蛋白质浓度，并乘以稀释倍数，即得。

(5) 考马斯亮蓝法（Bradford法） 在酸性溶液中考马斯亮蓝G250与蛋白质分子中的碱性氨基酸（精氨酸）和芳香族氨基酸结合形成蓝色复合物，在一定范围内其颜色深浅与蛋白质浓度呈正比，以蛋白质对照品溶液作标准曲线，采用比色法测定供试品中蛋白质的含量。本法灵敏度高，通常可测定1～200μg的蛋白质量。测定时主要的干扰物质有去污剂、Triton X-100、十二烷基硫酸钠（SDS）等，供试品缓冲液呈强碱性时也会影响显色。

① 溶液的制备 对照品溶液的制备，除另有规定外，取血清白蛋白（牛）对照品或蛋白质含量测定国家标准品，加水溶解并制成每1ml中含1mg的溶液。

供试品溶液的制备，照各品种项下规定的方法制备（蛋白质浓度应与对照品溶液基本一致）。

② 测定法 精密量取对照品溶液0ml、0.01ml、0.02ml、0.04 ml、0.06ml、0.08ml、0.10ml（对照品溶液取用量可在本法测定范围内进行适当调整），分别置具塞试管中，各加水至0.1ml，再分别加入酸性染色液（取考马斯亮蓝G250 0.1g，加乙醇50ml溶解后，加磷酸100ml，加水稀释至1000ml，混匀，滤过，取滤液，即得。置棕色瓶内，如有沉淀产生，使用前需经滤过）5.0ml，立即混匀，照紫外-可见分光光度法（通则0401），立即在595nm的波长处测定吸光度；同时以0号管作为空白。以对照品溶液浓度与其相对应的吸光度计算线性回归方程。另精密量取供试品溶液适量，同法测定，从线性回归方程计算供试品溶液中的蛋白质浓度，并乘以稀释倍数，即得。

2. 紫外-可见分光光度法

蛋白质分子中含有具共轭双键的酪氨酸、色氨酸等芳香族氨基酸，其在280nm波长处有最大吸光度，在一定范围内其吸光度大小与蛋白质浓度呈正比。本法操作简便快速，适用于纯化蛋白质的检测，一般供试品浓度为0.2～2mg/ml。本法准确度较差，干扰物质多。

(1) 对照品溶液与供试品溶液的制备　照各品种项下规定的方法制备。

(2) 测定方法

① 测定法一　取供试品溶液，照紫外-可见分光光度法（通则0401），在280nm的波长处测定吸光度，以吸收系数法或对照品比较法计算供试品中蛋白质的含量。

② 测定法二　取供试品溶液，照紫外-可见分光光度法（通则0401），在280nm与260nm的波长处测定吸光度，按式(8-2) 计算供试品中蛋白质的含量（mg/ml）：

$$\text{蛋白质浓度}=1.45\times A_{280}-0.74\times A_{260} \tag{8-2}$$

3. 高效液相色谱法

例如胰岛素的含量测定采用本法，要求按干燥品计算，含胰岛素（包括脱氨胰岛素）应为95.5%～105.0%。

(1) 色谱条件与系统适用性试验　用十八烷基硅烷键合硅胶为填充剂（5～10μm）；以0.2mol/L硫酸盐缓冲液（取无水硫酸钠28.4g，加水溶解后，加磷酸1.7ml，用乙醇胺调节pH值至2.3，加水至1000ml)-乙腈（74∶26）为流动相；柱温为40℃；检测波长为214nm。取系统适用性溶液20μl（取胰岛素对照品，加0.01mol/L盐酸溶液溶解并稀释制成每1ml中约含40U的溶液，放置至少24h），注入液相色谱仪，记录色谱图，胰岛素峰与A_{21}脱氨胰岛素峰（与胰岛素峰的相对保留时间约为1.2）之间的分离度应不小于1.8，拖尾因子应不大于1.8。

(2) 测定法　取本品适量，精密称定，加0.01mol/L盐酸溶液溶解并定量稀释制成每1ml中约含40U的溶液（临用新制，或2～4℃保存，48h内使用）。精密量取20μl注入液相色谱仪，记录色谱图；另取胰岛素对照品适量，同法测定。按外标法以胰岛素峰面积与A_{21}脱氨胰岛素峰面积之和计算，即得。

4. 电泳法

例如人血白蛋白采用醋酸纤维素薄膜电泳法进行纯度测定，要求人血白蛋白的纯度应不低于蛋白质总量的96.0%。

(1) 点样与电泳　取醋酸纤维素薄膜，裁成2cm×8cm的膜条，将无光泽面向下，浸入巴比妥缓冲液（pH 8.6）中，待完全浸透，取出夹于滤纸中，轻轻吸去多余的缓冲液后，将膜条无光泽面向上，置电泳槽架上，经滤纸桥浸入巴比妥缓冲液（pH 8.6）中。于膜条上距负极端2cm处，条状滴加蛋白质含量约5%的供试品溶液2～3μl，同时取新鲜人血清作对照，在0.4～0.6mA/cm稳流条件下，电泳时间以白蛋白与免疫球蛋白之间的电泳展开距离约2cm为宜。

(2) 染色　电泳完毕，将膜条取下浸于氨基黑（取0.5g的氨基黑10B，溶于甲醇50ml、冰醋酸10ml及水40ml的混合液中）或丽春红染色液（取丽春红9.04g、三氯醋酸6g，用水溶解并稀释至100ml）中，2～3min后，用脱色液浸洗数次，直至脱去底色。

(3) 透明　将洗净并完全干燥后的膜条浸于透明液中，浸泡10～15min，待全部浸透后，取出平铺于洁净的玻璃板上，干后即成透明薄膜，可用于相对含量、纯度测定和作标本长期保存。

(4) 含量测定（扫描法）　将干燥的醋酸纤维素薄膜用薄层色谱扫描仪采用反射（未透明薄膜）或透射（已透明薄膜）方式在记录器上自动绘出各蛋白质组分曲线图，以人血清作为对照，按峰面积计算各蛋白质组分的含量（%）。

5. 生物检定法

例如硫酸鱼精蛋白的效价测定采用生物检定法，要求按干燥品计算，每1mg所中和的肝素抗血凝作用不得少于100U。

本法系测定硫酸鱼精蛋白供试品（T）中和肝素标准品（S）所致延长新鲜兔血或猪、兔血浆凝结时间的程度，以测定供试品效价的方法。

(1) 溶液的制备

① 肝素标准品溶液的制备　精密称取肝素标准品适量，按标示效价加0.9%氯化钠溶液溶解使成几种不同浓度的溶液，相邻两种浓度每1ml中所含肝素效价（单位）相差应相等，且不超过5U，一般可配成每1ml中含85U、90U、95U、100U、105U、110U、115U、120U、125U等的溶液。

② 供试品溶液的制备　供试品如为粉末，精密称取适量，按干燥品计算，加0.9%氯化钠溶液溶解使成每1ml中含1mg的溶液。供试品如为注射液，则按标示量加0.9%氯化钠溶液稀释至同样浓度。

③ 血浆的制备　迅速收集兔血或猪血置预先放有109mmol/L枸橼酸钠溶液的容器中，枸橼酸钠溶液与血液体积之比为1∶9，边收集边轻轻振摇，混匀，室温下1500g（g为重力常数）离心不少于15min。立即吸出血浆，并分成若干份分装于适宜容器内，低温冻结贮存。临用时置37℃±0.5℃水浴中融化，用两层纱布或快速滤纸过滤，使用过程中在4～8℃放置。

(2) 测定法　取管径均匀（0.8cm×3.8cm）、清洁干燥的小试管8支，第1管和第8管为空白对照管，加入0.9%氯化钠溶液0.2ml，第2～7管为供试品管，每管均加入供试品溶液0.1ml，再每管分别加入上述一种浓度的肝素标准品稀释液0.1ml，立即混匀。取刚抽出的兔血适量，分别加入上述8支试管内，每管0.8ml，立即混匀，避免产生气泡，并开始计算时间，将小试管置37℃±0.5℃恒温水浴中，从采动物血时起至小试管放入恒温水浴的时间不得超过2min。如用血浆，则分别于上述各管中加入0.7ml的血浆，置37℃±0.5℃恒温水浴中预热5～10min，每管分别加入1%氯化钙溶液0.1ml，立即混匀，避免产生气泡，并开始计算时间。观察并记录各管凝结时间。

(3) 结果判断　两支对照管的凝结时间相差不得超过1.35倍。在供试品管的凝结时间不超过两支对照管平均凝结时间150%的各管中，以肝素浓度最高的一管作为终点管。同样重复5次，5次试验测得终点管的肝素浓度，相差不得大于10U。5次结果的平均值，即为硫酸鱼精蛋白供试品（干燥品）1mg中和肝素的效价（单位）。

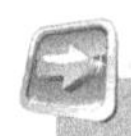

目标检测

一、单项选择题

1. 区分极性氨基酸和非极性氨基酸是根据（　　）。

A. 所含的羧基和氨基的极性　　B. 所含氨基和羧基的数目

C. 所含的R基团为极性或非极性　　D. 脂肪族氨基酸为极性氨基酸

E. 所含的羧基和氨基的位置

2. 含硫的必需氨基酸是（　　）。

A. 半胱氨酸　　B. 甲硫氨酸　　C. 苏氨酸

D. 亮氨酸　　E. 甘氨酸

3. 哪种元素不是蛋白质的主要组成元素（　　）。

A. C　　B. H　　C. N

D. Cl　　E. O

4. 下述哪种分离方法可得到不变性的蛋白质制剂（　　）。

A. 苦味酸沉淀　　B. 硫酸铜沉淀　　C. 常温下乙醇沉淀

D. 硫酸钠沉淀　　E. 加热

5. 下列不是多肽类药物的是（　　）。

A. 促甲状腺释放激素　　B. 缓激肽　　C. 胸腺肽

D. 胰岛素　　E. 转移因子

二、配伍选择题

【6～8】

A. 精氨酸　B. 丙氨酸　C. 缬氨酸　D. 苏氨酸　E. 门冬氨酸

6. 酸性氨基酸（　）

7. 中性氨基酸（　）

8. 碱性氨基酸（　）

【9～12】

A. 碘量法　B. HPLC　C. GC

D. 非水滴定法　E. 紫外-可见分光光度吸收系数法 $E_{1cm}^{1\%}$

9. 胸腺法新的含量测定法（　）

10. 盐酸半胱氨酸的含量测定法（　）

11. 甲硫氨酸的含量测定法（　）

12. 胰岛素的含量测定法（　）

三、多项选择题

13. 蛋白质类药物的含量测定可采用的化学方法有（　）。

A. 凯氏定氮法　B. 福林酚法　C. 双缩脲法

D. BCA 法　E. 考马斯亮蓝法

14. 下列氨基酸为必需氨基酸的是（　）。

A. 色氨酸　B. 赖氨酸　C. 甘氨酸

D. 异亮氨酸　E. 亮氨酸

15.《中国药典》(2015 年版）中氨基酸类含量测定方法有（　）。

A. 高效液相色谱法　B. 气相色谱法　C. 非水溶液滴定法

D. 酸碱滴定法　E. 氮测定法

四、简答题

16. 氨基酸类药物的鉴别方法有哪些?

17. 双缩脲法测定蛋白质含量的原理是什么?

18. 肽类药物含量测定方法有哪些?

实训八　胰岛素注射液的质量分析

【实训目的】

(1) 掌握高效液相色谱法测定胰岛素注射液的原理及操作技术。

(2) 熟悉外标法计算药物含量的方法及结果判断。

(3) 了解高效液相色谱法在蛋白质类药物定量分析中的应用。

【实训资料】

(1) 检验药品的名称：胰岛素注射液。

(2) 检验药品的来源：送检样品。

(3) 检验药品的规格、批号、包装及数量：根据药品包装确定，并记录有关情况。

(4) 检验依据：《中国药典》(2015 年版)。

【实训方案】

(一) 实训形式

本次实训任务分成 6 人一组，组内交替进行任务实施，2 人配合完成每个实验项目。

(二) 实训时间

具体实训时间安排可参考表 8-2。

表 8-2 胰岛素注射液质量分析实训时间安排

实训内容	实训时间/min	备注
仪器的准备	10	原子吸收分光光度计、高效液相色谱仪、ODS 柱、分析天平、量筒、烧杯、容量瓶、移液枪(2~20μl、20~200μl)等
试剂配制	10	试剂由实训教师指导部分学生在课余时间完成;学生按组领取
胰岛素注射液鉴别	90	正确使用高效液相色谱仪
胰岛素注射液检查	100	正确使用高效液相色谱仪、原子吸收分光光度计(部分检查项目可由实训教师指导部分学生在课余时间完成)
胰岛素注射液含量测定	90	正确使用高效液相色谱仪
报告书写	10	报告书要书写规范,不要涂抹
清场	10	所有仪器要清洗干净,放回原位

【实训过程】

(一) 胰岛素注射液的鉴别

1. 供试品准备

胰岛素注射液。

2. 试剂准备

(1) 9.6mol/L 盐酸溶液　取盐酸 86.4ml，加水适量使成 100ml，摇匀即得。

(2) 0.01mol/L 盐酸溶液　取盐酸 9ml，加水适量使成 1000ml，摇匀即得 0.1mol/L 盐酸溶液。取 0.1mol/L 盐酸溶液 10ml，加水适量稀释至 100ml，即得。

3. 鉴别方法

在含量测定项下记录的色谱图中，供试品溶液主峰的保留时间应与对照品溶液主峰的保留时间一致。

(二) 胰岛素注射液的检查

1. pH 值

应为 6.6~8.0。

2. 相关蛋白质

取本品，每 1ml 中加 9.6mol/L 盐酸溶液 3μl 酸化，混匀后作为供试品溶液。取供试品溶液适量（约相当于胰岛素 2U），照含量测定项下的色谱条件，以含量测定项下 0.2mol/L 硫酸盐缓冲液（pH 2.3)-乙腈（82∶18）为流动相 A，以乙腈-水（50∶50）为流动相 B，按表 8-3 进行梯度洗脱。调节流动相比例使胰岛素峰的保留时间约为 25min。取供试品溶液 20μl 注入液相色谱仪，记录色谱图，扣除苯酚峰，按峰面积归一化法计算，A_{21} 脱氨胰岛素峰不得大于 5.0%；其他相关蛋白质峰的总和不得大于 6.0%。

表 8-3 胰岛素注射液相关蛋白质检查的梯度洗脱程序

时间/min	流动相 A/%	流动相 B/%
0	78	22
36	78	22
61	33	67
67	33	67

3. 高分子蛋白质

取本品，每1ml中加9.6mol/L盐酸溶液3μl酸化，混匀后作为供试品溶液，照分子排阻色谱法（通则0514）试验。以亲水改性硅胶为填充剂（3～10μm）；以冰醋酸-乙腈-0.1%精氨酸溶液（15∶20∶65）为流动相；流速为每分钟0.5ml；检测波长为276nm。取胰岛素单体-二聚体对照品（或取胰岛素适量，于60℃放置过夜），加0.01mol/L盐酸溶液溶解并稀释制成每1ml中约含4mg的溶液，取100μl注入液相色谱仪，胰岛素单体峰与二聚体峰的分离度应符合要求。取供试品溶液100μl，注入液相色谱仪，记录色谱图。扣除保留时间大于胰岛素主峰的其他峰，按峰面积归一化法计算，保留时间小于胰岛素主峰的所有峰面积之和不得大于2.0%。

4. 锌

精密量取本品适量，用0.01mol/L盐酸溶液定量稀释制成每1ml中约含4U的溶液，作为供试品溶液。另精密量取锌单元素标准溶液（每1ml中含锌1000μg）适量，用0.01mol/L盐酸溶液分别定量稀释制成每1ml中含锌0.2μg、0.4μg、0.8μg、1.0μg与1.2μg的锌标准溶液。照原子吸收分光光度法（通则0406第一法），在213.9nm的波长处测定吸光度。每100U中的含锌量不得过40μg。

5. 苯酚

精密称取苯酚（纯度≥99.5%）适量，加0.01mol/L盐酸溶液溶解并定量稀释制成每1ml中约含苯酚0.25mg的溶液作为苯酚对照溶液；精密量取本品适量，用0.01mol/L盐酸溶液定量稀释制成每1ml中约含苯酚0.25mg的溶液，作为供试品溶液。照含量测定项下的色谱条件，检测波长为270nm。取胰岛素对照品适量，加苯酚对照溶液溶解并稀释制成每1ml中约含胰岛素1mg的溶液，取20μl注入液相色谱仪，苯酚峰与胰岛素主峰的分离度应符合要求。精密量取苯酚对照溶液和供试品溶液各20μl，分别注入液相色谱仪，记录色谱图，按外标法以峰面积计算。本品每1ml中含苯酚的量应为2.2～2.8mg。

6. 可见异物

取本品，依法检查（通则0904），均不得检出金属屑、玻璃屑、色块、长度或最大粒径超过2mm的纤维和块状物等明显可见异物。如检出微细可见异物或烟雾状微粒柱，应另取20支（瓶）同法复试，初、复试的供试品中，检出微细可见异物或烟雾状微粒柱的供试品不得超过5支（瓶）。

7. 细菌内毒素

取本品，依法检查（通则1143），每1U胰岛素中含内毒素的量应小于0.80EU。

8. 其他

应符合注射剂项下有关的各项规定（通则0102）。

（三）胰岛素注射液的含量测定

1. 色谱条件与系统适用性试验

用十八烷基硅烷键合硅胶为填充剂（5～10μm）；以0.2mol/L硫酸盐缓冲液（取无水硫酸钠28.4g，加水溶解后，加磷酸2.7ml，用乙醇胺调节pH值至2.3，加水至1000ml）-乙腈（74∶26）为流动相；柱温为40℃；检测波长为214nm。取系统适用性溶液20μl（取胰岛素对照品，加0.01mol/L盐酸溶液溶解并稀释制成每1ml中约含40U的溶液，放置至少24h），注入液相色谱仪，记录色谱图，胰岛素峰与A_{21}脱氨胰岛素峰（与胰岛素峰的相对保留时间约为1.2）之间的分离度应不小于1.8，拖尾因子应不大于1.8。

2. 测定方法

精密量取本品适量，每1ml中加9.6mol/L盐酸溶液3μl酸化，用0.01mol/L盐酸溶液定量稀释制成每1ml中含40U的溶液（临用新制，或2～4℃保存，48h内使用）。精密量取20μl注入液相色谱仪，记录色谱图；另取胰岛素对照品适量，同法测定。按外标法以胰岛素峰面积与 A_{21} 脱氨胰岛素峰面积之和计算。《中国药典》（2015 年版）规定胰岛素注射液的效价应为标示量的 90.0%～110.0%。

3. 计算公式

$$标示量=\frac{c_R \times \frac{A_X}{A_R} \times VD \times 每支容量}{mS} \times 100\% \qquad (8\text{-}3)$$

式中，A_X 为胰岛素峰面积与 A_{21} 脱氨胰岛素峰面积之和；A_R 为对照品峰面积；c_R 为对照品浓度，U/ml；V 为供试品初次配制的体积，ml；D 为供试品的稀释倍数；m 为供试品的取样量，ml；S 为注射液的标示量，U。

【注意事项】

（1）流动相应严格脱气并经滤过，防止颗粒物导入系统中。

（2）用外标法定量时，以定量环或自动进样器进样为佳。

（3）正确使用高效液相色谱仪、原子吸收分光光度计。

第九章

抗生素类药物分析

知识目标

◇ 掌握β-内酰胺类、氨基糖苷类、四环素类抗生素药物的结构特征、理化性质与分析方法之间的联系；

◇ 熟悉β-内酰胺类、氨基糖苷类抗生素的鉴别试验原理、杂质检查及含量测定方法；

◇ 了解抗生素类药物的结构特点与分析方法之间的关系。

能力目标

◇ 能够运用药品质量标准完成抗生素类药物的鉴别、特殊杂质检查及含量测定并作出结果判断；

◇ 能运用药品质量标准进行分光光度法、高效液相色谱法的操作及结果计算。

抗生素是微生物、植物和动物在生命活动过程中产生的，在低微浓度下有选择地抑制或影响它种生物机能的化学物质的总称。《中国药典》（2015 年版）共收载抗生素类原料药及其各种制剂近 300 个品种。

第一节　概　　述

一、抗生素类药物的特点

抗生素类药物是临床上常用的一类重要药物，临床应用的抗生素主要是微生物发酵进行生物合成，经过分离纯化、精制制备而得的，少数是利用化学合成或半合成方法制得的，即在发酵产物的基础上进行分子结构修饰改造，而制成的活性更强的抗生素。由于生物合成的生产技术复杂，发酵过程不易控制及易受污染等，因此，与化学合成药物相比，抗生素类药物的结构、组成更复杂，具有以下特点：

(1) 化学纯度较低　表现为三多，即：同系物多、降解物多和异构体多。化学纯度较低是由于发酵产物通常组成较为复杂，虽经过提取分离、精制等工艺纯化处理，发酵液中一些低效、无效的杂质仍或多或少存在于成品中，影响产品纯度。

(2) 活性组分易发生变异　微生物菌株的变化、发酵条件的改变等均可导致抗生素产品质量发生变化，如组分的组成或比例的改变。

(3) 稳定性差　抗生素分子结构中通常含有活泼基团，如青霉素类、头孢菌素类结构中的β-内酰胺环和链霉素结构中的醛基等，容易在一定条件下发生降解，具有稳定性差的特点。分解产物会降低药效或使药物失效，有些甚至引起毒副作用。

二、抗生素类药物的分类

抗生素种类繁多，性质复杂，用途是多方面的，按照其化学结构共分为以下九大类：

(1) β-内酰胺类抗生素 这类抗生素的化学结构中都含有一个四元的内酰胺环，如青霉素、头孢菌素以及它们的衍生物。如头孢克肟、头孢拉定、头孢哌酮、头孢唑林钠、头孢氨苄、阿莫西林钠、青霉素钠（钾）、美罗培南、氨曲南、氨苄西林等。

(2) 氨基糖苷类抗生素 这类抗生素是由氨基糖与氨基环醇通过氧桥连接而成的苷类抗生素。如妥布霉素、盐酸大观霉素、硫酸卡那霉素、硫酸庆大霉素、阿米卡星、硫酸链霉素、硫酸新霉素等。

(3) 大环内酯类抗生素 这类抗生素的化学结构中都有一个大环内酯作为配糖体。如乙酰螺旋霉素、红霉素、麦白霉素、克拉霉素、阿奇霉素、罗红霉素等。

(4) 四环类抗生素 这类抗生素的化学结构中都含有一个四并苯的母核。如盐酸土霉素、盐酸四环素、盐酸多西环素、盐酸金霉素等。

(5) 多烯大环类抗生素 这类抗生素的化学结构中不仅有大环内酯，而且在内酯结构中还存在有共轭双键。如制霉菌素、两性霉素B等。

(6) 多肽类抗生素 这类抗生素是由多种氨基酸，经肽键缩合成的线状、环状或带侧链的环状多肽类化合物。如盐酸万古霉素、硫酸多黏菌素B等。

(7) 酰胺醇类抗生素 属于这类抗生素的有氯霉素、甲砜霉素、琥珀氯霉素、棕榈氯霉素等。

(8) 抗肿瘤类抗生素 这类抗生素有丝裂霉素、盐酸多柔比星、盐酸表柔比星、盐酸柔红霉素等。

(9) 其他抗生素 凡不属于上述八类的抗生素一般都归属于其他抗生素。如盐酸克林霉素、盐酸林可霉素、替考拉宁、磷霉素钙（钠）、磷霉素氨丁三醇等。

三、抗生素类药物的质量分析

抗生素类药物的质量控制方法可分为化学法、物理化学法和生物学法，与一般化学药品一样，通过鉴别、检查、含量（效价）测定等三个主要方面来控制其质量。

1. 鉴别

抗生素类药物的鉴别试验主要采用理化方法，包括官能团的显色反应、光谱法、色谱法等，也有采用生物学法的。

(1) 官能团的显色反应 如β-内酰胺环的羟肟酸铁反应；链霉素的麦芽酚反应、坂口反应；氨基苷类的水解产物的糠醛反应等。对于抗生素盐类，通常需要鉴别酸根、金属离子或有机碱。

(2) 光谱法 光谱法包括紫外-可见分光光度法和红外光谱法。抗生素的鉴别应用红外光谱法分析时需注意，由于抗生素存在多晶现象，当有对照品与供试品图谱或对照的图谱不一致时，最好用相同溶剂同时重结晶对照品和供试品，使其处于相同晶型情况下再进行测定，若多晶效应是由于研磨和压片过程中的晶相转变所致的，则应采用溶液法试验。

(3) 色谱法 色谱法包括HPLC和TLC，多采用对照品或标准品对照法。

(4) 生物学法 检查抗生素灭活前后的抑菌能力，并与已知含量的对照品对照后进行鉴别，此法应用较少。

2. 检查

抗生素类药物的检查项目包括：

(1) 影响产品稳定性的检查项目 结晶性、酸碱度、水分或干燥失重等。

(2) 控制有机杂质和无机杂质的检查项目 溶液的澄清度与颜色、有关物质、残留溶剂、炽灼残渣、重金属等。

(3) 与临床安全性密切相关的检查项目 异常毒性、热原、细菌内毒素、降压物质、无菌等。

(4) 其他检查项目 β-内酰胺类抗生素规定检查"聚合物"，多组分抗生素规定进行组分检查（如硫酸庆大霉素检查"庆大霉素C组分"、硫酸多黏菌素B检查"多黏菌素B组分"），四环素类抗生素规定检查"杂质吸光度"，注射用普鲁卡因青霉素规定检查"悬浮时间与抽针试验"等。

3. 含量或效价测定

抗生素类药物的含量测定或效价测定方法主要有微生物检定法和高效液相色谱法。

(1) 微生物检定法 抗生素微生物检定法系在适宜条件下，根据量反应平行线原理设计，通过检测抗生素对微生物的抑制作用，计算抗生素活性（效价）的方法。检定方法包括两种：管碟法和浊度法。测定结果经计算所得的效价，如低于估计效价的90%或高于估计效价的110%时，应调整其估计效价，重新试验。除另有规定外，本法可信限率不得大于5%。

微生物检定法的优点是灵敏度高，供试品需用量小，测定结果较直观，适用范围广，较纯的精制品、纯度较差的制品等均适用，且可一次测定同一类型的抗生素的总效价而不需分离。但本法存在操作步骤多、测定时间长、误差大等缺点。随着现代分析技术的进步和发展，高效液相色谱法等新技术逐渐取代了生物学法。但对于分子结构复杂、组分多的抗生素，微生物检定法仍然是首选的效价测定方法。《中国药典》（2015年版）中乙酰螺旋霉素、红霉素、麦白霉素、妥布霉素等原料药及其制剂的含量测定均采用比浊法和（或）管碟法。

(2) HPLC法 对于提纯的产品以及化学结构已确定的抗生素，HPLC能较迅速、准确地测定其效价，并具有较高的专属性。应用本法时如果是利用某一类型抗生素的共同结构部分的反应时，所测定的结果往往只能代表药物的总含量，不一定能代表某一抗生素的生物效价，只有当本法的测定结果与生物效价吻合时，才可用于效价测定。《中国药典》（2015年版）中β-内酰胺类（如美罗培南、普鲁卡因青霉素、头孢他啶等）、四环素类（如盐酸土霉素、盐酸四环素、盐酸多西环素等）、大环内酯类（如罗红霉素、克拉霉素、阿奇霉素等）等抗生素类药物原料药及其制剂的含量测定均采用HPLC。

知识链接 **抗生素剂量表示法**

抗生素的剂量常用质量和效价来表示。化学合成和半合成的抗生素都以质量表示，生物合成的抗生素以效价表示，并同时注明与效价相对应的质量。效价用"单位"（U）表示，即指每毫升或每毫克中含有某种抗生素的有效成分的多少。效价是以抗菌效能（活性部分）作为衡量标准的，因此，效价的高低是衡量抗生素质量的相对标准。如1mg青霉素钠定为1670U；1mg庆大霉素定为590U；1mg硫酸卡那霉素定为670U。

第二节 β-内酰胺类抗生素分析

β-内酰胺类抗生素的分子结构中均含有β-内酰胺环，是一种种类很广的抗生素。本类抗生素包括青霉素类、头孢菌素类，以及新发展的头霉素类、碳青霉烯类、单环β-内酰胺类等其他非典型β-内酰胺类抗生素。本节主要讨论青霉素类及头孢菌素类药物的分析。

一、结构与性质

1. 化学结构

青霉素类分子结构是由侧链RCO—与母核6-氨基青霉烷酸（简称6-APA）两部分组成的，6-APA是由一β-内酰胺环与一氢化噻唑环并合的杂环。由于侧链上的取代基（R）的不同，构成了不同种类的青霉素类抗生素，典型青霉素类抗生素的结构见表9-1。

表9-1 典型青霉素类抗生素的结构

药物	结构式
阿莫西林	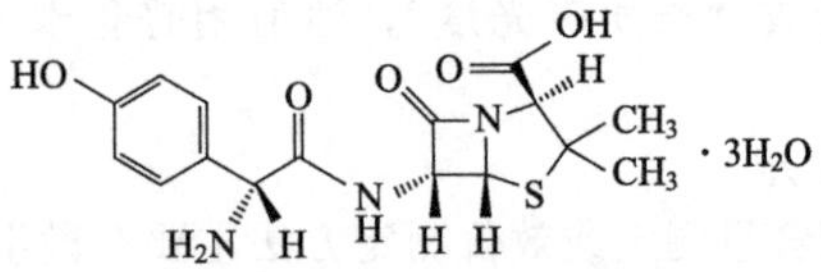
青霉素钠	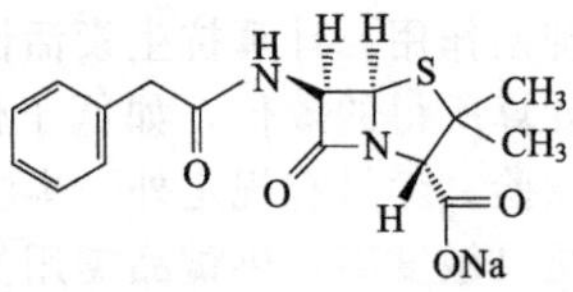
氨苄西林	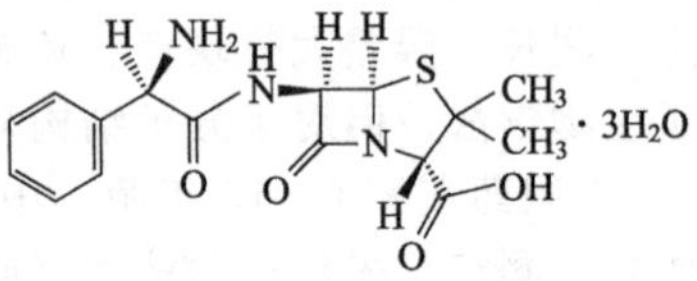
普鲁卡因青霉素	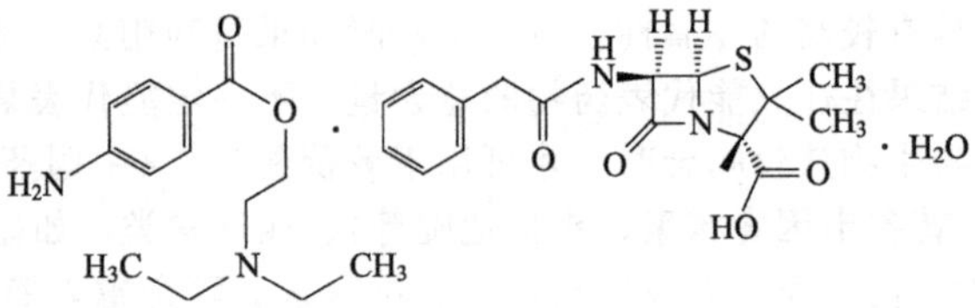
磺苄西林钠	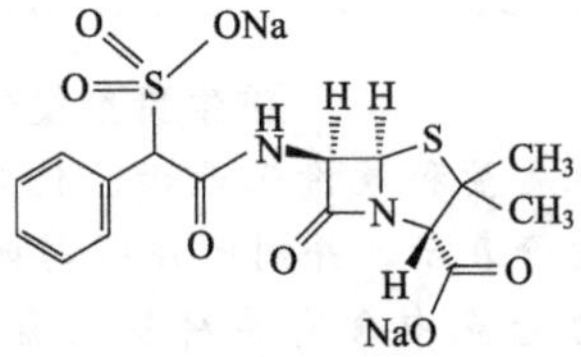

头孢菌素类分子结构是由侧链RCO—与母核7-氨基头孢菌烷酸（简称7- ACA）两部分组成的，7- ACA是由一β-内酰胺环与一氢化噻嗪环并合的杂环。由于侧链上取代基R与R^1的不同，构成了不同种类的头孢菌素类抗生素，典型头孢菌素类抗生素的结构见表9-2。

表9-2 典型头孢菌素类抗生素的结构

药物	结构式
头孢他啶	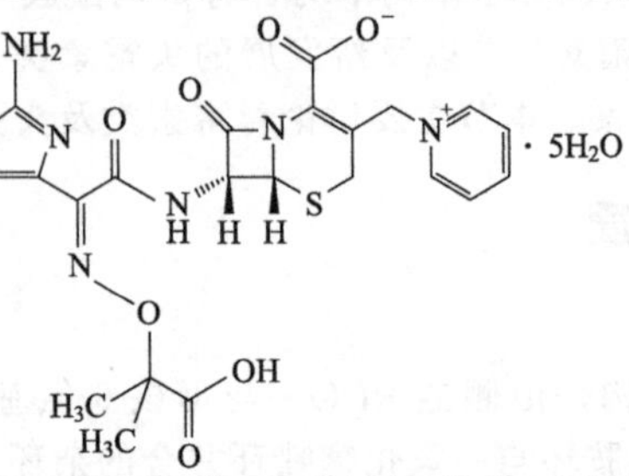

续表

药物	结构式
头孢曲松钠	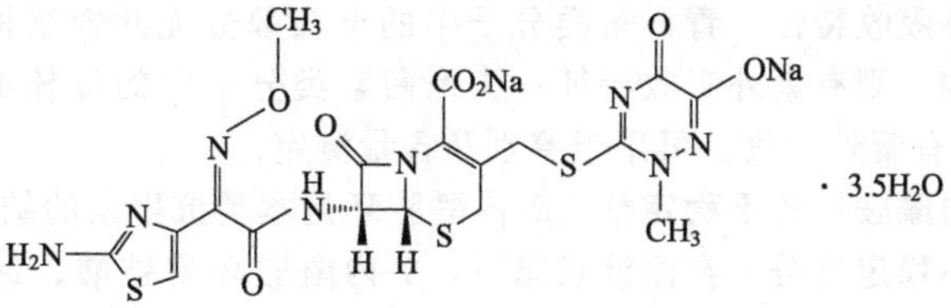
头孢克肟	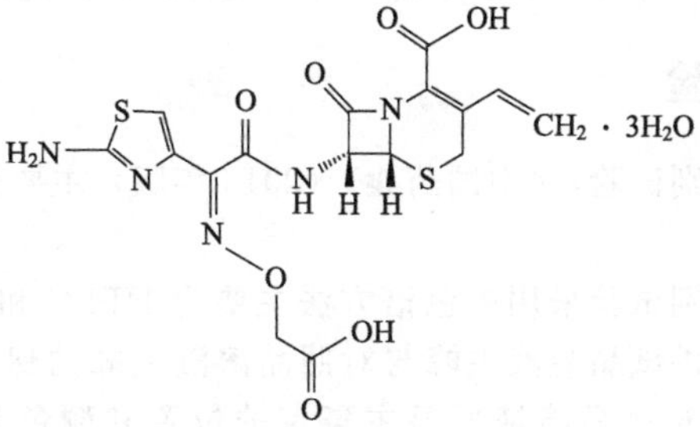
头孢拉定	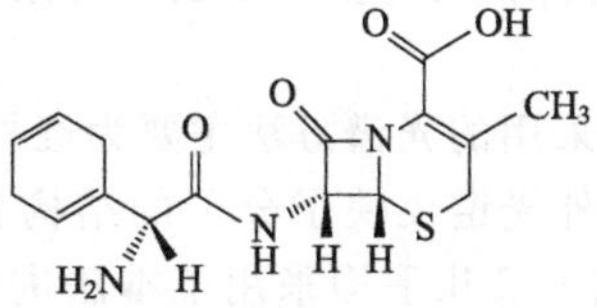
头孢氨苄	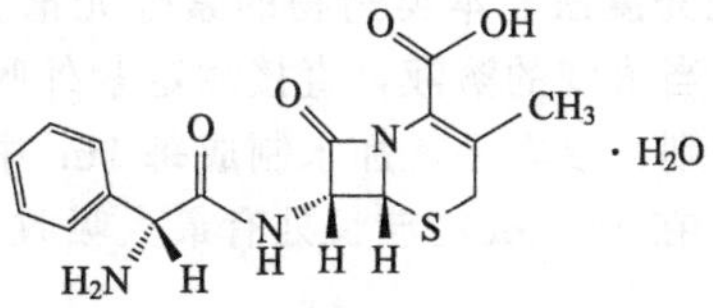

青霉素类与头孢菌素类基本结构如图 9-1 与图 9-2 所示。

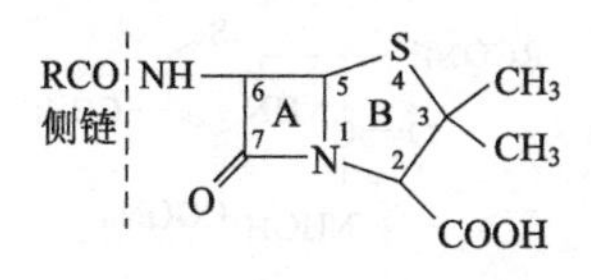

图 9-1　青霉素类基本结构
A—β-内酰胺环；B—氢化噻唑环

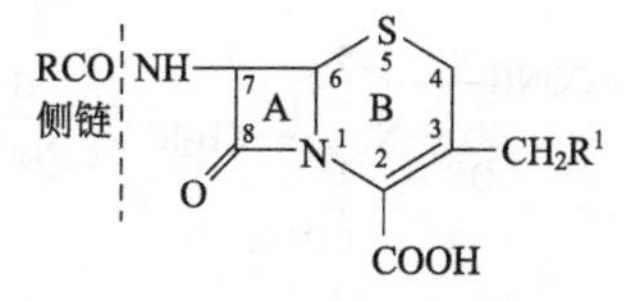

图 9-2　头孢菌素类基本结构
A—β-内酰胺环；B—氢化噻嗪环

2. 理化性质

(1) 性状　β-内酰胺类抗生素多为白色或类白色结晶或结晶性粉末，无臭或微臭，味微苦。其溶解性各异，遇酸、碱或氧化剂等迅速失效，水溶液在室温放置易失效。

(2) 酸性与溶解性　青霉素类和头孢菌素类母核分子中的 C-2 上的游离羧基具有相当强的酸性，大多数青霉素类化合物的 pK_a 在 2.5～2.8 之间，可与无机碱或某些有机碱成盐。其碱金属盐易溶于水，而有机碱盐却易溶于甲醇等有机溶剂，难溶于水。青霉素碱金属盐的水溶液遇酸则析出游离酸的白色沉淀。

（3）旋光性 青霉素类分子的母核中含有三个手性碳原子（C-2、C-5、C-6），头孢菌素类分子的母核中含有两个手性碳原子（C-6、C-7），均具有旋光性。

（4）紫外吸收特性 青霉素类分子中的母核部分无共轭结构，但其侧链上 R 取代基若有苯环等共轭结构，则有紫外吸收特征；头孢菌素类分子中的母核部分 B 环上具有共轭结构（O═C—C═C），有紫外吸收。可用于鉴别及含量测定。

（5）*β*-内酰胺环的不稳定性 *β*-内酰胺环是本类抗生素的结构活性中心，其性质活泼，是分子结构中最不稳定部分。在溶液状态下，*β*-内酰胺环易被酸、碱、酶、加热、金属离子（如铜、铅、汞和银）等破坏开环，发生水解和分子重排而失去抗菌活性。

二、鉴别试验

本类药物的鉴别试验，《中国药典》（2015 年版）主要采用色谱法、光谱法和化学鉴别法。

1. 色谱法

本类药物的鉴别试验采用的色谱方法主要为 HPLC 和 TLC。HPLC 利用在含量测定项下记录的色谱图，比较供试品溶液主峰与对照品溶液主峰的保留时间是否一致进行鉴别；TLC 通过比较供试品溶液与对照品溶液所显主斑点的位置和颜色是否相同进行鉴别。鉴别试验中既有 HPLC 又有 TLC 的，规定可在两种鉴别方法中选做一种。

2. 光谱法

本类药物的鉴别试验采用的光谱方法主要为红外光谱法和紫外-可见分光光度法。

（1）红外光谱法 红外光谱反映了分子的结构特征，专属性高，《中国药典》（2015 年版）对所收载的 *β*-内酰胺类抗生素几乎均采用了本法进行鉴别，规定供试品的红外吸收图谱应与对照的图谱一致。如青霉素钠的鉴别试验规定：本品的红外吸收图谱应与对照的图谱（光谱集 222 图）一致。

（2）紫外-可见分光光度法 本类药物的紫外光谱鉴别通常是利用最大吸收波长法进行鉴别的。即将供试品配成适当浓度的溶液，直接测定紫外吸收光谱，根据其最大吸收波长进行鉴定。如头孢替唑钠的红外鉴别：取本品，加水制成每 1ml 中约含 16μg 的溶液，照紫外-可见分光光度法（通则 0401）测定，在 272nm 的波长处有最大吸收。仅有少数本类药物采用紫外-可见分光光度法进行鉴别。

3. 化学鉴别法

（1）羟肟酸铁法 本类药物在碱性条件下与羟胺作用，*β*-内酰胺环破裂生成羟肟酸，在稀酸中与高铁离子呈色。反应如下：

RCONH, S, N, O, CH_2R^1, COOH
$\xrightarrow[NaOH,\ C_2H_5OH]{H_2NOH \cdot HCl}$
RCONH, S, O═C, HN, CH_2R^1, NHOH, COONa

$\xrightarrow[H^+]{FeNH_4(SO_4)_2}$
RCONH, S, O═C, HN, CH_2R^1, NH, COONa, Fe/3—O

例如《中国药典》（2015 年版）头孢哌酮的鉴别：取本品约 10mg，加水 2ml 与盐酸羟胺溶液［取 34.8%盐酸羟胺溶液 1 份，醋酸钠-氢氧化钠溶液（取醋酸钠 10.3g 与氢氧化钠 86.5g，加水溶解使成 1000ml）1 份，乙醇 4 份，混匀］3ml，振摇溶解后，放置 5min，加酸性硫酸铁铵试液 1ml，摇匀，显棕红色。

(2) 与斐林试剂反应　本类药物含有类似肽键（—CONH—）结构，可产生双缩脲反应，开环分解，使碱性酒石酸铜盐还原显紫色。例如羧苄西林钠的鉴别：取本品约20mg，加水5ml溶解后，加碱性酒石酸铜试液0.5ml，即显紫色。

(3) 钠盐、钾盐焰色反应　本类药物中，许多制成钾盐或钠盐供临床使用，因而可利用钾、钠离子的火焰反应进行鉴别。如青霉素钠、阿莫西林钠、头孢尼西钠、头孢曲松钠、头孢米诺钠、头孢噻肟钠等钠离子的鉴别；青霉素钾、青霉素V钾等钾离子的鉴别。

除上述反应以外，对于具有酚羟基等特殊官能团的药物（如头孢羟氨苄等），可以利用与三氯化铁呈色进行鉴别。

三、特殊杂质检查

本类药物的杂质除检查酸度、结晶性、溶液的澄清度等之外，主要还有高分子聚合物、有关物质与异构体等特殊杂质的检查，一般采用HPLC控制其限量，也有采用测定杂质的吸光度来控制杂质量的。

1. 高分子聚合物

高分子聚合物是β-内酰胺类抗生素临床致过敏的一个主要因素。《中国药典》(2015年版）检查高分子聚合物采用分子排阻色谱法。例如阿莫西林中阿莫西林聚合物的检查如下。

(1) 色谱条件与系统适用性试验　用葡聚糖凝胶G-10（40～120μm）为填充剂，玻璃柱内径1.0～1.4cm，柱长30～40cm，流动相A为pH 8.0的0.05mol/L磷酸盐缓冲液［0.05mol/L磷酸氢二钠溶液-0.05mol/L磷酸二氢钠溶液（95∶5)]，流动相B为水，流速为每分钟1.5ml，检测波长为254nm。量取0.2mg/ml蓝色葡聚糖2000溶液100～200μl注入液相色谱仪，分别以流动相A、B为流动相进行测定，记录色谱图。按蓝色葡聚糖2000峰计算理论板数均不低于500，拖尾因子均应小于2.0。在两种流动相系统中蓝色葡聚糖2000峰保留时间的比值应在0.93～1.07之间，对照溶液主峰和供试品溶液中聚合物峰与相应色谱系统中蓝色葡聚糖2000峰的保留时间的比值均应在0.93～1.07之间。称取阿莫西林约0.2g置10ml量瓶中，加2%无水碳酸钠溶液4ml使溶解后，用0.3mg/ml的蓝色葡聚糖2000溶液稀释至刻度，摇匀。量取100～200μl注入液相色谱仪，用流动相A进行测定，记录色谱图。高聚体的峰高与单体与高聚体之间的谷高比应大于2.0。另以流动相B为流动相，精密量取对照溶液100～200μl，连续进样5次，峰面积的相对标准偏差应不大于5.0%。

(2) 对照溶液的制备　取青霉素对照品适量，精密称定，加水溶解并定量稀释制成每1ml中约含0.2mg的溶液。

(3) 测定法　取本品约0.2g，精密称定，置10ml量瓶中，加2%无水碳酸钠溶液4ml使溶解，用水稀释至刻度，摇匀，立即精密量取100～200μl注入色谱仪，以流动相A为流动相进行测定，记录色谱图。另精密量取对照溶液100～200μl注入色谱仪，以流动相B为流动相，同法测定。按外标法以青霉素峰面积计算，并乘以校正因子0.2，阿莫西林聚合物的量不得过0.15%。

2. 有关物质与异构体

本类药物多数规定有关物质检查，部分还检查异构体杂质。本类抗生素中的有关物质与异构体通常采用HPLC检查。

四、含量测定

青霉素类和头孢菌素类药物的含量测定除少数药物采用酸碱滴定法（如羧苄西林钠）和微生物检定法（如磺苄西林钠）外，均采用HPLC。高效液相色谱法适用于本类药物的原料、各种制剂及生物样本等的测定，通常采用反相高效液相色谱法测定，按外标法以峰面积计算含量。例如青霉素钠的含量测定采用反相高效液相色谱法。

(1) 色谱条件与系统适用性试验 用十八烷基硅烷键合硅胶为填充剂；以有关物质项下流动相A-流动相B（70∶30）为流动相；检测波长为225nm。取青霉素系统适用性对照品适量，加水溶解并稀释制成每1ml中约含1mg的溶液，取20μl注入液相色谱仪，记录的色谱图应与标准图谱一致。

(2) 测定法 取本品适量，精密称定，加水溶解并定量稀释制成每1ml中约含1mg的溶液，作为供试品溶液，精密量取20μl注入液相色谱仪，记录色谱图；另取青霉素对照品适量，同法测定。按外标法以峰面积计算，其结果乘以1.0658，即为供试品中$C_{16}H_{17}N_2NaO_4S$的含量。

第三节 氨基糖苷类抗生素分析

氨基糖苷类抗生素的分子结构中都含有一个碱性环己多元醇，为苷元，以糖苷键与氨基糖缩合而成苷，故称为氨基糖苷类抗生素。本类抗生素包括妥布霉素、盐酸大观霉素、硫酸卡那霉素、硫酸庆大霉素、硫酸链霉素、硫酸奈替米星、硫酸新霉素等。

一、结构与性质

1. 化学结构

氨基糖苷类抗生素的抗菌谱和化学结构与性质都有共同之处。几种典型的氨基糖苷类药物结构如表9-3所示。

表9-3 典型氨基糖苷类抗生素的结构

药物	结构式
硫酸链霉素	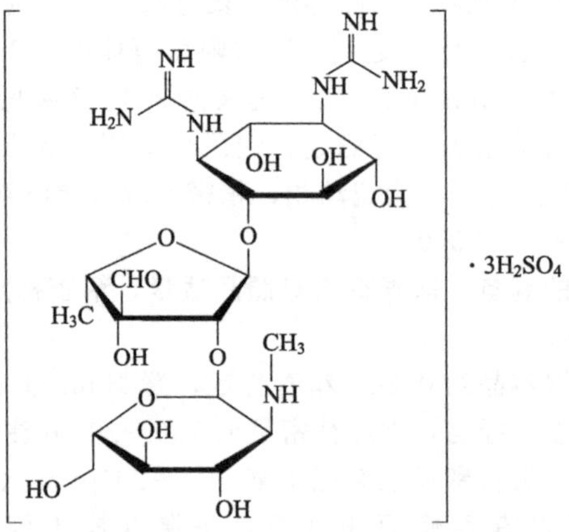 · $3H_2SO_4$
硫酸庆大霉素	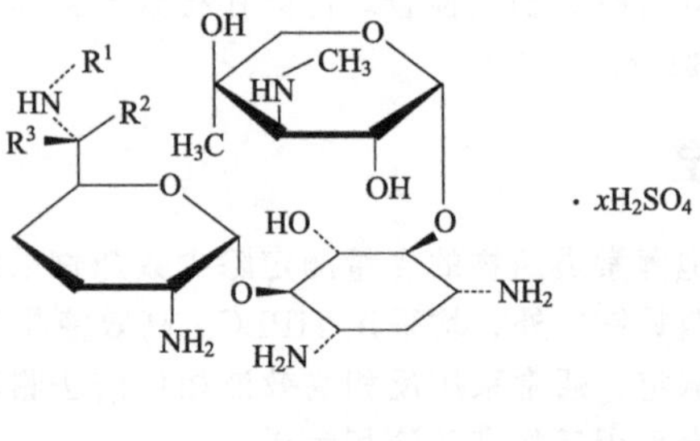 · xH_2SO_4

续表

药物	结构式
硫酸新霉素	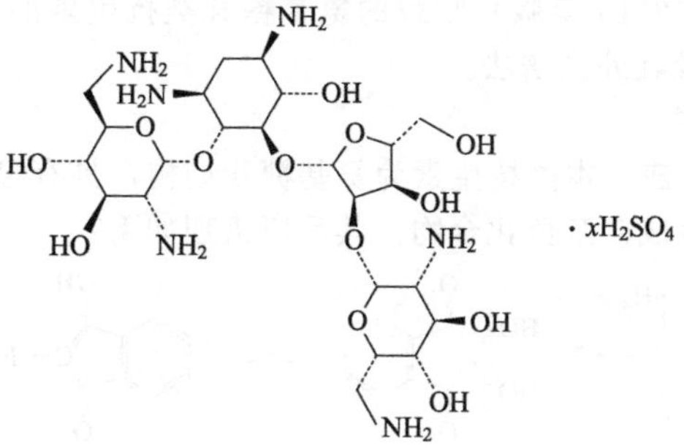 $\cdot xH_2SO_4$
硫酸卡那霉素	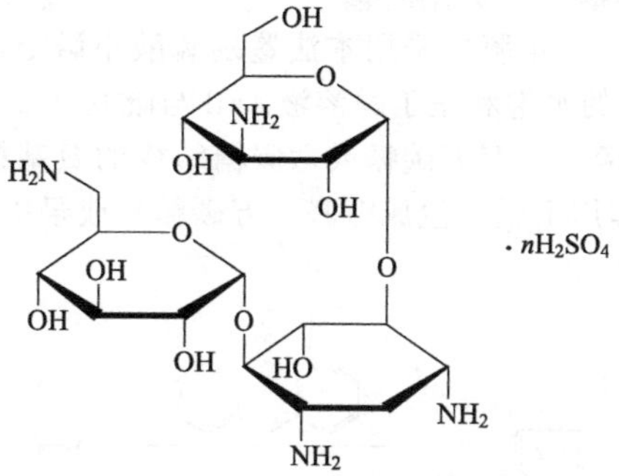 $\cdot nH_2SO_4$
硫酸奈替米星	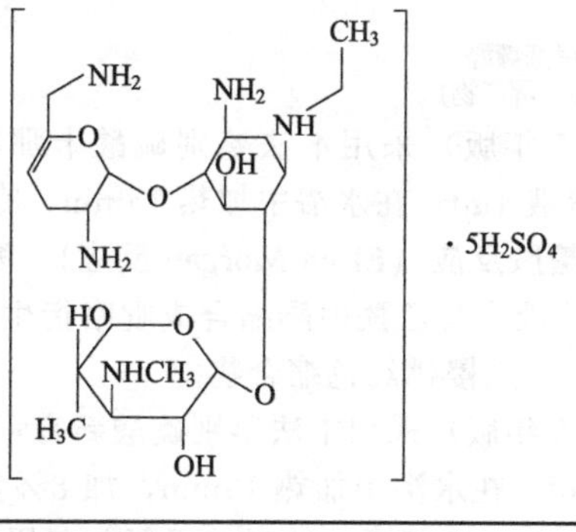 $\cdot 5H_2SO_4$

2. 理化性质

(1) 性状　氨基糖苷类抗生素大多为白色或类白色的粉末；无臭或几乎无臭；有引湿性或极易引湿；在水中易溶，在乙醇、乙醚或丙酮中不溶或几乎不溶。

(2) 碱性　本类抗生素的分子结构中具有碱性基团，可与无机酸或有机酸结合成盐，临床上应用的主要为硫酸盐。如硫酸链霉素、硫酸卡那霉素、硫酸庆大霉素等。

(3) 旋光性　本类抗生素分子结构中含有多个氨基糖，有多个手性碳原子，具有旋光性。如硫酸庆大霉素的比旋度为＋107°～＋121°（水溶液）；硫酸奈替米星的比旋度为＋88°～＋96°（水溶液）。

(4) 苷的水解及稳定性　氨基糖苷类抗生素的结构中都有以碱性氨基环己醇与氨基糖缩合而成的苷，在过酸或过碱条件下易水解失效，但相对其他类抗生素而言稳定性较好。如硫酸奈替米星、硫酸庆大霉素等对光、热、空气均较稳定，水溶液亦稳定，pH 2.0～12.0 时，100℃加热30min 活性无明显变化。分子中含有二糖胺结构的抗生素（如链霉素、巴龙霉素、新霉素），其氨基葡萄糖与链霉糖或核糖之间的苷键较强，而链霉胍与链霉双糖胺（苷元与二糖胺）间的苷键结合较弱。一般的化学反应只能将其分解为一分子苷元和一分子双糖。

二、鉴别试验

《中国药典》(2015年版)收载的氨基糖苷类抗生素的鉴别方法主要有化学反应法、色谱法(TLC、HPLC)及红外光谱法。

1. 化学反应法

(1)茚三酮反应 本类抗生素为氨基糖苷结构,具有羟基胺结构,和α-氨基酸的性质类似,可与茚三酮缩合生成蓝紫色化合物。其反应机理如下:

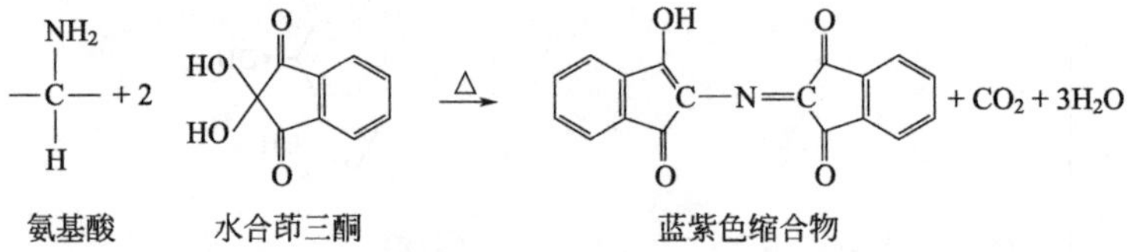

氨基酸 + 2 水合茚三酮 $\xrightarrow{\Delta}$ 蓝紫色缩合物 + CO_2 + $3H_2O$

《中国药典》(2015年版)采用本法鉴别硫酸小诺霉素及其制剂:取本品约5mg,加水溶解后,加0.1%茚三酮的水饱和正丁醇溶液1ml与吡啶0.5ml,在水浴中加热5min,即显紫蓝色。

(2)Molisch反应 具有五碳糖或六碳糖结构的氨基糖苷类抗生素在酸性条件下水解后,在盐酸(或硫酸)的作用下脱水生成糠醛(五碳糖)或羟甲基糠醛(六碳糖),遇蒽酮呈色。其反应机理如下:

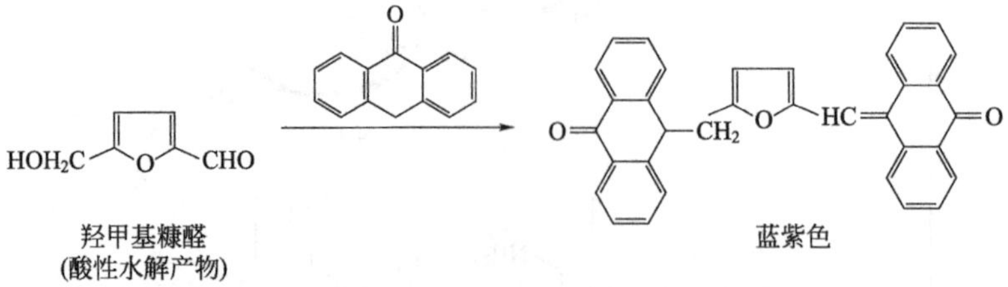

羟甲基糠醛(酸性水解产物)+ 蒽酮 → 蓝紫色

《中国药典》(2015年版)采用本法鉴别硫酸卡那霉素:取本品约1mg,加水2ml溶解后,加0.2%蒽酮的硫酸溶液4ml,在水浴中加热15min,冷却,即显蓝紫色。

(3)*N*-甲基葡萄糖胺反应(Elson-Morgan反应) 氨基糖苷类抗生素药物经水解,产生*N*-甲基葡萄糖胺,在碱性溶液中与乙酰丙酮缩合成吡咯衍生物,再与对二甲氨基苯甲醛的酸性醇溶液(Ehrlich试剂)反应,生成樱桃红色缩合物。

《中国药典》(2015年版)采用本法鉴别硫酸新霉素:取本品约10mg,加水1ml溶解后,加盐酸溶液(9→100)2ml,在水浴中加热10min,加8%氢氧化钠溶液2ml与2%乙酰丙酮水溶液1ml,置水浴中加热5min,冷却后,加对二甲氨基苯甲醛试液1ml,即显樱桃红色。

(4)麦芽酚(maltol)反应 此反应为链霉素中链霉糖的特征反应。链霉素在碱性溶液中水解生成产物链霉糖,链霉糖经分子重排使环扩大形成六元环,消除*N*-甲基葡萄糖胺和链霉胍生成麦芽酚,麦芽酚可与铁离子在微酸性溶液中形成紫红色配位化合物。反应原理如下:

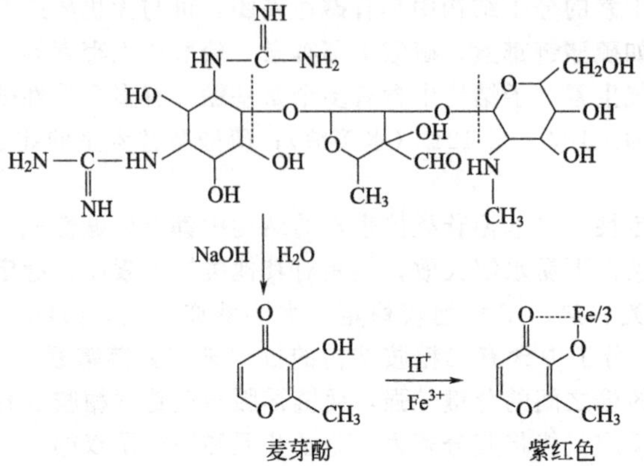

链霉素 $\xrightarrow{NaOH,\ H_2O}$ 麦芽酚 $\xrightarrow{H^+,\ Fe^{3+}}$ 紫红色

《中国药典》（2015年版）采用麦芽酚反应鉴别硫酸链霉素及其制剂：取本品约20mg，加水5ml溶解后，加氢氧化钠试液0.3ml，置水浴上加热5min，加硫酸铁铵溶液（取硫酸铁铵0.1g，加0.5mol/L硫酸溶液5ml使溶解）0.5ml，即显紫红色。

（5）坂口反应　此反应为链霉素水解产物链霉胍的特有反应。链霉素在碱性条件下水解生成链霉胍，链霉胍与8-羟基喹啉分别同次溴酸钠反应，其各自产物再相互作用生成橙红色化合物。反应原理如下：

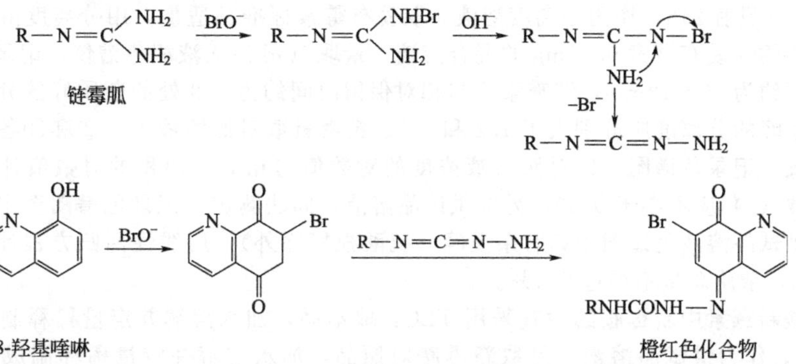

$$R-N=C(NH_2)_2 \xrightarrow{BrO^-} R-N=C(NHBr)(NH_2) \xrightarrow{OH^-} R-N=C(NH_2)-N-Br \xrightarrow{-Br^-} R-N=C=N-NH_2$$

链霉胍

$$\text{8-羟基喹啉} \xrightarrow{BrO^-} \text{(Br-取代醌式中间体)} \xrightarrow{R-N=C=N-NH_2} \text{橙红色化合物 (Br, =O, =N-NHCONHR)}$$

8-羟基喹啉　　橙红色化合物

《中国药典》（2015年版）采用坂口反应鉴别硫酸链霉素及其制剂：取本品约0.5mg，加水4ml溶解后，加氢氧化钠试液2.5ml与0.1% 8-羟基喹啉的乙醇溶液1ml，放冷至约15℃，加次溴酸钠试液3滴，即显橙红色。

（6）硫酸盐反应　利用硫酸盐与氯化钡试液生成白色硫酸钡沉淀进行鉴别本类药物的硫酸盐。

2. 色谱法

《中国药典》（2015年版）规定，在氨基糖苷类抗生素鉴别项下既有HPLC又有TLC的，可在两种鉴别方法中选做一种。

（1）TLC　本类药物采用TLC鉴别时，多在硅胶薄层板上点样，以三氯甲烷-甲醇-浓氨水为展开剂，茚三酮或碘蒸气为显色剂。

《中国药典》采用薄层色谱法鉴别硫酸核糖霉素：取本品与核糖霉素标准品各适量，分别加水制成每1ml中约含核糖霉素10mg的溶液，取上述两种溶液等量混合，作为混合溶液。照薄层色谱法（通则0502）试验，吸取上述三种溶液各2μl，分别点于同一硅胶G薄层板上，以2-丁酮-甲醇-异丙醇-浓氨水-水（10∶12∶3∶8∶2）为展开剂，展开，晾干，喷以0.2%茚三酮的水饱和正丁醇溶液，在110℃加热10min。混合溶液所显主斑点应为单一斑点，供试品溶液所显主斑点的位置和颜色应与对照品溶液或混合溶液主斑点的位置和颜色相同。

（2）HPLC　氨基糖苷类药物也可根据有关物质项下或组分检查或含量测定项下HPLC的色谱条件试验，通过比较记录的色谱图中供试品溶液主峰的保留时间与标准品溶液主峰的保留时间是否一致进行鉴别。

3. 红外光谱法

氨基糖苷类抗生素采用本法通过比较供试品的红外吸收图谱与对照的图谱是否一致进行鉴别。

三、特殊杂质检查及组分分析

本类抗生素的有关物质、组分检查多采用HPLC与TLC。

1. 特殊杂质的检查

本类抗生素中的有关物质一般采用HPLC检查，采用HPLC-ELSD（高效液相色谱-蒸发光散射检测）方法的品种较多。《中国药典》（2015年版）规定，妥布霉素、硫酸庆大霉素、硫酸奈替米星、硫酸链霉素等药物需要进行有关物质的检查。

例如硫酸链霉素的有关物质检查采用HPLC：取本品适量，加水溶解并稀释制成每1ml中约含链霉素3.5mg的溶液，作为供试品溶液；精密量取适量，用水定量稀释制成每1ml中约含链霉素35μg、70μg和140μg的溶液，作为对照溶液①、②和③。照高效液相色谱法（通则0512）测定，用十八烷基硅烷键合硅胶为填充剂，以0.15mol/L的三氟醋酸溶液为流动相，流速为每分钟0.5ml，用蒸发光散射检测器检测（参考条件：漂移管温度为110℃，载气流速为每分钟2.8L）。取链霉素标准品适量，加水溶解并稀释制成每1ml中约含链霉素3.5mg的溶液，置日光灯（3000lx）下照射24h，作为分离度溶液，取妥布霉素标准品适量，用分离度溶液溶解并稀释制成每1ml中约含妥布霉素0.06mg的混合溶液，量取10μl注入液相色谱仪，记录色谱图。链霉素峰保留时间约为10～12min，链霉素峰与相对保留时间约为0.9处的杂质峰的分离度和链霉素峰与妥布霉素峰的分离度应分别大于1.2和1.5。精密量取对照溶液①、②和③各10μl，分别注入液相色谱仪，记录色谱图。以对照溶液浓度的对数值与相应峰面积的对数值计算线性回归方程，相关系数（r）应不小于0.99。另取供试品溶液，同法测定，记录色谱图至主成分峰保留时间的2倍，供试品溶液色谱图中如有杂质峰（硫酸根峰除外），用线性回归方程计算，单个杂质不得过2.0%，杂质总量不得过5.0%。

例如硫酸新霉素中新霉胺的检查采用TLC：取本品，加水溶解并定量稀释制成每1ml中含20mg的溶液，作为供试品溶液；另取新霉胺对照品，加水溶解并定量稀释制成每1ml中约含0.4mg的溶液，作为对照品溶液。照鉴别（2）（《中国药典》硫酸新霉素）项下的薄层色谱法检查。供试品溶液所显新霉胺的斑点的颜色与对照品溶液主斑点的颜色比较，不得更深。

2. 组分分析

本类抗生素多为同系物组成的混合物，同系物的效价、毒副作用有较大差别，为保证药品的质量，必须控制各组分的相对百分含量。《中国药典》对硫酸小诺霉素、硫酸巴龙霉素、硫酸庆大霉素等规定了组分测定。例如硫酸庆大霉素中庆大霉素C组分的检查采用HPLC。

(1) 色谱条件与系统适用性试验 用十八烷基硅烷键合硅胶为填充剂（pH值适应范围0.8～8.0）；以0.2mol/L三氟醋酸溶液-甲醇（96∶4）为流动相；流速为每分钟0.6～0.8ml；蒸发光散射检测器（高温型不分流模式：漂移管温度为105～110℃，载气流量为每分钟2.5L；低温型分流模式：漂移管温度为45～55℃，载气压力为350kPa）测定。取庆大霉素标准品、小诺霉素标准品和西索米星对照品各适量，分别加流动相溶解并稀释制成每1ml中约含庆大霉素总C组分2.5mg、小诺霉素0.1mg和西索米星25μg的溶液，分别量取20μl注入液相色谱仪，庆大霉素标准品溶液色谱图应与标准图谱一致，西索米星峰和庆大霉素C_{1a}峰之间，庆大霉素C_2峰、小诺霉素峰和庆大霉素C_{2a}峰之间的分离度均应符合规定；西索米星对照品溶液色谱图中主成分峰峰高的信噪比应大于20；精密量取小诺霉素标准品溶液20μl，连续进样5次，峰面积的相对标准偏差应符合要求。

(2) 测定法 精密称取庆大霉素标准品适量，加流动相溶解并定量稀释制成每1ml中约含庆大霉素总C组分1.0mg、2.5mg、5.0mg的溶液，作为标准品溶液①、②、③。精密量取上述三种溶液各20μl，分别注入液相色谱仪，记录色谱图，计算标准品溶液各组分浓度对数值与相应峰面积对数值的线性回归方程，相关系数（r）应不小于0.99；另精密称取本品适量，加流动相溶解并定量稀释制成每1ml中约含庆大霉素2.5mg的溶液，同法测定，用庆大霉素各组分的线性回归方程分别计算供试品中对应组分的量（C_{tC_x}），并按公式(9-1)计算出各组分的含量（%或mg/mg），C_1的含量应为14%～22%，C_{1a}的含量应为10%～23%，$C_{2a}+C_2$的含量应为17%～36%，四个组分总含量不得低于50.0%。

$$C_x=\frac{C_{tC_x}}{\frac{m_t}{V_t}}\times 100\% \tag{9-1}$$

式中，C_x为庆大霉素各组分的含量，%或mg/mg；C_{tC_x}为由回归方程计算出的各组分的含量，mg/ml；m_t为供试品质量，mg；V_t为体积，ml。

根据所得组分的含量，按公式(9-2) 计算出庆大霉素各组分的相对比例。

$$C'_x=\frac{C_x}{C_1+C_{1a}+C_2+C_{2a}}\times 100\% \qquad (9\text{-}2)$$

式中，C'_x 为庆大霉素各组分的相对比例。

C_1 的含量应为 25%～50%，C_{1a} 的含量应为 15%～40%，$C_{2a}+C_2$ 的含量应为 20%～50%。

四、含量测定

氨基糖苷类抗生素的含量测定方法主要有 HPLC 和微生物检定法。HPLC 以 HPLC-ELSD 为主，少数可采用 HPLC-电化学检测器（如《中国药典》(2015 年版) 硫酸依替米星含量测定第一法)。硫酸妥布霉素、硫酸小诺霉素、硫酸庆大霉素、硫酸奈替米星、硫酸核糖霉素、硫酸链霉素、硫酸新霉素等的含量测定均采用微生物检定法。

第四节 四环素类抗生素分析

四环素类抗生素的化学结构中都具有四个并苯或萘并萘环，故统称为四环素类抗生素。本类抗生素包括盐酸土霉素、盐酸四环素、盐酸多西环素、盐米诺环素、盐酸金霉素、盐酸美他环素等。

一、结构与性质

1. 结构

四环素类抗生素是四个并苯或萘并萘环的衍生物，其基本结构如下：

结构中因 R、R^1、R^2 及 R^3 的不同，可构成各种四环素类抗生素。几种典型的四环素类抗生素的结构见表 9-4。

表 9-4 典型四环素类抗生素的结构

药物	结构式
盐酸土霉素	· HCl
盐酸四环素	· HCl

续表

药物	结构式
盐酸多西环素	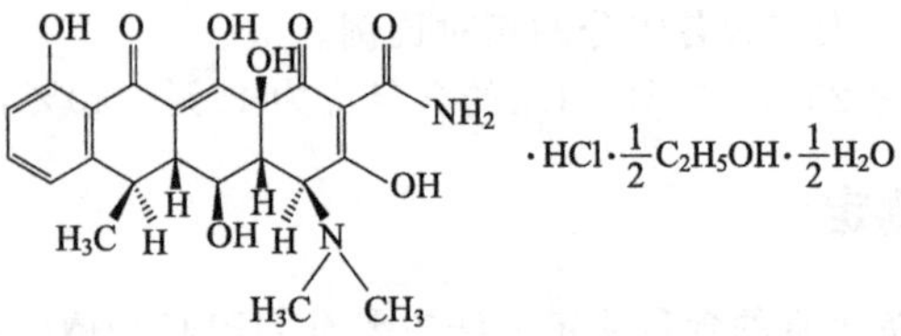 $\cdot HCl\cdot \frac{1}{2}C_2H_5OH\cdot \frac{1}{2}H_2O$
盐酸美他环素	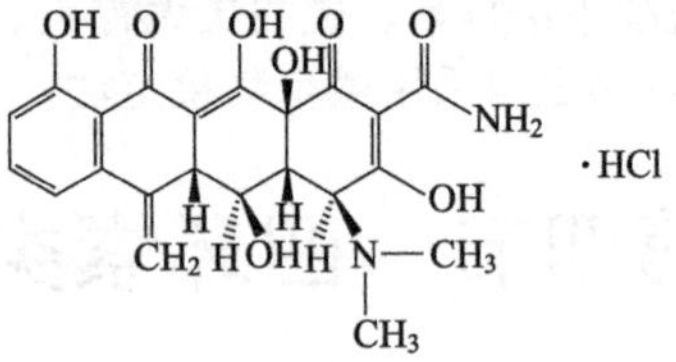 $\cdot HCl$
盐酸金霉素	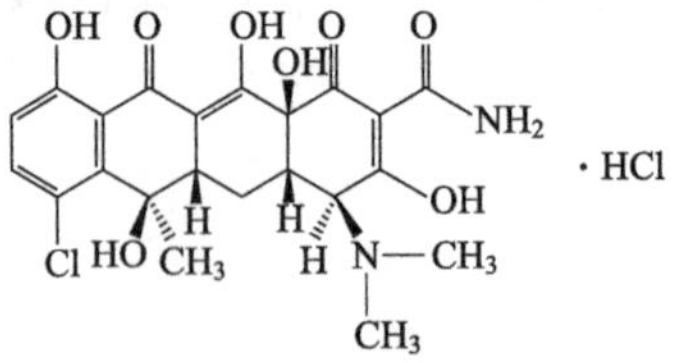 $\cdot HCl$

2. 理化性质

(1) 性状 本类药物均为黄色结晶或结晶性粉末，有引湿性，大多数遇光色渐变深或变暗，在碱性溶液中易被破坏失效。

(2) 酸碱性及溶解度 四环素类抗生素的基本结构中，C-10位上的酚羟基（—OH）和两个烯醇型羟基（C-13、C-12位上烯醇羟基）显弱酸性，C-4位上的二甲氨基［$—N(CH_3)_2$］显弱碱性，因此，本类抗生素是两性化合物。遇酸及碱，均能生成相应的盐，临床上多应用盐酸盐。四环素类的盐酸盐在水中溶解，在乙醇中略溶，在乙醚中不溶。

(3) 旋光性 分子结构中具有多个手性碳原子，因此具有旋光性，可用其比旋度定性和定量分析。例如《中国药典》(2015年版）规定盐酸金霉素的比旋度：盐酸金霉素加水溶解并定量稀释制成每1ml中约含5mg的溶液，避光放置30min，在25℃时，依法测定（通则0621)，比旋度为－235°～－250°。

(4) 紫外吸收 本类抗生素分子内含有共轭双键系统，即两个含有酮基与烯醇型羟基的共轭双键系统（基本结构中虚线内所示部分)，在紫外光区有吸收，可利用此性质进行鉴别。如盐酸多西环素的甲醇溶液在269nm和354nm的波长处有最大吸收，在234nm和296nm的波长处有最小吸收。

(5) 稳定性 四环素类抗生素对各种氧化剂、酸、碱都是不稳定的。干燥的四环素类游离碱及其盐在避光条件下贮存均较稳定，但其水溶液随pH的不同会发生差向异构化、降解反应等，尤其是碱性水溶液特别容易氧化，颜色很快变深。

二、鉴别试验

1. 化学反应法

(1) 显色反应 本类抗生素遇硫酸产生颜色，不同的四环素类抗生素具有不同的颜色，有的有颜色变化。如盐酸土霉素为深朱红色，加水后变为黄色；盐酸四环素为深紫色，加三氯化铁变为红棕色；盐酸金霉素为蓝色渐变为橄榄绿色，加水后变为金黄色或棕黄色。

（2）氯化物反应 本类抗生素多为盐酸盐，其水溶液显氯化物的鉴别反应。如盐酸土霉素鉴别：本品的水溶液显氯化物鉴别（1）的反应（通则0301）。

2. 光谱法

（1）紫外光谱法 该类药物的分子结构中含有共轭系统，在紫外光区有吸收。本类抗生素的紫外鉴别法多以甲醇或水溶液为溶剂，《中国药典》规定最大吸收波长和最小吸收波长。《中国药典》（2015年版）中盐酸多西环素及其制剂与盐酸美他环素及其制剂都采用本法进行鉴别。例如盐酸美他环素的UV法鉴别：取本品适量，加甲醇溶解并稀释制成每1ml中含10μg的溶液，照紫外-可见分光光度法（通则0401）测定，在345nm、282nm和241nm的波长处有最大吸收，在234nm和296nm的波长处有最小吸收。

（2）红外光谱法 《中国药典》收载的四环素类抗生素中，除盐酸土霉素外均采用了红外光谱法鉴别。

3. 色谱法

（1）HPLC 本类抗生素均可采用高效液相色谱法进行鉴别，在含量测定项下记录的色谱图中，供试品溶液主峰的保留时间应与对照品溶液主峰的保留时间一致。

（2）TLC 盐酸土霉素鉴别项下有HPLC和TLC，两法可任选一法进行鉴别。例如盐酸土霉素的薄层色谱法鉴别：取本品与土霉素对照品，分别加甲醇溶解并稀释制成每1ml中约含1mg的溶液，作为供试品溶液与对照品溶液；另取土霉素与盐酸四环素对照品，加甲醇溶解并稀释制成每1ml中各约含1mg的混合溶液。照薄层色谱法（通则0502）试验，吸取上述三种溶液各1μl，分别点展开剂，展开，晾干，置紫外灯（365nm）下检视，混合溶液应显两个完全分离的斑点，供试品溶液所显主斑点的位置和荧光应与对照品溶液主斑点的位置和荧光相同。

三、特殊杂质检查

四环素类抗生素的特殊杂质检查项目主要有有关物质检查和杂质吸光度检查。

1. 有关物质

四环素类抗生素中的有关物质主要是指在生产和贮存过程中易形成的异构杂质、降解杂质[差向四环素（ETC）、脱水四环素（ATC）、差向脱水四环素（EATC）]和金霉素（CTC）等，这些杂质会导致四环素类抗生素的抗菌活性减弱，毒性增加。因此，《中国药典》（2015年版）采用HPLC控制四环素类抗生素中的“有关物质”的限量。例如盐酸四环素采用HPLC检查有关物质：临用新制。取本品，加0.01mol/L盐酸溶液溶解并定量稀释制成每1ml中约含0.8mg的溶液，作为供试品溶液；精密量取2ml，置100ml量瓶中，用0.01mol/L盐酸溶液稀释至刻度，摇匀，作为对照溶液。取对照溶液2ml，置100ml量瓶中，用0.01mol/L盐酸溶液稀释至刻度，摇匀，作为灵敏度溶液。照含量测定项下的色谱条件试验，量取灵敏度溶液10μl注入液相色谱仪，记录色谱图，主成分色谱峰峰高的信噪比应大于10。再精密量取供试品溶液与对照溶液各10μl，分别注入液相色谱仪，记录色谱图至主成分峰保留时间的2.5倍，供试品溶液色谱图中如有杂质峰，土霉素、4-差向四环素、盐酸金霉素、脱水四环素、差向脱水四环素按校正后的峰面积（分别乘校正因子1.0、1.42、1.39、0.48和0.62）分别不得大于对照溶液主峰面积的0.25倍（0.5%）、1.5倍（3.0%）、0.5倍（1.0%）、0.25倍（0.5%）、0.25倍（0.5%），其他各杂质峰面积的和不得大于对照溶液主峰面积的0.5倍（1.0%）。供试品溶液色谱图中小于灵敏度溶液主峰面积的峰忽略不计。

2. 杂质吸光度

四环素类抗生素多为黄色结晶性粉末，而该类药物的异构体和降解产物等杂质较药物本身的色泽深，此类杂质的存在均可使四环素类抗生素的外观色泽变深。吸光度越大，四环素类药物的脱水物及差向脱水物的含量也越高。因此，《中国药典》（2015年版）规定了一定溶剂、一定浓度、一定波长处杂质吸光度的限量。例如盐酸四环素的杂质吸光度检查采用分光光度法：取本品，在20～25℃时，加0.8%氢氧化钠溶液制成每1ml中含10mg的溶液，照紫外-可见分光光度法（通则0401），置4cm的吸收池中，自加0.8%氢氧化钠溶液起5min时，在530nm的波长处测定，吸光度不得过0.12（供注射用）。

解析：在530nm的波长处测定吸光度是为了控制碱性降解物的量。

注意：在测定时，温度越高，加氢氧化钠溶液后放置的时间越长，则吸光度越高，故本检查需严格控制温度和时间。

四、含量测定

目前各国药典多采用高效液相色谱法（HPLC）测定四环素类抗生素的含量，以外标法按峰面积计算含量。例如《中国药典》（2015年版）盐酸四环素的含量测定方法采用HPLC。

（1）色谱条件与系统适用性试验 用十八烷基硅烷键合硅胶为填充剂；以醋酸铵溶液[0.15mol/L醋酸铵溶液-0.01mol/L乙二胺四醋酸二钠溶液-三乙胺（100∶10∶1），用醋酸调节pH值至8.5]-乙腈（83∶17）为流动相；检测波长为280nm。取4-差向四环素对照品、土霉素对照品、差向脱水四环素对照品、盐酸金霉素对照品及脱水四环素对照品各约3mg与盐酸四环素对照品约48mg，置100ml量瓶中，加0.1mol/L盐酸溶液10ml使溶解后，用水稀释至刻度，摇匀，作为系统适用性溶液，取10μl注入液相色谱仪，记录色谱图，出峰顺序为：4-差向四环素、土霉素、差向脱水四环素、四环素、金霉素、脱水四环素，四环素峰的保留时间约为14min。4-差向四环素峰、土霉素峰、差向脱水四环素峰、四环素峰、金霉素峰间的分离度均应符合要求，金霉素峰与脱水四环素峰间的分离度应大于1.0。

（2）测定法 取本品约25mg，精密称定，置50ml量瓶中，加0.01mol/L盐酸溶液溶解并稀释至刻度，摇匀；精密量取5ml，置25ml量瓶中，用0.01mol/L盐酸溶液稀释至刻度，摇匀，作为供试品溶液。精密量取10μl，注入液相色谱仪，记录色谱图。另取盐酸四环素对照品适量，同法测定。按外标法以峰面积计算，即得。

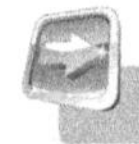

目标检测

一、单项选择题

1. 下列哪个药物会发生羟肟酸铁反应（ ）。

A. 头孢哌酮　B. 硫酸庆大霉素　C. 红霉素
D. 硫酸链霉素　E. 维生素C

2. 能发生重氮化-偶合反应的抗生素类药物是（ ）。

A. 青霉素钠　B. 硫酸庆大霉素　C. 苄星青霉素
D. 盐酸四环素　E. 普鲁卡因青霉素

3. 采用Cl^-的反应进行鉴别的药物是（ ）。

A. 氨苄西林　B. 头孢羟氨苄　C. 盐酸美他环素
D. 罗红霉素　E. 青霉素钠

4. 链霉素具有（ ）碱性中心。

A. 1个　B. 2个　C. 3个
D. 4个　E. 5个

5.《中国药典》采用（ ）测定硫酸庆大霉素C组分。

A. GC　B. HPLC　C. 效价
D. 容量法　E. 微生物检定法

二、配伍选择题

【6～9】以下反应可适用的药物：

A. 青霉素　　B. 链霉素

C. 两者均能　　D. 两者均不能

6. 羟肟酸铁反应（　　）

7. 坂口反应（　　）

8. *N*-甲基葡萄糖胺反应（　　）

9. 在酸性溶液中水解（　　）

【10～13】以下反应可适用的药物：

A. 茚三酮反应　　B. 麦芽酚反应　　C. 坂口反应

D. $FeCl_3$ 反应　　E. 羟肟酸铁反应

10. 头孢唑啉钠（　　）

11. 盐酸金霉素（　　）

12. 硫酸庆大霉素（　　）

13. 青霉素（　　）

三、多项选择题

14. 盐酸四环素中特殊杂质有（　　）。

A. 脱水四环素（ATC）　　B. 差向四环素（ETC）　　C. 差向脱水四环素（EATC）

D. 金霉素（CTC）　　E. 土霉素（OTC）

15. 坂口反应鉴别硫酸链霉素所用的试剂有（　　）。

A. 对二甲氨基苯甲醇　　B. 8-羟基喹啉　　C. 次溴酸钠

D. NaOH 试液　　E. 乙酰丙酮

16. 属于 β-内酰胺类抗生素的药物有（　　）。

A. 青霉素钠　　B. 青霉素 V 钾　　C. 氨苄西林

D. 头孢羟氨苄　　E. 罗红霉素

四、简答题

17. 为什么说四环素类抗生素不稳定？

18. 简述控制硫酸庆大霉素 C 组分的意义。

实训九　青霉素钠及其制剂的质量分析

【实训目的】

(1) 掌握高效液相色谱法测定青霉素钠及其制剂含量的原理及操作方法。

(2) 熟悉外标法的有关计算问题及结果判断。

(3) 了解高效液相色谱法在药物质量分析中的应用。

【实训资料】

(1) 检验药品的名称：青霉素钠、注射用青霉素钠。

(2) 检验药品的来源：送检样品。

(3) 检验药品的规格、批号、包装及数量：根据药品包装确定，并记录有关情况。

(4) 检验依据：《中国药典》（2015 年版）。

【实训方案】

(一) 实训形式

本次实训任务分成 6 人一组，组内交替进行任务实施，3 人配合完成每个检查项目。

（二）实训时间

具体实训时间安排可参考表 9-5。

表 9-5 青霉素钠及其制剂的质量分析实训时间安排

实训内容	实训时间/min	备注
仪器的准备	10	分析天平、高效液相色谱仪、ODS 柱、pH 计、紫外-可见分光光度计、量筒、烧杯、容量瓶、移液枪（20～200μl）等
试剂配制	10	试剂由实训教师指导部分学生在课余时间完成；学生按组领取
青霉素钠及其制剂鉴别	40	正确使用高效液相色谱仪、红外分光光度仪
青霉素钠及其制剂检查	180	正确使用 pH 计、紫外-可见分光光度计及高效液相色谱仪（部分检查项目可由实训教师指导部分学生在课余时间完成）
青霉素钠及其制剂含量测定	180	正确使用高效液相色谱仪（部分检查项目可由实训教师指导部分学生在课余时间完成）
报告书写	10	报告书要书写规范，不要涂抹
清场	10	所有仪器要清洗干净，放回原位

【实训过程】

（一）青霉素钠的鉴别

（1）在含量测定项下记录的色谱图中，供试品溶液主峰的保留时间应与对照品溶液主峰的保留时间一致。

（2）取铂丝，用盐酸湿润后，蘸取供试品，在无色火焰中燃烧，火焰即显鲜黄色。

（二）青霉素钠的检查

（1）结晶性　取本品少许，按结晶性检查法检查（通则 0981），应符合规定。

（2）酸碱度　取本品，加水制成每 1ml 中含 30mg 的溶液，按 pH 测定法（通则 0631）测定，pH 值应为 5.0～7.5。

（3）溶液的澄清度与颜色　取本品 5 份，各 0.3g，分别加水 5ml 使溶解，溶液应澄清无色；如显浑浊，与 1 号浊度标准液（通则 0902 第一法）比较，均不得更浓；如显色，与黄色或黄绿色 1 号标准比色液（通则 0901 第一法）比较，均不得更深。

（4）吸光度　取本品，精密称定，加水溶解并定量稀释制成每 1ml 中约含 1.80mg 的溶液。照紫外-可见分光光度法（通则 0401），在 280nm 与 325nm 波长处测定，吸光度均不得大于 0.10；在 264nm 波长处有最大吸收，吸光度应为 0.80～0.88。

（5）有关物质　取本品适量，加水溶解并定量稀释制成每 1ml 中约含 4mg 的溶液，作为供试品溶液；精密量取 1.0ml，置 100ml 量瓶中，用水稀释至刻度，作为对照溶液。精密量取对照溶液适量，用水定量稀释制成每 1ml 中约含 1.0μg 的溶液，作为灵敏度溶液。照高效液相色谱法（通则 0512）试验。用十八烷基硅烷键合硅胶为填充剂；以磷酸盐缓冲液（取磷酸二氢钾 10.6g，加水至 1000ml，用磷酸调节 pH 值至 3.4）-甲醇（72∶14）为流动相 A，乙腈为流动相 B；检测波长为 225nm；流速为每分钟 1.0ml；柱温为 34℃。取青霉素系统适用性对照品适量，加水溶解并稀释制成每 1ml 中约含 4mg 的溶液，取 20μl 注入液相色谱仪，先以流动相 A-流动相 B（86.5∶13.5）等度洗脱，待杂质 E 的第 3 个色谱峰（见图 9-3）洗脱完毕后，立即按表 9-6 进行线性梯度洗脱，记录的色谱图应与标准图谱一致。取灵敏度溶液 20μl 注入液相色谱仪，主成分色谱峰峰高的信噪比应大于 10。精密量取供试品溶液与对照溶液各 20μl，分别注入液相色谱仪，记录色谱图。供试品溶液色谱图中如有杂质峰，各杂质峰面积的和不得大于对照溶液主峰面积（1.0%）。供试品溶液色谱图中小于灵敏度溶液主峰面积的峰忽略不计。

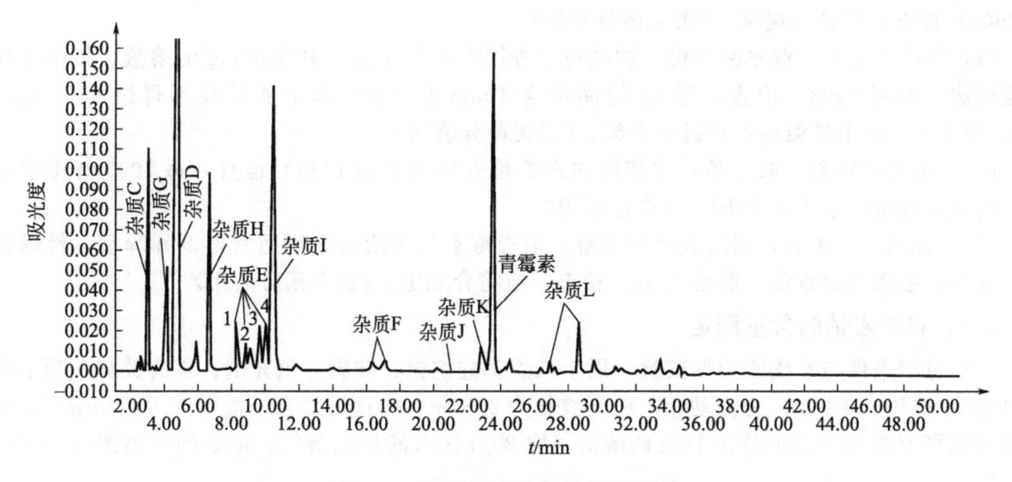

图 9-3　青霉素有关物质参考图谱

表 9-6　青霉素钠有关物质检查的梯度洗脱程序

时间/min	流动相 A/%	流动相 B/%
0	86.5	13.5
t_g+2	86.5	13.5
t_g+26	64	36
t_g+38	64	36
t_g+39	86.5	13.5
t_g+50	86.5	13.5

注：t_g为青霉素系统适用性对照品溶液中杂质 E 的第 3 个色谱峰的保留时间。

（6）青霉素聚合物　照分子排阻色谱法（通则 0514）测定。

① 色谱条件与系统适用性试验　用葡聚糖凝胶 G-10（40～120μm）为填充剂；玻璃柱内径为 1.0～1.4cm，柱长为 30～40cm；流动相 A 为 pH 7.0 的 0.1mol/L 磷酸盐缓冲液［0.1mol/L 磷酸氢二钠溶液-0.1mol/L 磷酸二氢钠溶液（61∶39）］，流动相 B 为水；流速每分钟 1.5ml；检测波长为 254nm；量取 0.1mg/ml 蓝色葡聚糖 2000 溶液 100～200μl，注入液相色谱仪，分别以流动相 A、B 进行测定，记录色谱图。理论板数按蓝色葡聚糖 2000 峰计算均不低于 400，拖尾因子均应小于 2.0。在两种流动相系统中蓝色葡聚糖 2000 峰的保留时间的比值应在 0.93～1.07 之间，对照溶液主峰与供试品溶液中聚合物峰与相应色谱系统中蓝色葡聚糖 2000 峰的保留时间的比值均应在 0.93～1.07 之间。取本品约 0.4g，置 10ml 量瓶中，加 0.05mg/ml 的蓝色葡聚糖 2000 溶液溶解并稀释至刻度，摇匀。量取 100～200μl 注入液相色谱仪，用流动相 A 进行测定，记录色谱图。高聚体的峰高与单体与高聚体之间的谷高比应大于 2.0。另以流动相 B 为流动相，精密量取对照溶液 100～200μl，连续进样 5 次，峰面积的相对标准偏差应不大于 5.0%。

② 对照溶液的制备　取青霉素对照品适量，精密称定，加水溶解并定量稀释制成每 1ml 中约含 0.1mg 的溶液。

③ 测定法　取本品约 0.4g，精密称定，置 10ml 量瓶中，加水适量使溶解后，用水稀释至刻度，摇匀，立即精密量取 100～200μl 注入液相色谱仪，以流动相 A 为流动相进行测定，记录色谱图。另精密量取对照溶液 100～200μl 注入液相色谱仪，以流动相 B 为流动相进行测定，记录色谱图。按外标法以青霉素峰面积计算，青霉素聚合物的量不得过 0.08%。

（7）干燥失重　取本品，在 105℃干燥，减失质量不得过 0.5%（通则 0831）。

（8）可见异物　取本品 5 份，每份各 2.4g，加微粒检查用水溶解，按可见异物检查法（通

则 0904）检查，应符合规定。（供无菌分装用）

（9）不溶性微粒　取本品 3 份，加微粒检查用水制成每 1ml 中含 60mg 的溶液，按不溶性微粒检查法（通则 0903）检查，每 1g 样品中含 10μm 及 10μm 以上的微粒不得过 6000 粒，含 25μm 及 25μm 以上的微粒不得过 600 粒。（供无菌分装用）

（10）细菌内毒素　取本品，按细菌内毒素检查法（通则 1143）检查，每 1000 青霉素单位中含内毒素的量应小于 0.10EU。（供注射用）

（11）无菌　取本品，用适宜溶剂溶解，加青霉素酶灭活后或用适宜溶剂稀释后，经薄膜过滤法处理，按无菌检查法（通则 1101）检查，应符合规定。（供无菌分装用）

（三）青霉素钠的含量测定

（1）色谱条件与系统适用性试验　用十八烷基硅烷键合硅胶为填充剂；以有关物质项下流动相 A-流动相 B（70：30）为流动相；检测波长为 225nm。取青霉素系统适用性对照品适量，加水溶解并稀释制成每 1ml 中约含 1mg 的溶液，取 20μl 注入液相色谱仪，记录的色谱图应与标准图谱一致。

（2）测定法　取本品适量，精密称定，加水溶解并定量稀释制成每 1ml 中约含 1mg 的溶液，作为供试品溶液，精密量取 20μl 注入液相色谱仪，记录色谱图；另取青霉素对照品适量，同法测定。按外标法以峰面积计算，其结果乘以 1.0658，即为供试品中 $C_{16}H_{17}N_2NaO_4S$ 的含量。

（3）计算公式

$$含量=\frac{c_R \times \frac{A_X}{A_R} \times VD \times 1.0658}{m} \times 100\% \tag{9-3}$$

式中，A_X 为供试品峰面积；A_R 为对照品峰面积；c_R 为对照品浓度，mg/ml；V 为供试品初次配制的体积，ml；D 为供试品的稀释倍数；m 为供试品的质量，g。

（四）注射用青霉素钠的鉴别

注射用青霉素钠的鉴别：取本品，照青霉素钠项下鉴别试验，显相同的结果。

（五）注射用青霉素钠的检查

（1）溶液的澄清度与颜色　取本品 5 瓶，按标示量分别加水制成每 1ml 中含 60mg 的溶液，溶液应澄清无色；如显浑浊，与 1 号浊度标准液（通则 0902 第一法）比较，均不得更浓；如显色，与黄色或黄绿色 2 号标准比色液（通则 0901 第一法）比较，均不得更深。

（2）青霉素聚合物　取装量差异项下的内容物，照青霉素钠项下的方法测定。按外标法以青霉素峰面积计算，青霉素聚合物的量不得过标示量的 0.10%。

（3）干燥失重　取本品，在 105℃干燥，减失质量不得过 1.0%（通则 0831）。

（4）不溶性微粒　按标示量加微粒检查用水制成每 1ml 中含 60mg 的溶液，依法检查（通则 0903）。标示量为 1.0g 以下的折算为 1.0g，每 1.0g 样品中含 10μm 及 10μm 以上的微粒不得过 6000 粒，含 25μm 及 25μm 以上的微粒不得过 600 粒；标示量为 1.0g 以上（包括 1.0g）的每个供试品容器中含 10μm 及 10μm 以上的微粒不得过 6000 粒，含 25μm 及 25μm 以上的微粒不得过 600 粒。

（5）酸碱度、有关物质、细菌内毒素与无菌　照青霉素钠项下的方法检查，均应符合规定。

（6）其他　应符合注射剂项下有关的各项规定（通则 0102）。

（六）注射用青霉素钠的含量测定

（1）测定方法

取装量差异项下的内容物，照青霉素钠项下的方法测定。每 1mg 的 $C_{16}H_{17}N_2NaO_4S$ 相当于 1670 青霉素单位。

（2）计算公式

$$\text{标示量}=\frac{c_{R}\times\frac{A_{X}}{A_{R}}\times VD\times 1.0658\times 1670\overline{W}}{mS}\times 100\% \qquad (9\text{-}4)$$

式中，A_X为供试品峰面积；A_R为对照品峰面积；c_R为对照品浓度，mg/ml；V为供试品初次配制的体积，ml；D为供试品的稀释倍数；$\overline{W}$为平均装量，g；m为供试品的质量，g；S为标示量，万单位。

【注意事项】

（1）正确使用分析天平、紫外-可见分光光度计和高效液相色谱仪。

（2）本实训中应用高效液相色谱法时流动相中含有缓冲溶液，在分析结束后，泵、进样器、色谱柱、检测器等应立即用水、甲醇溶液充分冲洗。

第十章
维生素类药物分析

知识目标

◇ 掌握维生素类药物的结构特征、理化性质与分析方法之间的联系；

◇ 熟悉维生素 A、维生素 E、维生素 C、维生素 B_1 药物的鉴别试验、杂质检查及含量测定原理与方法；

◇ 了解维生素类药物的结构特点与分析方法之间的关系。

能力目标

◇ 能够运用药品质量标准完成维生素类药物的鉴别、杂质检查及含量测定并作出结果判断；

◇ 能运用药品质量标准进行分光光度法、气相色谱法、碘量法、非水溶液滴定法的操作及结果计算。

维生素是维持人类机体正常代谢功能所必需的一类活性物质，主要作用于机体的能量转移和代谢调节，体内不能自行合成或合成量较少，须从食物中摄取补充。按其溶解性质可分为脂溶性维生素和水溶性维生素两大类，分析方法有生物法、微生物法、化学法和物理化学法。本章以维生素 A、维生素 E、维生素 B_1、维生素 C 药物的质量分析方法为例，阐述其化学结构、理化性质以及与分析方法间的关系，结合《中国药典》（2015 年版）重点讲解药物的鉴别、杂质检查和含量测定的原理与方法。

第一节　维生素 A 的分析

维生素 A（Vitamin A）包括维生素 A_1（视黄醇）、去氢维生素 A（维生素 A_2）和去水维生素 A（维生素 A_3）等，其中维生素 A_1 活性最高，故通常所说的维生素 A 系指维生素 A_1，为不饱和脂肪酸，在自然界中主要来自鱼肝油，但目前主要是人工合成方法制取的。在鱼肝油中，维生素 A 多以各种酯类混合物形式存在，其中主要为醋酸酯和棕榈酸酯。

《中国药典》（2015 年版）收载的维生素 A 是指人工合成的维生素 A 醋酸酯结晶加精制植物油制成的油溶液。其制剂有维生素 A 丸、维生素 AD 软胶囊和维生素 AD 滴丸三个品种。

一、结构与性质

1. 结构

维生素 A 的结构具有一个共轭多烯侧链的环己烯，因而具有许多立体异构体，天然维生素 A 主要是全反式维生素 A，另外，还有多种其他异构体，如新维生素 A_a、A_b、A_c 和异维生素

A_a、A_b等。鱼肝油中还含有去氢维生素 A（维生素 A_2），其生物效价仅为维生素 A_1的 40%；脱水维生素 A（维生素 A_3），其效价也低于维生素 A_1；鲸醇（维生素 A 醇的二聚体）无生物活性。这些物质在 310～340nm 波长均具有紫外吸收，并能与显色试剂产生相近颜色。因此，在测定维生素 A 含量时必须考虑这些因素的干扰。

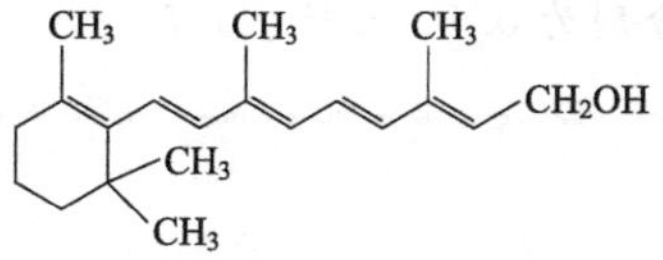

维生素 A

2. 性质

(1) 性状 维生素 A 为淡黄色油溶液或结晶与油的混合物（加热至 60℃应为澄明溶液）；无酸败、臭味；在空气中易氧化，遇光易变色。

(2) 溶解性 维生素 A 与氯仿、乙醚、环己烷或石油醚能任意混合，在乙醇中微溶，在水中不溶。

(3) 不稳定性 维生素 A 中有多个不饱和键，易被空气中氧或氧化剂氧化，易被紫外线裂解。

(4) 与三氯化锑呈色 维生素 A 在氯仿中能与三氯化锑试剂作用，产生不稳定的蓝色，可以此进行鉴别或用比色法测定含量。

(5) 紫外吸收特性 维生素 A 结构中含有共轭多烯侧链，因此，维生素 A 的环己烷或乙醇溶液在 325～328nm 波长处有最大吸收。其无水乙醇溶液在盐酸催化下加热，可发生脱水反应生成脱水维生素 A，脱水维生素 A 在 348nm 和 389nm 波长处有最大吸收。

二、鉴别试验

1. 三氯化锑反应

维生素 A 在饱和无水三氯化锑的无醇氯仿溶液中即显蓝色，渐变紫红。反应机制为维生素 A 与三氯化锑中存在的亲电试剂氯化高锑反应，生成不稳定的蓝色碳正离子，反应式如下：

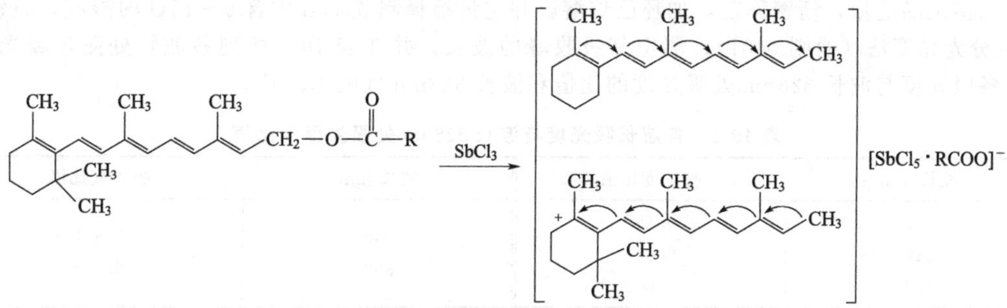

$\xrightarrow{SbCl_3}$ $[SbCl_5 \cdot RCOO]^-$

注意：本反应须在无水、无醇条件下进行，因为水可以使三氯化锑水解成氯化氧锑（SbOCl），而乙醇可以和碳正离子作用使其正电荷消失。所以仪器和试剂必须干燥无水，氯仿中必须无醇。

2. 维生素 A 软胶囊的鉴别方法

取本品的内容物，加氯仿稀释成每 1ml 中含维生素 A 10～20U 的溶液，取出 2 滴，加 25% 三氯化锑的氯仿溶液 2ml，即显蓝色，渐变成紫红色。

《中国药典》（2015 年版）收载的维生素 AD 软胶囊、维生素 AD 滴剂均可采用此法鉴别。

知识链接　　　　　　维生素 A 的薄层色谱鉴别

薄层色谱法为鉴别浓缩合成品维生素 A（油剂）各种酯类的方法。采用硅胶为吸附剂，环己烷-乙醚（80∶20）为流动相，以维生素 A 的氯仿溶液（约 1500IU/ml）点样 0.01ml，展开 10cm，空气中挥干，以磷钼酸为显色剂显色。维生素 A 醇及其醋酸酯、棕榈酸酯均显蓝绿色，其 R_f 值分别为 0.1、0.45、0.7。

三、杂质检查

(1) 酸值　取乙醇与乙醚各 15ml，置锥形瓶中，加酚酞指示液 5 滴，滴加氢氧化钠滴定液（0.1mol/L）至微显粉红色，再加本品 2.0g，振摇使溶解，用氢氧化钠滴定液（0.1mol/L）滴定，酸值不大于 2.0。

解析：维生素 A 制备和贮藏过程中，酯化不完全或水解，均可生成醋酸。酸度大，也不利于维生素 A 的稳定，故应控制酸度。

(2) 过氧化值　取本品 1.0g，加冰醋酸-三氯甲烷（6∶4）30ml，振摇使溶解，加碘化钾的饱和溶液 1ml，振摇 1min，加水 100ml 与淀粉指示液 1ml，用硫代硫酸钠滴定液（0.01mol/L）滴定至紫蓝色消失，并将滴定的结果用空白试验校正。消耗硫代硫酸钠滴定液（0.01mol/L）不得过 1.5ml。

解析：维生素 A 分子结构含有共轭双键，性质不稳定，易被氧化生成过氧化物杂质。该杂质在酸性溶液中可将碘化钾氧化为碘，碘遇淀粉指示液显紫蓝色。

四、含量测定

维生素 A 及其制剂的含量测定，《中国药典》（2015 年版）采用紫外-可见分光光度法或高效液相色谱法。

1. 紫外-可见分光光度法

维生素 A 制剂中含有稀释用油和维生素 A 原料药中混有其他杂质，会对维生素 A 的最大吸收波长产生干扰，故采用“三点校正法”测定消除干扰，即选择在三个波长处测定吸光度，在规定条件下以校正公式校正后，再进行计算。

取供试品适量，精密称定，加环己烷溶解并定量稀释制成 1ml 中含 9～15U 的溶液，照紫外-可见分光光度法（通则 0401），测定其吸收峰的波长，并在表 10-1 所列各波长处测定吸光度，计算各吸光度与波长 328nm 处吸光度的比值和波长 328nm 处的 $E_{1cm}^{1\%}$ 值。

表 10-1　各波长吸光度与波长 328nm 处吸光度的比值

波长/nm	吸光度比值	波长/nm	吸光度比值
300	0.555	340	0.811
316	0.907	360	0.299
328	1.000		

如果吸收峰波长在 326～329nm 之间，且所测得各波长吸光度比值不超过表 10-1 中规定的 ±0.02，可用式(10-1) 计算含量：

$$每\ 1g\ 供试品中含有的维生素\ A\ 的单位 = E_{1cm}^{1\%}(328nm) \times 1900 \quad (10\text{-}1)$$

如果吸收峰波长在 326～329nm 之间，且所测得的各波长吸光度比值超过表 10-1 中规定值的 ±0.02，应按式(10-2) 求出校正后的吸光度，然后再计算含量：

$$A_{328(校正)} = 3.52(2A_{328} - A_{316} - A_{340}) \quad (10\text{-}2)$$

是否选择校正公式，计算时还应按表 10-2 中的方法进行判断。

表 10-2　A_{328}与$A_{328(校正)}$吸光度值选择

计算式(100%)	数值	结论
$(A_{328(校正)}-A_{328})/A_{328}$	−3.0%～+3.0%	用A_{328}计算含量
	−15%～−3%	用$A_{328(校正)}$计算含量
	<−15%或>+3%	改用“皂化法”测定

校正公式采用三点法，除其中一点是在吸收峰波长处测得的外，其他两点分别在吸收峰两侧的波长处测定，因此仪器波长应准确，故在测定前应对仪器波长进行校正。

如果吸收峰波长不在326～329nm之间，则供试品须按“皂化法”测定。

知识拓展　**皂化法测定维生素A醇**

精密称取一定量供试品，加氢氧化钾乙醇溶液后煮沸回流，得到的皂化液再经乙醚提取、洗涤、滤过、浓缩和干燥等处理，最后用异丙醇溶解残渣并稀释成每1ml中含维生素A为9～15U的溶液，在300nm、310nm、325nm、334nm波长处测定吸收度，并确定最大吸收波长（应为325nm）。

① 求$E_{1cm}^{1\%}$。由公式$A=E_{1cm}^{1\%}CL$求得$E_{1cm}^{1\%}=\frac{A}{CL}$。

公式中的A值，可能是325nm波长下测得的吸收度A_{325}，也可能是用校正公式计算出的吸收度校正值$A_{325(校正)}$。

② 每1g供试品中含有的维生素A的单位$=E_{1cm}^{1\%}\times1830$。

③ A值的选择。

如果最大吸收波长不在323～327nm之间，或$A_{300}/A_{325}>0.73$，则需经处理后过色谱柱，分离、纯化，再进行测定。

如果最大吸收波长在323～327nm之间，且$(A_{300}/A_{325})\leqslant0.73$，则计算校正吸光度：$A_{325(校正)}=6.815A_{325}-2.555A_{310}-4.260A_{334}$。

若$[(A_{325(校正)}-A_{325})/A_{325}]\times100\%$，在±3%以内，选用未校正吸光度$A_{325}$。

若$[(A_{325(校正)}-A_{325})/A_{325}]\times100\%$，在±3%以外，选用校正吸光度$A_{325(校正)}$。

④ 求维生素A醇占标示量的百分含量：

$$标示量(\%)=\frac{AD\times1830\overline{W}}{W\times100L\times标示量}\times100\%$$

式中，A为直接测得的A_{325}或校正后的$A_{325(校正)}$；D为供试品的稀释倍数；$\overline{W}$为平均内容物质量，g；W为称取的内容物质量，g；L为比色池厚度，cm。

2. 高效液相色谱法

本法适用于维生素A醋酸酯原料及其制剂中维生素A的含量测定。

(1) 色谱条件与系统适用性试验　用十八烷基硅烷键合硅胶为填充剂，以正己烷-异丙醇(997∶3)为流动相，检测波长为325nm。取系统适用性试验溶液10μl，注入液相色谱仪，维生素A醋酸酯主峰与其顺式异构体峰的分离度应大于3.0。精密量取对照品溶液10μl，注入液相色谱仪，连续进样5次，主成分峰面积的相对标准偏差不得过3.0%。

(2) 系统适用性试验溶液的制备　取维生素A对照品适量（约相当于维生素A醋酸酯300mg），置烧杯中，加入碘试液0.2ml，混匀，放置约10min，定量转移至200ml量瓶中，用正己烷稀释至刻度，摇匀，精密量取1ml，置100ml量瓶中，用正己烷稀释至刻度，摇匀。

(3) 测定法　精密称取供试品适量（约相当于15mg维生素A醋酸酯），置100ml量瓶中，用正己烷稀释至刻度，摇匀，精密量取5ml，置50ml量瓶中，用正己烷稀释至刻度，摇匀，作为供试品溶液。另精密称取维生素 A 对照品适量（约相当于 15mg 维生素 A 醋酸酯），同法制成对照品溶液。精密量取供试品溶液与对照品溶液各 10μl，分别注入液相色谱仪，记录色谱图，按外标法以峰面积计算，含量应符合规定。

课堂互动

应用三点校正法时，除其中一点在最大吸收波长处测定外，其余两点均在最大吸收峰的两侧进行测定，为什么？如果仪器波长不准确，如何避免产生误差？

【例】 维生素 AD 胶丸中维生素 A 的含量测定。

精密称取本品（规格 10000IU/丸）装量差异项下（平均装量 0.07985g/丸）的内容物 0.1287g 置 10ml 烧杯中，加环己烷溶解并定量转移至 50ml 量瓶中，用环己烷稀释至刻度，摇匀；精密量取 2.0ml，置另一 50ml 量瓶中，用环己烷稀释至刻度，摇匀。以环己烷为空白，测定最大吸收波长为 328nm，并在下列波长处测得吸收度为 0.374（300nm）、0.592（316nm）、0.663（328nm）、0.553（340nm）、0.228（360nm）。《中国药典》（2015 年版）规定每丸含维生素 A 应为标示量的 90.0%～120.0%。试判断本品是否符合《中国药典》（2015 年版）规定的含量限度。

计算：

① A 值的选择。由测定结果得知最大吸收波长为 328nm（326～329nm），且测得各吸光度比值超过规定的±0.02，因此用 $A_{328(校正)}$，则：

$$\begin{aligned} A_{328(校正)} &= 3.52(2A_{328}-A_{316}-A_{340}) \\ &= 3.52(2\times 0.663-0.592-0.553) \\ &= 0.637 \end{aligned}$$

且： $$\frac{A_{328(校正)}-A_{328(实测)}}{A_{328(实测)}}\times 100\% = \frac{0.637-0.663}{0.663}\times 100\% = -3.92\%$$

② 求 $E_{1cm}^{1\%}$。由： $$A_{328(校正)} = E_{1cm}^{1\%}\times CL$$

求得： $$E_{1cm}^{1\%} = \frac{A_{328(校正)}}{CL} = \frac{0.637}{\dfrac{100\times 0.1287}{1250}} = 61.87$$

③ 每 1g 供试品中含有的维生素 A 的单位$=E_{1cm}^{1\%}\times 1900=61.87\times 1900=117553(IU/g)$

④ 求维生素 A 占标示量的百分含量：

$$\begin{aligned} 标示量 &= \frac{V_A 效价\times 每丸内容物平均装量}{标示量}\times 100\% \\ &= \frac{117553\times 0.07985}{10000}\times 100\% \\ &= 93.9\% \end{aligned}$$

⑤ 结论：本品符合《中国药典》（2015 年版）规定的含量限度。

第二节　维生素 E 的分析

维生素 E（vitamin E）为 α-生育酚及其酯类，分为天然品和合成品。《中国药典》现行版收载的维生素 E 包括合成型维生素 E 和天然型维生素 E。合成型维生素 E 是消旋的 α-生育酚醋酸酯，天然型维生素 E 为右旋的 α-生育酚醋酸酯。其制剂有片剂、注射剂、胶丸及粉剂。

一、结构与性质

1. 结构

维生素 E 为苯并二氢吡喃醇衍生物，因其在苯环上有一个酚羟基，故本类化合物又称生育酚。其主要有 α、β、γ、δ 四种异构体，其中以 α-异构体的生理作用最强。其天然品为右旋体（d），合成体为消旋体（dl-α），右旋体与消旋体效价比为 1.4∶10，一般药用为合成品，即消旋体。

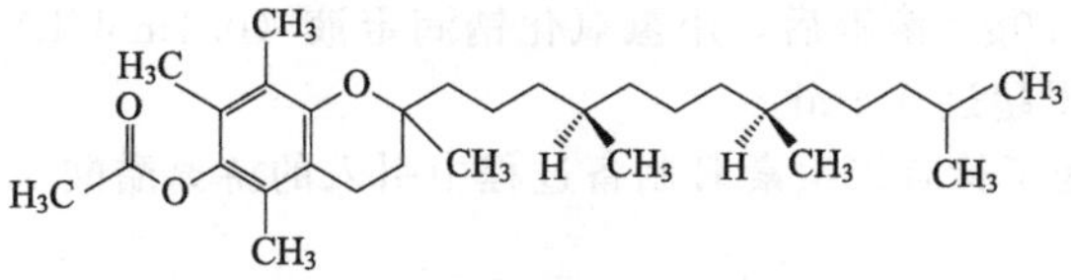

合成型维生素E

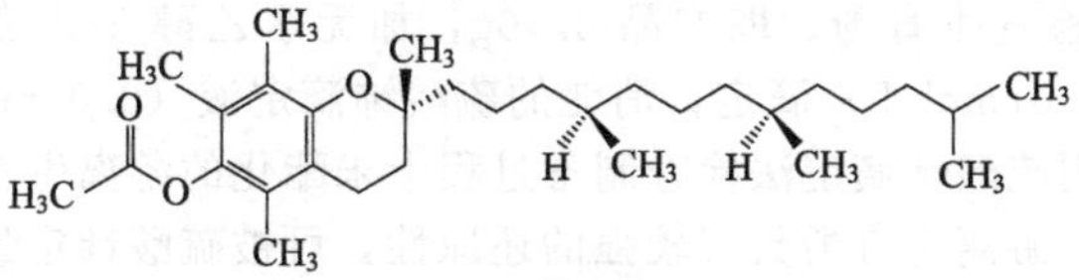

天然型维生素E

2. 性质

（1）性状　本品为微黄色至黄色或黄绿色澄清的黏稠液体；几乎无臭；遇光色渐变深。天然型放置会固化，25℃左右熔化。

（2）溶解性　维生素 E 在无水乙醇、丙酮、乙醚、石油醚或植物油中易溶，在水中不溶。

（3）不稳定性　维生素 E 在无氧条件下对热稳定，加热 200℃也不被破坏，但对氧十分敏感，遇光、空气可被氧化。其氧化产物为 α-生育醌和 α-生育酚二聚体。

（4）水解性　维生素 E 苯环上有乙酰化的酚羟基，在酸性或碱性溶液中加热可水解生成游离生育酚，故常作为特殊杂质进行检查。

（5）紫外吸收特性　维生素 E 结构中含有苯环，故有紫外吸收，其无水乙醇溶液在 284nm 波长处有最大吸收，其吸收系数为 41.0～45.0。

二、鉴别试验

1. 硝酸反应

取维生素 E 约 30mg，加无水乙醇 10ml 溶解后，加硝酸 2ml，摇匀，在 75℃加热约 15min，溶液应显橙红色。

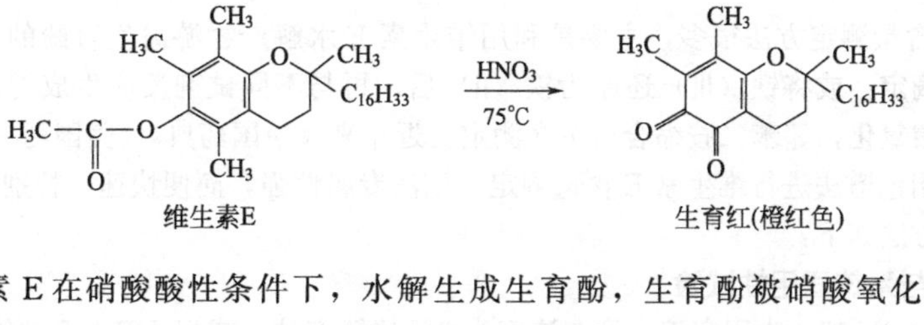

$$\text{维生素E} \xrightarrow[75℃]{HNO_3} \text{生育红(橙红色)}$$

维生素E　　　　生育红(橙红色)

解析：维生素 E 在硝酸酸性条件下，水解生成生育酚，生育酚被硝酸氧化为邻醌结构的生育红而显橙红色。

2. 气相色谱法

供试品溶液主峰的保留时间应与对照品溶液主峰的保留时间一致。

3. 红外光谱法

本品的红外光吸收图谱应与对照的图谱（光谱集 1206 图）一致。

解析：维生素 E 结构中含有苯环，苯环上有乙酰化的羟基，它们都可在红外光谱中产生特征吸收峰。

三、杂质检查

1. 酸度

取乙醇与乙醚各 15ml，置锥形瓶中，加酚酞指示液 0.5ml，滴加氢氧化钠滴定液（0.1mol/L）至微显粉红色，加本品 1.0g，溶解后，用氢氧化钠滴定液（0.1mol/L）滴定，消耗的氢氧化钠滴定液（0.1mol/L）不得超过 0.5ml。

解析：本项检查是为了检查维生素 E 制备过程中引入的游离醋酸，每 1g 中酸性杂质的量不得超过 0.05mmol。

2. 生育酚

天然型的维生素 E 检查生育酚。取本品 0.10g，加无水乙醇 5ml 溶解后，加二苯胺试液 1 滴，用硫酸铈滴定液（0.01mol/L）滴定，消耗的硫酸铈滴定液（0.01mol/L）不得过 1.0ml。

解析：本项检查采用硫酸铈滴定法检查制备过程中未酯化的游离生育酚及在贮存过程中酯键水解产生的游离生育酚。游离生育酚具有较强的还原性，可被硫酸铈定量氧化，通过限制硫酸铈滴定液消耗的体积，控制游离生育酚的限量。每 1ml 硫酸铈滴定液（0.01mol/L）相当于 2.154mg 的生育酚。按上述规定的检查方法，得出维生素 E 中含游离生育酚杂质限量为 2.15%。

3. 有关物质

合成型的维生素 E 检查有关物质。取本品，用正己烷稀释制成每 1ml 中约含 2.5mg 的溶液，作为供试品溶液；精密量取适量，用正己烷定量稀释制成每 1ml 中含 25μg 的溶液，作为对照溶液。照含量测定项下的色谱条件，精密量取供试品溶液与对照溶液各 1μl，分别注入气相色谱仪，记录色谱图至主成分峰保留时间的 2 倍，供试品溶液的色谱图中如有杂质峰，α-生育酚（杂质 I）（相对保留时间约为 0.87）的峰面积不得大于对照溶液主峰面积（1.0%），其他单个杂质峰面积不得大于对照溶液主峰面积的 1.5 倍（1.5%），各杂质峰面积的和不得大于对照溶液主峰面积的 2.5 倍（2.5%）。

4. 残留溶剂

天然维生素 E 残留溶剂正己烷，采用气相色谱法进行检查。取本品适量，精密称定，加二甲基甲酰胺溶解并稀释制成每 1ml 中约含 50mg 的溶液，作为供试品溶液；另取正己烷适量，加二甲基甲酰胺定量稀释制成每 1ml 中约含 10μg 的溶液，作为对照品溶液。照残留溶液测定法（通则 0861 第一法）试验，以 5%苯基甲基聚硅氧烷为固定液（或极性相近的固定液），起始柱温为 50℃，维持 8min，然后以每分钟 45℃的速率升温至 260℃，维持 15min。正己烷残留量应符合规定。

四、含量测定

维生素 E 的含量测定方法很多，主要是利用维生素 E 水解产物游离生育酚的易氧化性质，用硫酸铈滴定液直接滴定；或将铁（Ⅲ）还原为铁（Ⅱ）后，再与不同试剂反应生成配位化合物进行比色测定；也可用硝酸氧化，邻苯二胺缩合后荧光测定。近年来《中国药典》《美国药典》《英国药典》等国家药典采用气相色谱法进行维生素 E 含量测定，该法专属性强，简便快速，特别适合于维生素 E 制剂的分析。具体方法如下：

1. 色谱条件与系统适用性试验

以聚硅氧烷（OV-17）为固定液，涂布浓度为 2%的填充柱，或以 HP-1 毛细管柱（100%聚二甲基硅氧烷）为分析柱；柱温为 265℃。理论板数（n）按维生素 E 峰计算应不低于 500（填充柱）或 5000（毛细管柱），维生素 E 峰与内标物质峰的分离度应符合要求。

2. 校正因子测定

取正三十二烷适量，加正己烷溶解并稀释成每1ml中含1.0mg的溶液，摇匀，作为内标溶液。另取维生素E对照品约20mg，精密称定，置棕色具塞锥形瓶中，精密加入内标溶液10ml，密塞，振摇使溶解，作为对照品溶液，取1～3μl注入气相色谱仪，计算校正因子。

3. 样品测定

取维生素E约20mg，精密称定，置棕色具塞锥形瓶中，精密加入内标溶液10ml，密塞，振摇使溶解，作为供试品溶液；取1～3μl注入气相色谱仪，测定，按内标法计算。

(1) 计算校正因子

$$校正因子(f)=\frac{A_S/c_S}{A_R/c_R} \tag{10-3}$$

式中，A_S为对照品溶液中内标物的峰面积；A_R为对照品溶液中维生素E的峰面积；c_S为内标物的浓度，mg/ml；c_R为维生素E对照品的浓度，mg/ml。

(2) 计算供试品中测定组分的量

$$c_X=f\times\frac{A_X}{A_S/c_S} \tag{10-4}$$

式中，c_X为供试品溶液中测定组分的浓度，mg/ml；A_X为供试品溶液中维生素E的峰面积；A_S为供试品溶液中内标物的峰面积；c_S为内标物的浓度，mg/ml。

(3) 计算百分含量

$$含量(\%)=\frac{c_X DV}{m}\times100\% \tag{10-5}$$

式中，c_X为供试品溶液中测定组分的浓度，mg/ml；D为供试品的稀释倍数；V为供试品溶液初始体积，ml；m为供试品的取样量，mg。

第三节 维生素C的分析

一、结构与性质

1. 结构

维生素C又称L-抗坏血酸，在化学结构上和糖类十分相似，有4个光学异构体，其中以L(+)-抗坏血酸生物活性最强。《中国药典》现行版收载有维生素C原料及片剂、泡腾剂、颗粒剂和注射剂。

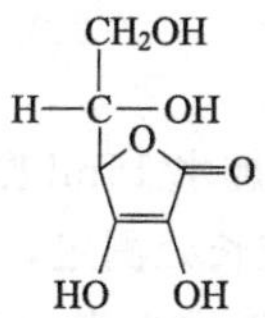

CH_2OH
H—C—OH
HO OH

维生素C的结构式

2. 性质

(1) 性状 本品为白色结晶或结晶性粉末；无臭，味酸；久置色渐变微黄；水溶液显酸性反应。

(2) 溶解性 维生素C在水中易溶，水溶液呈酸性；在乙醇中略溶，在氯仿或乙醚中不溶。

(3) 还原性 维生素C分子中的二烯醇基具极强的还原性，易被氧化为二酮基而成为去氢抗坏血酸，加氢又可还原为抗坏血酸。

(4) 酸碱性 维生素C分子结构中的二烯醇基，受共轭效应影响，具有酸性。

(5) 旋光性 维生素C分子中有2个手性碳原子，比旋度为$+20.5°\sim21.5°$。

(6) 水解性 维生素C在强碱中，内酯环可水解，生成酮酸盐。

(7) 糖类的性质 维生素C的化学结构与糖类相似，具有糖类的性质和反应。

二、鉴别试验

1. 与硝酸银的反应

取维生素C 0.2g，加水10ml溶解。取该溶液5ml，加硝酸银试液0.5ml，即生成金属银的黑色沉淀。反应式如下：

$$\text{维生素C} + 2NO_3^- + 2Ag^+ \longrightarrow \text{去氢抗坏血酸} + 2HNO_3 + 2Ag\downarrow(\text{黑色})$$

解析：维生素C分子中有二烯醇基，具有强还原性，可被硝酸银氧化为去氢抗坏血酸，同时产生黑色沉淀。

2. 与2,6-二氯靛酚反应

取维生素C 0.2g，加水10ml溶解。取该溶液5ml，加2,6-二氯靛酚试液1～2滴，试液的颜色即消失。反应式如下：

$$\text{维生素C} + \text{2,6-二氯靛酚（玫瑰红色）} \longrightarrow \text{去氢抗坏血酸} + \text{酚亚胺（无色）}$$

解析：2,6-二氯靛酚为一染料，其氧化型在酸性介质中为玫瑰红色，在碱性介质中为蓝色，与维生素C作用后生成还原型的无色的酚亚胺。

3. 红外光谱鉴别法

本品的红外光吸收图谱应与对照图谱（光谱集450图）一致。

三、杂质检查

《中国药典》（2015年版）规定检查维生素C及其片剂、注射液的澄清度与颜色，另外对维生素C原料中铜离子、铁离子等进行检查。

1. 溶液的澄清度与颜色检查

(1) 原料 取维生素C供试品3.0g，加水15ml振摇使溶解，经4号垂熔玻璃漏斗滤过，滤液照紫外-可见分光光度法，在420nm的波长处测定，吸收度不得过0.03。

(2) 片剂 取本品片粉适量（约相当于维生素C 1.0g），加水20ml溶解，滤过，滤液照紫外-可见分光光度法在440nm波长处测定，吸收度不得过0.07。

(3) 注射液 取本品适量，加水稀释成1ml中含维生素C 50mg的溶液后，照紫外-可见分光光度法，在420nm的波长处测定，吸收度不得过0.06。

解析：维生素C及其制剂在贮存期间易变色，且颜色随贮存时间的延长而逐渐加深。这是因为维生素C的水溶液在高于或低于pH 5～6时，受空气、光线和温度的影响，分子中的内酯环可发生水解，并进一步发生脱羧反应生成糠醛，进一步聚合而呈色。为保证产品质量，须控制有色杂质的量。

2. 草酸

取本品 0.25g，加水 4.5ml，振摇使维生素 C 溶解，加氢氧化钠试液 0.5ml、稀醋酸 1ml 与氯化钙试液 0.5ml，摇匀，放置 1h，作为供试品溶液；另精密称取草酸 75mg，置 500ml 量瓶中，加水溶解并稀释至刻度，摇匀，精密量取 5ml，加稀醋酸 1ml 与氯化钙试液 0.5ml，摇匀，放置 1h，作为对照溶液。供试品溶液产生的浑浊不得浓于对照溶液（0.3%）。

3. 铁

取本品 5.0g 两份，分别置 25ml 的量瓶中，一份中加 0.1mol/L 硝酸溶液溶解并稀释至刻度，摇匀，作为供试品溶液；另一份中加标准铁溶液 1.0ml，加 0.1mol/L 硝酸溶液溶解并稀释至刻度，摇匀，作为对照溶液。照原子吸收分光光度法，在 248.3nm 的波长处分别测定，应符合规定。

4. 铜

取本品 2.0g 两份，分别置 25ml 量瓶中，一份中加 0.1mol/L 硝酸溶液溶解并稀释至刻度，摇匀，作为供试品溶液；另一份中加标准铜溶液 1.0ml，加 0.1mol/L 硝酸溶液溶解并稀释至刻度，摇匀，作为对照溶液。照原子吸收分光光度法，在 324.8nm 的波长处分别测定，应符合规定。

解析：微量铁和铜会加速维生素 C 的氧化、分解。

5. 细菌内毒素

取本品，加碳酸钠（170℃加热 4h 以上）适量，使混合，照细菌内毒素检查法（通则 1143）依法检查，每 1mg 维生素 C 中含内毒素的量应小于 0.02EU。

解析：供注射用的维生素 C 需作此项检查。

除以上检查项目外，维生素 C 还需检查炽灼残渣和重金属。

四、含量测定

维生素 C 含量测定中碘量法、二氯靛酚法被各国药典广泛采用，而紫外-可见分光光度法、高效液相色谱法对制剂和体内维生素 C 的测定具有专属性。《中国药典》（2015 年版）规定采用碘量法测定维生素 C 及其制剂的含量。

1. 测定方法

取本品约 0.2g，精密称定，加新沸过的冷水 100ml 与稀醋酸 10ml 使溶解，加淀粉指示液 1ml，立即用碘滴定液（0.05mol/L）滴定，至溶液显蓝色并在 30s 内不褪色。每 1ml 碘滴定液（0.05mol/L）相当于 8.806mg 的 $C_6H_8O_6$。反应原理如下：

$$C_6H_8O_6 + I_2 \xrightarrow{H^+} C_6H_6O_6 + 2HI$$

2. 含量计算

$$\text{含量}=\frac{VFT\times 10^{-3}}{m}\times 100\% \tag{10-6}$$

式中，V 为消耗碘滴定液的体积，ml；F 为碘滴定液的浓度校正因数；T 为滴定度，mg/ml；m 为供试品的取样量，g。

解析：操作中加入稀醋酸使滴定在酸性溶液中进行，是因为在酸性介质中维生素 C 受空气中氧的氧化速度减慢，但供试品溶于稀酸后仍需立即滴定；使用新煮沸过的冷水溶解供试品是为了减少水中溶解的氧对测定的干扰。

第四节 维生素 B_1 的分析

维生素 B_1（vitamin B_1）又名盐酸硫铵，广泛存在于米糠、麦麸和酵母中，此外也可人工合成。本品具有维持糖代谢、神经传导与消化的正常功能的作用，临床主要用于防治脚气病，也用于神经炎、心肌炎、食欲缺乏、消化不良的辅助治疗或其他原因所致的维生素 B_1 缺乏的补充治疗。《中国药典》现行版收载的制剂有维生素 B_1 及其片剂、注射剂。

一、结构与性质

1. 结构

维生素 B_1 是由氨基嘧啶环和噻唑环通过亚甲基连接而成的季铵盐，噻唑环上的季铵氮原子及嘧啶环上的氨基具有碱性，可与酸成盐，药用品为盐酸盐。

H_3C, N, NH_2, S, CH_2CH_2OH, N, CH_2—N^+, CH_3, Cl^-, HCl

维生素 B_1 的结构式

2. 性质

（1）性状 本品为白色结晶或结晶性粉末；有微弱的特臭，味苦；干燥品在空气中即可吸收约 4%的水分。

（2）溶解性 维生素 B_1 在水中易溶，在乙醇中微溶，在乙醚中不溶。本品的水溶液显酸性。

（3）还原性 维生素 B_1 噻唑环在碱性介质中可开环，再与嘧啶环上的氨基环合，经铁氰化钾氧化剂氧化成具有荧光的硫色素。

（4）紫外吸收特性 维生素 B_1 分子中的嘧啶环为一芳香环，具有紫外吸收。本品的 12.5μg/ml 的盐酸溶液（9→1000），在 246nm 的波长处有最大吸收，吸收系数（$E_{1cm}^{1\%}$）为406～436。

（5）与生物碱沉淀试剂反应 维生素 B_1 分子中含有两个杂环（嘧啶环和噻唑环），故可与某些生物碱沉淀试剂发生沉淀反应。

（6）酸碱性 维生素 B_1 噻唑环上的季铵及嘧啶环上的氨基，为两个碱性基团，具有弱碱性。

二、鉴别试验

1. 硫色素反应

取本品约 5mg，加氢氧化钠试液 2.5ml 溶解后，加铁氰化钾试液 0.5ml 与正丁醇 5ml，强力振摇 2min，放置使分层，上面的醇层显强烈的蓝色荧光；加酸使成酸性，荧光即消失；再加碱使成碱性，荧光又重现。

解析：维生素 B_1 在碱性溶液中，可被铁氰化钾氧化生成硫色素。硫色素溶于正丁醇（或异丁醇等）中，显蓝色荧光。硫色素反应为维生素 B_1 所特有的专属反应，《中国药典》（2015 年版）以此用于本品的鉴别。

2. 红外光谱法

取本品适量，加水溶解，水浴蒸干，在 105℃干燥 2h 测定。本品的红外光吸收图谱应与对照的图谱（光谱集 1205 图）一致。

3. 氯化物反应

本品的水溶液显氯化物的鉴别反应。

知识链接　　**维生素 B_1 的沉淀反应**

(1) 维生素 B_1 与碘化汞钾生成淡黄色沉淀 $[B]\cdot H_2HgI_4$；

(2) 维生素 B_1 与碘生成红色沉淀 $[B]\cdot HI\cdot I_2$；

(3) 维生素 B_1 与硅钨酸生成白色沉淀 $[B]_2\cdot SiO_2(OH)_2\cdot 12WO_3\cdot 4H_2O$；

(4) 维生素 B_1 与苦酮酸生成扇形白色结晶。

三、杂质检查

维生素 B_1 除需检查酸度、溶液的澄清度与颜色、硫酸盐、总氯量、干燥失重、炽灼残渣、铁盐和重金属等之外，还应检查以下特殊杂质。

1. 硝酸盐

取本品 1.0g，加水溶解使成 100ml，取 1.0ml，加水 4.0ml 与 10%氯化钠溶液 0.5ml，摇匀，精密加稀靛胭脂试液 1ml，摇匀，沿管壁缓缓加硫酸 5.0ml，立即缓缓振摇 1min，放置 10min，与标准硝酸钾溶液（每 1ml 相当于 50μg NO_3^-）0.50ml 用同一方法制成的对照液比较，不得更浅。其限量为 0.25%。

解析：维生素 B_1 在合成中需使用硝酸盐，所以需对其进行检查。

2. 有关物质

取本品，精密称定，用流动相溶解并稀释制成每 1ml 中约含 1mg 的溶液，作为供试品溶液；精密量取 1ml，置 100ml 量瓶中，用流动相稀释至刻度，摇匀，作为对照溶液。照高效液相色谱法测定，用十八烷基硅烷键合硅胶为填充剂，以甲醇-乙腈-0.02mol/L 庚烷磺酸钠溶液（含 1%三乙胺，用磷酸调节 pH 值至 5.5）（9：9：82）为流动相，检测波长为 254nm，理论板数按维生素 B_1 峰计算不低于 2000，维生素 B_1 峰与前后峰的分离度均应符合要求。再精密量取供试品溶液与对照溶液各 20μl，分别注入液相色谱仪，记录色谱图至主峰保留时间的 3 倍。供试品溶液色谱图中如有杂质峰，各杂质峰面积的和不得大于对照溶液主峰面积的 0.5 倍（0.5%）。

解析：此项目检查目的是控制供试品中含有的杂质量。

四、含量测定

1. 维生素 B_1 原料药的含量测定

(1) 测定方法　测定方法为非水滴定法。取本品约 0.12g，精密称定，加冰醋酸 20ml 微热使溶解，放冷，加醋酐 30ml，照电位滴定法（通则 0701），用高氯酸滴定液（0.1mol/L）滴定，并将滴定结果用空白试验校正。每 1ml 的高氯酸滴定液（0.1mol/L）相当于 16.86mg 的维生素 B_1（$C_{12}H_{17}ClN_4OS\cdot HCl$）。

(2) 含量计算

$$含量=\frac{(V-V_0)FT\times 10^{-3}}{m}\times 100\% \qquad (10\text{-}7)$$

式中，V 为滴定时消耗高氯酸滴定液的体积，ml；V_0 为空白试验消耗高氯酸滴定液的体积，ml；F 为高氯酸滴定液的浓度校正因数；T 为滴定度，mg/ml；m 为供试品的取样量，g。

2. 维生素 B_1 片剂的含量测定

维生素 B_1 分子结构中具有共轭双键，有紫外吸收，可在其最大吸收波长处测定吸光度，进行含量测定。《中国药典》（2015 年版）规定维生素 B_1 片剂和注射液的含量测定均采用紫外-可见分光光度法。

【例】 取维生素 B_1 片剂 10 片，精密称定，研细，精密称取适量（相当于维生素 B_1），置 50ml 容量瓶中；加盐酸溶液（9→1000）约 35ml，振摇 15min，使维生素 B_1 溶解，加盐酸溶液（9→1000）稀释至刻度，摇匀。用干燥滤纸滤过，精密量取续滤液 5ml，置另一 50ml 量瓶中，再加盐酸（9→1000）稀释至刻度，摇匀。照紫外-可见分光光度法，在 246nm 波长处测定吸光度，按 $C_{12}H_{17}ClN_4OS \cdot HCl$ 的吸收系数（$E_{1cm}^{1\%}$）为 421 计算，即得：

$$标示量=\frac{\frac{A}{E_{1cm}^{1\%}}\times\frac{1}{100}VD\overline{W}}{mS}\times 100\%$$

目标检测

一、单项选择题

1. 维生素 A 具有易被紫外线裂解，易被空气中氧或氧化剂氧化等性质，是由于分子中含有（　　）。

A. 环己烯基　　B. 2,6,6-三甲基环己烯基

C. 伯醇基　　D. 乙醇基

E. 共轭多烯醇侧链

2.《中国药典》(2015 年版）测定维生素 E 含量的方法为（　　）。

A. 气相色谱法　　B. 高效液相色谱法

C. 碘量法　　D. 荧光分光光度法

E. 紫外-可见分光光度法

3. 下列药物的碱性溶液，加入铁氰化钾后，再加正丁醇，显蓝色荧光的是（　　）。

A. 维生素 A　　B. 维生素 B_1

C. 维生素 C　　D. 维生素 D

E. 维生素 E

4. 紫外法测定维生素 A 含量时，测得 λ_{max} 在 330nm，A/A_{328} 比值中有一个比值超过了规定值±0.02，应采取的测定方法为（　　）。

A. 多波长测定　　B. 取 A_{328} 值直接计算

C. 用皂化法（第二法）　　D. 用校正值计算

E. 比较校正值与未校正值的差值后再决定

5. 2,6-二氯靛酚法测定维生素 C 含量，终点时溶液（　　）。

A. 红色→无色　　B. 蓝色→无色

C. 无色→红色　　D. 无色→蓝色

E. 红色→蓝色

二、配伍选择题

【6～8】

药物与鉴别反应：

A. 维生素 K_1　　B. 维生素 B_1

C. 维生素 B_2　　D. 维生素 C

E. 维生素 E

6. 硫色素反应（　）
7. 与硝酸银生成黑色沉淀（　）
8. 与硝酸反应显橙红色（　）
【9～11】
A. 碘量法　　B. HPLC
C. GC　　D. 非水滴定法
E. 紫外分光光度吸收系数法（$E_{1cm}^{1\%}$）
9. 维生素 K_1 的含量测定法（　）
10. 维生素 B_1 的含量测定法（　）
11. 维生素C的含量测定法（　）
三、多项选择题
12. 测定维生素A的紫外三点校正法中，三点波长的选择是（　）。
A. 一点为最大吸收波长　　B. 其余两点在最大吸收波长的两侧
C. 两点离最大吸收波长的距离相等　　D. 两点吸收度相等均为最大吸收度的6/7
E. 采用几何法或代数法求得校正公式
13. 维生素A分子中含有共轭多烯醇侧链，因此它具有下列物理化学性质（　）。
A. 不稳定，易被紫外线裂解　　B. 易被空气中氧或氧化剂氧化
C. 遇三氯化锑试剂呈现不稳定蓝色　　D. 在紫外区呈现强烈吸收
E. 易溶于水
14.《中国药典》（2015年版）对维生素 B_1 及其制剂采用的测定含量的方法是（　）。
A. 高效液相色谱法　　B. 紫外-可见分光光度法
C. 非水碱量法　　D. 硅钨酸重量法
E. 硫色素荧光法
15. 下列不是维生素C所具有的性质的是（　）。
A. 在乙醚、氯仿中溶解　　B. 具还原性
C. 分子中有两个手性碳原子　　D. 在酸性溶液中成盐
E. 具有糖的性质
四、简答题
16. 维生素C的鉴别方法有哪些？
17. 碘量法进行维生素C含量测定的原理是什么？
18. 维生素E含量测定方法有哪些？

实训十　维生素C片的鉴别及含量测定

【实训目的】

（1）掌握维生素C片剂的鉴别原理及操作方法。
（2）熟悉直接碘量法测定维生素C片剂含量的原理及操作方法。
（3）了解直接滴定法滴定终点的确定方法。

【实训资料】

（1）检验药品的名称：维生素C片。
（2）检验药品的来源：药店购买或送检样品。
（3）检验药品的规格、批号、包装及数量：根据药品包装确定，并记录有关情况。
（4）检验依据：《中国药典》（2015年版）。

【实训方案】

（一）实训形式

本次实训任务分成 6 人一组，组内交替进行任务实施，3 人配合完成每个检查项目。

（二）实训时间

具体实训时间安排可参考表 10-3。

表 10-3　维生素 C 片的鉴别及含量测定的实训时间安排

实训内容	实训时间/min	备注
仪器的准备	10	分析天平、量筒、烧杯、酸式碱式滴定管、表面皿、容量瓶、锥形瓶、碘量瓶、移液管、洗瓶等常规分析仪器
试剂配制	10	试剂由实训教师指导部分学生在课余时间完成；学生按组领取
维生素 C 鉴别	20	观察黑色沉淀应在白色背景下观察
维生素 C 含量测定	30	滴定时要逐滴进行，接近终点时要半滴进行滴定
报告书写	10	报告书要书写规范，不要涂抹
清场	10	所有仪器要清洗干净，放回原位

【实训过程】

（一）维生素 C 片的鉴别

1. 供试品准备

维生素 C 片。

2. 试剂准备

（1）硝酸银试液　取硝酸银 17.5g，加水适量使溶解成 1000ml，摇匀。

（2）二氯靛酚试液　取 2,6-二氯靛酚钠 0.1g，加水 100ml 溶解后，滤过，即得。

3. 鉴别方法

取本品细粉适量（约相当于维生素 C 0.2g），加水 10ml，振摇使维生素 C 溶解，滤过。滤液分成二等份，在一份中加硝酸银试液 0.5ml，观察应生成银的黑色沉淀；在另一份中，加二氯靛酚试液 1～2 滴，观察试液的颜色应消失。

（二）维生素 C 片含量测定

1. 供试品准备

维生素 C 片。

2. 试剂准备

（1）稀醋酸　取冰醋酸 60ml，加水稀释至 1000ml，即得。

（2）碘滴定液（0.05mol/L）　取碘 13.0g，加碘化钾 36g 与水 50ml 溶解后，加盐酸 3 滴与水适量使成 1000ml，摇匀，用垂熔玻璃滤器滤过。

3. 含量测定

（1）测定方法　取本品 20 片，精密称定，研细，精密称取适量（约相当于维生素 C 0.2g），置 100ml 量瓶中，加新沸过的冷水 100ml 与稀醋酸 10ml 的混合液适量，振摇使维生素 C 溶解并稀释至刻度，摇匀，迅速滤过，精密量取续滤液 50ml，加淀粉指示液 1ml，立即用碘滴定液（0.05mol/L）滴定，至溶液显蓝色并持续 30s 不褪。每 1ml 碘滴定液（0.05mol/L）相当于 8.806mg 的 $C_6H_8O_6$。

$$含量=\frac{c_{I_2}M_{C_6H_8O_6}\times\frac{V_{I_2}}{1000}}{W_{药片}}\times100\%$$

（2）实验数据记录及处理　见表 10-4。

表 10-4　实验数据记录及处理

编号	1	2	3
$W_{药片}$/g			
V_{I_2} 初读数/ml			
V_{I_2} 终读数/ml			
V_{I_2}/ml			

【注意事项】

（1）本实训所用指示剂为淀粉溶液。I_2 与淀粉形成蓝色的加合物，灵敏度很高。温度升高，灵敏度反而下降。淀粉指示剂要在接近终点时加入。

（2）本实训中加新沸过的冷水，是为了减少水中溶解氧对测定的影响。

第十一章
核酸类药物分析

知识目标

◇ 掌握核酸类药物的结构特征、理化性质与分析方法之间的联系；

◇ 熟悉巯嘌呤、硫鸟嘌呤、硫唑嘌呤、肌苷、氟胞嘧啶和氟尿嘧啶等药物的鉴别试验、杂质检查及含量测定原理与方法；

◇ 了解核酸类药物的结构特点与分析方法之间的关系。

能力目标

◇ 能够运用药品质量标准完成核酸类药物的鉴别、杂质检查及含量测定并作出结果判断；

◇ 能运用药品质量标准进行紫外-可见分光光度法、气相色谱法、液相色谱法的操作及结果计算。

核酸是一类存在于所有生物体细胞中的重要生物大分子。1944 年，Oswald Avery 经实验证实了 DNA 是遗传的物质基础。1953 年，Watson 和 Crick 提出了 DNA 的双螺旋结构，巧妙地解释了遗传的奥秘。DNA 双螺旋结构模型的确立为遗传学进入分子水平奠定了基础。本章以核酸药物中嘌呤类药物和嘧啶类药物的质量分析为例，结合《中国药典》(2015 年版) 重点阐述了药物的鉴别、检查和含量测定的原理与方法。

第一节　概　　述

核酸是由许多核苷酸聚合成的生物大分子化合物，为生命的最基本物质之一。核酸广泛存在于所有动植物细胞、微生物体内，生物体内的核酸常与蛋白质结合形成核蛋白。不同的核酸，其化学组成、核苷酸排列顺序等不同。

一、核酸的组成和分类

核酸的基本结构单位是核苷酸，核苷酸由核苷和磷酸组成，核苷由碱基和戊糖组成。根据分子中所含戊糖的种类核酸可分为核糖核酸（ribonucleic acid，RNA）和脱氧核糖核酸（deoxyribonucleic acid，DNA)。DNA 中的戊糖为 D-2-脱氧核糖，碱基为腺嘌呤、鸟嘌呤、胞嘧啶和胸腺嘧啶；主要存在于细胞核和线粒体内，承担体内遗传信息的贮存和发布。RNA 中戊糖为 D-核糖，碱基为腺嘌呤、鸟嘌呤、胞嘧啶和尿嘧啶。约 90%的 RNA 在细胞质中，在细胞核内的含量约占10%，直接参与体内蛋白质的合成。

根据在蛋白质合成过程中所起的作用不同，RNA 又可分为三类：

(1) 核蛋白体 RNA（ribosomal RNA，rRNA)。rRNA 又称核糖体 RNA，细胞内 RNA 的绝

大部分（80%～90%）都是核蛋白体组织。rRNA是蛋白质合成时多肽链的“装配机”。

(2) 信使RNA（messenger RNA，mRNA）。mRNA是合成蛋白质的模板，在蛋白质合成时，控制氨基酸排列顺序。

(3) 转运RNA（transfer RNA，tRNA）。在蛋白质的合成过程中，tRNA是搬运氨基酸的工具。

二、核酸的理化性质

1. 形态

DNA为白色纤维状固体，RNA为白色粉末状固体。

2. 溶解性

DNA和RNA均微溶于水；不溶于乙醇、乙醚和氯仿等一般的有机溶剂，用乙醇可以沉淀核酸。RNA核蛋白体（RNP）易溶于0.14mol/L的NaCl溶液；DNA核蛋白体（DNP）可溶于1～2mol/L的NaCl溶液。RNA在碱性溶液中不稳定；DNA在碱性溶液中稳定。

3. 黏度

DNA溶液黏度极高（因其分子直径小而长度大）；RNA溶液黏度要小得多，核酸变性或降解后，黏度降低。

4. 两性解离

核酸为两性电解质，因核苷酸含有磷酸基与碱基，磷酸基和碱基可以解离，在一定条件下核酸可形成兼性离子，表现为两性离子状态，通常表现为酸性。因此利用核酸的两性解离可以通过调节核酸溶液的pH来沉淀核酸，也可通过电泳分离纯化核酸。

5. 化学反应

核糖与地衣酚（3,5-二羟甲苯）试剂反应呈鲜绿色，脱氧核糖与二苯胺试剂反应生成蓝色化合物，因此可用地衣酚鉴定RNA，用二苯胺试剂鉴定DNA。

6. 紫外吸收性质

(1) 机理 嘌呤和嘧啶具有共轭双键，能强烈吸收紫外线。

(2) 性质 在260nm处有最大吸收峰。A_{260}/A_{280}值可以反映核酸的纯度，纯的DNA：$A_{260}/A_{280}=1.8$；纯的RNA：$A_{260}/A_{280}=2.0$。

课堂互动

如何判断提取的核酸物质组成？

(3) 增色效应 变性后DNA溶液的紫外吸收作用增强即为增色效应。DNA分子中碱基间电子的相互作用是紫外吸收的结构基础，但双螺旋结构有序堆积的碱基又“束缚”了这种作用。变性DNA的双链解开，碱基中电子的相互作用更有利于紫外吸收，故产生增色效应。核酸复性后，光吸收值又回复到原有水平，这一现象被称为减色效应。

第二节 嘌呤类核苷酸药物分析

嘌呤类核苷酸药物主要是通过典型的化学基团反应，在适当条件下产生颜色、荧光、沉淀或气体等来进行鉴别的；还可以利用嘌呤碱基中的共轭双键（═C—C═）在紫外区260nm处有最高吸收峰，在230nm处有最低吸收峰这一性质来鉴别。由于嘌呤类核苷酸药物具有特殊的分子结构，因此也可借助于红外光谱进行鉴别。常见的嘌呤类药物有巯嘌呤、硫唑嘌呤、硫鸟嘌呤和肌苷等。

一、巯嘌呤

巯嘌呤为6-嘌呤硫醇一水合物，按无水物计算，含$C_5H_4N_4S$应为97.0%～103.0%。

巯嘌呤的结构式

1. 性状

本品为黄色结晶性粉末，无臭，在水或乙醇中极微溶解，在乙醚中几乎不溶。

2. 鉴别

(1) 取本品约20mg，加乙醇20ml，微热使溶解，加1%乙酸铅的乙醇溶液1ml，生成黄色沉淀。

(2) 取本品约20mg，加硝酸数滴，置水浴上蒸干，遗留物为黄色，放冷后，加氢氧化钠试液1～2滴，即变为黄棕色。

(3) 取本品约10mg，加氨试液10ml，溶液应澄清；加入硝酸银试液1ml，即生成白色絮状沉淀；加硝酸共热，沉淀不溶解。

(4) 本品的红外光谱吸收图谱应与对照的图谱（光谱集516图）一致。

3. 检查

(1) 硫酸盐 取本品0.25g，加水25ml，振摇5min，滤过，滤液加稀盐酸1ml与氯化钡试液2ml，摇匀后，不得发生浑浊。

(2) 6-羟基嘌呤 取含量测定项下的供试品溶液，照紫外-可见分光光度法测定，在255nm与325nm处光度比值不得过0.06。

(3) 水分 取本品，照水分测定法（通则0832第一法1）测定，含水分应为10.0%～12.0%。

(4) 重金属 取本品1.0g，依法检查（通则0821第二法），含重金属不得过百万分之十。

知识拓展 **水分测定法——第一法（费休氏法）**

1. 容量滴定法

本法是根据碘和二氧化硫在吡啶和甲醇溶液中与水定量反应的原理来测定水分的。所用仪器应干燥，并能避免空气中水分的侵入；测定应在干燥处进行。

2. 库仑滴定法

以卡尔-费休氏（Karl—Fischer）反应为基础，应用永停滴定法测定水分。库仑滴定法中滴定剂碘是由含有碘离子的阳极电解液电解产生的。一旦所有的水被滴定完全，阳极电解液中就会出现少量过量的碘，使铂电极极化而停止碘的产生。根据法拉第定律，产生碘的量与通过的电量成正比，因此可以通过测量电量总消耗的方法来测定水分总量。适用于测定含微量水分（0.0001%～0.1%）的供试品，如化学惰性物质烃类、醇类和酯类中的水分，注意全部操作应在干燥处进行。

4. 含量测定

取本品，精密称定，加0.1mol/L盐酸溶液溶解并定量稀释制成每1ml约含5μg的溶液，作为供试品溶液，照紫外-可见分光光度法（通则0401），在325nm处测定吸光度，按$C_5H_4N_4S$的吸收系数（$E_{1cm}^{1\%}$）1265计算，即得。

> **知识链接**　　**紫外-可见分光光度法**
>
> 紫外-可见分光光度法是在190～800nm波长范围内测定物质的吸光度的，用于鉴别、杂质检查和定量测定。当光穿过被测物质溶液时，物质对光的吸收程度随光的波长不同而变化。因此，通过测定物质在不同波长处的吸光度，并绘制其吸光度与波长的关系图即得被测物质的吸收光谱。从吸收光谱中，可以确定最大吸收波长λ_{max}和最小吸收波长λ_{min}。物质的吸收光谱具有与其结构相关的特征性，可以通过用特定波长范围内样品的光谱与对照光谱或对照品光谱相比较，或通过确定最大吸收波长，或通过测量两个特定波长处的吸收比值而鉴别物质。用于定量时，在最大吸收波长处测量一定浓度样品溶液的吸光度，与一定浓度的对照溶液的吸光度进行比较或采用吸收系数法计算出样品溶液的浓度。

二、硫鸟嘌呤

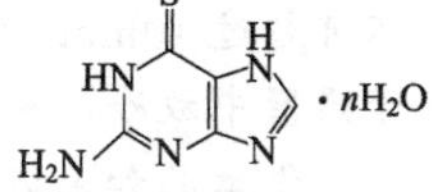

硫鸟嘌呤为2-氨基嘌呤-6-(1*H*)-硫酮，按干燥品计算，含$C_5H_5N_5S$不得少于97.0%。

硫鸟嘌呤的结构式

1. 性状

本品为淡黄色结晶性粉末；无臭或几乎无臭。在水、乙醇或三氯甲烷中不溶，在氢氧化钠试液中易溶。

2. 鉴别

（1）取本品约10mg，加等量甲酸钠混匀，缓缓加热，所产生的气体能使湿润的醋酸铅试纸显黑色或灰色。

（2）取本品约20mg，用0.1mol/L氢氧化钠溶液10ml溶解后用水稀释至100ml，摇匀，取2ml置于100ml容量瓶中，用盐酸溶液（9→1000）稀释至刻度，摇匀，照紫外-可见分光光度法（通则0401）测定其吸光度，257nm与348nm的波长处有最大吸收。

3. 检查

（1）氮　取本品约0.1g，精密称定，照氮测定法（通则0704第一法）测定，按干燥品计算，含氮应为40.6%～43.1%。

> **知识拓展**　　**氮测定法——第一法（常量法）**
>
> 取供试品适量（相当于含氮量25～30mg），精密称定，置干燥的500ml凯氏烧瓶中；依次加入硫酸钾（或无水硫酸钠）10g和硫酸铜粉末0.5g，再沿瓶壁缓缓加硫酸20ml；在凯氏烧瓶口放一小漏斗并使凯氏烧瓶成45°斜置，用直火缓缓加热，使溶液的温度保持在沸点以下，等泡沸停止，强热至沸腾，待溶液成澄明的绿色后，除另有规定外，继续加热30min，放冷。沿瓶壁缓缓加水250ml，振摇混合，放冷后，沿瓶壁缓缓加40%氢氧化钠溶液75ml，加锌粒数粒，用氮气球将凯氏烧瓶与冷凝管连接；另取2%硼酸溶液50ml，置500ml锥形瓶中，加甲基红-溴甲酚绿混合指示液10滴；将冷凝管的下端插入硼酸溶液的液面下，轻轻摆动凯氏烧瓶，使溶液混合均匀，加热蒸馏，至接收液的总体积约为250ml时，将冷凝管尖端提出液面，蒸气冲洗约1min，用水淋洗尖端后停止蒸馏；馏出液用硫酸滴定液（0.05mol/L）滴定至溶液由蓝绿色变为灰紫色，并将滴定的结果用空白试验校正。每1ml硫酸滴定液（0.05mol/L）相当于1.401mg的N。

（2）含磷物质　取本品50mg，置10ml凯氏烧瓶中，加50%硫酸溶液1ml，用小火缓缓加热约3min，冷却，小心滴加硝酸3～4滴，继续加热至溶液几乎无色后，冷却，转移至纳氏比色管中，用水10ml分次洗涤烧瓶，洗液并入比色管中，加钼酸铵硫酸试液2.5ml与1-氨基-2-萘酚-4-

磺酸溶液（取亚硫酸氢钠 94.3g、无水亚硫酸钠 5g 与 1-氨基-2-萘酚-4-磺酸 0.7g，充分混匀；临用时取此混合物 1.5g，加水 10ml 使溶解）1ml，用水稀释至 25ml，摇匀。如显色，与标准磷酸盐溶液（精密称取经 105℃干燥至恒重的磷酸二氢钾 143.3mg，置 1000ml 容量瓶中，加水使溶解并稀释至刻度，摇匀，精密量取 10ml，置 100ml 容量瓶中，用水稀释至刻度，摇匀，每 1ml 相当于 10μg 的 PO_4）1.5ml，加水 10ml，再加钼酸铵硫酸试液 2.5ml 与 1-氨基-2-萘酚-4-磺酸溶液 1ml，用水稀释使成 25ml，摇匀制成的对照液比较，不得更深（0.03%）。

(3) 干燥失重 取本品，在 105℃减压干燥至恒重，减失质量不得过 6.0%（通则 0831）。

知识链接　　干燥失重测定法

取供试品约 1g，置干燥至恒重的扁形称量瓶中，精密称定，105℃干燥至恒重。由减失的质量和取样量计算供试品的干燥失重。

供试品干燥时，应平铺在扁形称量瓶中，厚度不可超过 5mm，如为疏松物质，厚度不可超过 10mm。干燥时，应将瓶盖取下，或半开；取出时，须将称量瓶盖好。干燥后置干燥器中放冷，再称定质量。

供试品如未达规定的干燥温度即熔化时，应先将供试品在低于熔化温度 5～10℃的温度下干燥至大部分水分除去后，再干燥。生物制品应先将供试品于较低的温度下干燥至大部分水分除去后，再干燥。

当用减压干燥器（通常为室温）或恒温减压干燥器（温度应按各品种项下的规定设置。生物制品除另有规定外，温度为 60℃）时，除另有规定外，压力应在 2.67kPa (20mmHg) 以下。常用的干燥剂为五氧化二磷、无水氯化钙或硅胶，恒温减压干燥器中常用的干燥剂为五氧化二磷。

4. 含量测定

用高效液相色谱法（通则 0512）测定。

(1) 色谱条件与系统适用性试验 用十八烷基硅烷键合硅胶为填充剂，以 0.05mol/L 磷酸二氢钠溶液（用磷酸调节 pH 值至 3.0）为流动相，检测波长为 248nm。取本品与鸟嘌呤，加 0.01mol/L 氢氧化钠溶液溶解并稀释制成每 1ml 中约含硫鸟嘌呤 4mg 和鸟嘌呤 40mg 的溶液。取 10ml 置 100ml 容量瓶中，用流动相稀释至刻度，摇匀，取 10μl 注入液相色谱仪，记录色谱图，理论板数按硫鸟嘌呤峰计算不低于 3000，硫鸟嘌呤峰与鸟嘌呤峰的分离度应符合要求。

(2) 测定法 取本品约 40mg，精密称定，置 100ml 容量瓶中，加 0.01mol/L 氢氧化钠溶液溶解并稀释至刻度，摇匀，精密量取 10ml，置 100ml 容量瓶中，用流动相稀释至刻度，摇匀，精密量取 10μl，注入液相色谱仪，记录色谱图；另取硫鸟嘌呤对照品，同法测定。按外标法以峰面积计算，即得。

三、硫唑嘌呤

硫唑嘌呤为 2-[5-(1-甲基-4-硝基-1*H*-咪唑基)硫代]-1*H*-嘌呤，按干燥品计算，含 $C_5H_7N_7O_2S$ 不得少于 98.0%。

1. 性状

本品为淡黄色粉末或结晶性粉末；无臭，味微苦。在乙醇中极微溶解，在水中几乎不溶，在氨试液中易溶。

2. 鉴别

(1) 取本品约 0.5mg，加盐酸（1→2）1ml 溶解后，加碘试液数滴，即产生棕色沉淀。

(2) 取本品约 10mg，用 2mol/L 盐酸溶液溶解并稀释至 100ml，摇匀，取 5ml 溶液，用水稀释至 50ml，摇匀，照紫外-可见分光光度法（通则 0401）测定，在 280nm 波长处有最大吸收。

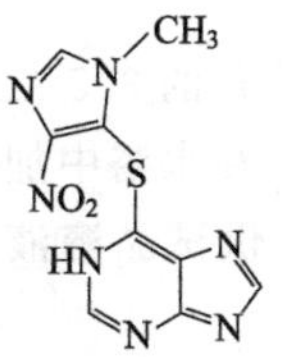

硫唑嘌呤的结构式

(3) 本品的红外光谱吸收图谱应与对照的图谱（光谱集478图）一致。

3. 检查

(1) **酸碱度** 取本品0.50g，加水25ml，振摇15min，滤过，取滤液20ml，加甲基红指示液0.1ml，如显黄色，加盐酸滴定液（0.02mol/L）0.1ml，应显红色；如显红色，加氢氧化钠滴定液（0.02mol/L）0.1ml，应显黄色。

(2) **干燥失重** 取本品，在105℃干燥至恒重，减失质量不得过0.5%（通则0831）。

(3) **炽灼残渣** 不得过0.1%（通则0841）。

知识链接 **炽灼残渣检查法**

取供试品1.0～2.0g或各品种项下规定的质量，置已炽灼至恒重的坩埚中（如供试品分子结构中含有碱金属或氟元素，则应使用铂坩埚），精密称定，缓缓炽灼至完全炭化，放冷；除另有规定外，加硫酸0.5～1ml使湿润，低温加热至硫酸蒸气除尽后，在700～800℃炽灼使完全灰化，移置干燥器内，放冷，精密称定后，再在700～800℃炽灼至恒重，即得。

如需将残渣留作重金属检查，则炽灼温度必须控制在500～600℃。

4. 含量测定

取本品约0.6g，精密称定，置200ml容量瓶中，加氨试液20ml使溶解，精密加入硝酸银滴定液（0.1mol/L）50ml，用水稀释至刻度，摇匀，滤过，精密量取滤液100ml，加硝酸（1→2）20ml，放冷后，加硫酸铁铵指示液2ml，用硫氰酸铵滴定液（0.1mol/L）滴定，并将滴定的结果用空白试验校正。每1ml硝酸银滴定液（0.1mol/L）相当于27.73mg的$C_9H_7N_7O_2S$。

四、肌苷

本品为9-β-D-核糖次黄嘌呤，按干燥品计算，含$C_{10}H_{12}N_4O_5$应为98.0%～102.0%。

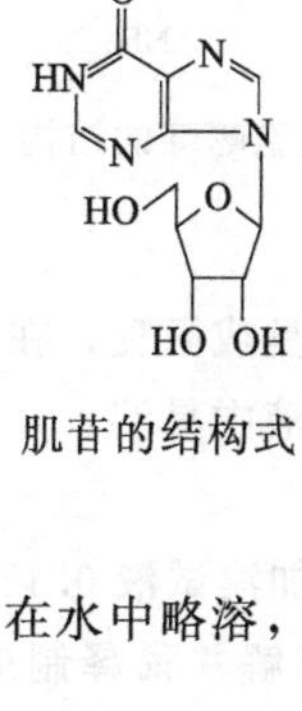

肌苷的结构式

1. 性状

肌苷为白色结晶性粉末；无臭。本品在水中略溶，在乙醇中不溶，在稀盐酸和氢氧化钠试液中易溶。

2. 鉴别

① 取本品的0.01%溶液适量，加等体积的3,5-二羟基甲苯溶液（取3,5-二羟基甲苯与三氯化铁各0.1g，加盐酸使成100ml），摇匀，在水浴中加热约10min，即显绿色。

② 在含量测定项下记录的色谱图中，供试品溶液主峰的保留时间应与对照品溶液主峰的保留时间一致。

③ 本品的红外光吸收图谱应与对照的图谱（光谱集605图）一致。

3. 检查

（1）溶液透光率 取本品0.5g，加水50ml使溶解，照紫外-可见分光光度法（通则0401），在430nm处测定透光率，不得低于98.0%。

（2）干燥失重 取本品，在105℃干燥至恒重，减失质量不得过1.0%（通则0831）。

（3）炽灼残渣 不得过0.1%（供注射用），或不得过0.2%（供口服用）（通则0841）。

4. 含量测定

照高效液相色谱法（通则0512）测定。

（1）色谱条件与系统适用性试验 用十八烷基硅烷键合硅胶为填充剂；以甲醇-水（10∶90）为流动相；检测波长为248nm。取肌苷对照品约10mg，加1mol/L盐酸溶液1ml，80℃水浴加热10min，冷却，加1mol/L氢氧化钠溶液1ml，加水至50ml，取20μl注入液相色谱仪，调整色谱系统，肌苷峰与相邻杂质峰分离度应符合要求，理论板数按肌苷峰计算不低于2000。

（2）测定法 取本品适量，精密称定，加水溶解并定量稀释制成每1ml约含20μg的溶液，摇匀，作为供试品溶液，精密量取20μl注入液相色谱仪，记录色谱；另精密称取肌苷对照品适量，同法测定。按外标法以峰面积计算，即得。

第三节 嘧啶类核苷酸药物分析

和嘌呤类核苷酸药物相同，嘧啶类核苷酸药物的鉴别也是通过化学基团反应，在适当条件下产生颜色、荧光、沉淀或气体等来进行鉴别的；同样也可以利用紫外-可见分光光度法和红外光谱法鉴定嘧啶类药物。目前常用的嘧啶类核苷酸药物有氟胞嘧啶和氟尿嘧啶。

一、氟胞嘧啶

氟胞嘧啶为5-氟-4-氨基-2-(1*H*)-嘧啶酮，按干燥品计算，含$C_4H_4FN_3O$不得少于98.5%。

氟胞嘧啶的结构式

1. 性状

本品为白色或类白色结晶性粉末，无臭或微臭；在水中略溶，在乙醇中微溶，在三氯甲烷或乙醚中几乎不溶，在稀盐酸或氢氧化钠试液中易溶。

2. 鉴别

① 取本品的水溶液（1→100）5ml，加溴试液0.15ml，溴液的颜色即消失或减褪。

② 取本品，加盐酸溶液（9→100）溶解并稀释制成每1ml约含10μg的溶液，照紫外-可见分光光度法测定，在286nm的波长处有最大吸收，吸光度约为0.71。

③ 本品的红外光吸收图谱应与对照的图谱（光谱集 625 图）一致。

3. 检查

(1) 酸碱度 取本品 0.10g，加新沸过的冷水 10ml 溶解，依法（通则 0631）测定，pH 值应为 5.5～7.5。

(2) 溶液澄清度与颜色 取本品 0.10g，加新沸过的冷水 10ml 溶解后，溶液应澄清无色；如显色，与黄色 2 号标准比色液（通则 0901 第一法）比较，不得更深。

课堂互动

比色法有哪些优点？

知识链接 **标准比色液**

按表 11-1 精密量取比色用氯化钴液、比色用重铬酸钾液、比色用硫酸铜液与水，混合摇匀，即得各种色调标准贮备液。

表 11-1 色调标准贮备液配比表

色调	比色用氯化钴液/ml	比色用重铬酸钾液/ml	比色用硫酸铜液/ml	水/ml
绿黄色	—	27	15	58
黄绿色	1.2	22.8	7.2	68.8
黄色	4.0	23.3	0	72.7
橙黄色	10.6	19.0	4.0	66.4
橙红色	12.0	20.0	0	68.0
棕红色	22.5	12.5	20.0	45.0

按表 11-2 精密量取各色调标准贮备液与水，混合摇匀，即得各种色调色号标准液。

表 11-2 色号标准液配比表

色号	0.5	1	2	3	4	5	6	7	8	9	10
贮备液/ml	0.25	0.5	1.0	1.5	2.0	2.5	3.0	4.5	6.0	7.5	10.0
加水量/ml	9.75	9.5	9.0	8.5	8.0	7.5	7.0	5.5	4.0	2.5	0

4. 含量测定

取本品约 0.1g，精密称定，加冰醋酸 20ml 与醋酐 10ml，微温使溶解，放冷，照电位滴定法（通则 0701），用高氯酸滴定液（0.1mol/L）滴定，并将滴定的结果用空白试验校正。每 1ml 高氯酸滴定液（0.1mol/L）相当于 12.91mg $C_4H_4FN_3O$。

二、氟尿嘧啶

本品为 5-氟-2,4-(1*H*，3*H*)-嘧啶二酮，按干燥品计算，含 $C_4H_3FN_2O_2$ 应为 97.0%～103.0%。

1. 性状

本品为白色或类白色结晶性粉末；在水中略溶，在乙醇中微溶，在三氯甲烷中几乎不溶，在稀盐酸或氢氧化钠试液中溶解。

氟尿嘧啶的结构式

2. 鉴别

① 取本品的水溶液（1→100）5ml，加溴试液1ml，振摇，溴液的颜色即消失，加氢氧化钡试液2ml，生成紫色沉淀。

② 取三氧化铬的饱和硫酸溶液约1ml，置小试管中，转动试管，溶液应能均匀涂于管壁；加本品的细粉约2mg，微热，转动试管，溶液应不能再均匀涂于管壁，而类似油垢存在于管壁。

③ 取含量测定项下的供试品溶液，照紫外-可见分光光度法（通则0401）测定，在265nm处有最大吸收，在232nm处有最小吸收。

④ 本品的红外光吸收图谱应与对照的图谱（光谱集280图）一致。

3. 检查

(1) 含氟量 取本品约15mg，精密称定，照氟检查法（通则0805）测定，含氟量应为13.1%～14.6%。

(2) 溶液澄清度 取本品0.10g，加水10ml溶解后，溶液应澄清；如显浑浊，与1号浊度标准液（通则0902第一法）比较，不得更浓。

(3) 氯化物 取本品2.0g，加水100ml，加热使溶解，放冷，滤过；分取滤液25ml，依法检查（通则0801），与标准氯化钠溶液7.0ml制成的对照液比较，不得更浓（0.014%）。

(4) 硫酸盐 取上述氯化物项下剩余的滤液50ml，依法检查（通则0802），与标准硫酸钾溶液2.0ml制成的对照液比较，不得更浓（0.02%）。

(5) 有关物质 取本品，加流动相溶解并稀释制成每1ml约含0.1mg的溶液，作为供试品溶液；精密量取适量，用流动相定量稀释制成每1ml约含0.25μg的溶液，作为对照溶液。照高效液相色谱法（通则0512）试验。用十八烷基硅烷键合硅胶为填充剂，以水（用0.05mol/L磷酸溶液调节pH值至3.5)-甲醇（95∶5）为流动相，检测波长为265nm。理论板数按氟尿嘧啶峰计算不低于2500，氟尿嘧啶峰与相邻杂峰分离度应符合要求。精密量取供试品溶液与对照溶液各20μl，分别注入液相色谱仪，记录色谱图至主成分峰保留时间的5倍。供试品溶液色谱图中如有杂质峰，单个杂质峰面积不得大于对照溶液主峰面积的2倍（0.5%），各杂质峰面积的和不得大于对照溶液主峰面积的3倍（0.75%）。

(6) 干燥失重 取本品，在105℃干燥至恒重，减失质量不得过0.5%（通则0831）。

(7) 重金属 取本品0.50g，依法检查（通则0821第三法），含重金属不得过百万分之二十。

4. 含量测定

取本品，精密称定，加0.1mol/L盐酸溶液溶解并定量稀释制成每1ml约含10μg的溶液，作为供试品溶液，照紫外-可见分光光度法（通则0401），在265nm处测定吸光度，按$C_4H_3FN_2O_2$的吸收系数（$E_{1cm}^{1\%}$）为552计算，即得。

【示例】 精密称定氟尿嘧啶样品0.2013g，加0.1mol/L盐酸溶液溶解并定容至500ml容量瓶中，摇匀。精密量取2.5ml，置100ml容量瓶中，稀释至刻度，摇匀。在265nm处测得吸光度为0.540，按$C_4H_3FN_2O_2$的吸收系数（$E_{1cm}^{1\%}$）为552，计算氟尿嘧啶原料药的百分含量。

解：由公式 $A=E_{1cm}^{1\%}bc$ 得：

$$c=\frac{A}{E_{1cm}^{1\%}b}=\frac{0.540}{552\times1}=9.78\times10^{-4}\text{g/100ml}$$

$$\omega=\frac{9.78\times10^{-4}\times500\times\frac{100}{2.5}}{0.2013}\times100\%=97.19\%$$

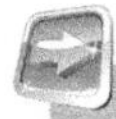

目标检测

一、单项选择题

1. 巯嘌呤中的水分测定方法是（　　）。

A. 费休氏法　　B. 烘干法　　C. 减压干燥法

D. 甲苯法　　E. 气相色谱法

2.《中国药典》（2015 年版）测定巯嘌呤含量的方法为（　　）。

A. 气相色谱法　　B. 高效液相色谱法　　C. 碘量法

D. 荧光分光光度法　　E. 紫外-可见分光光度法

3. 下列药物中，在 257nm 与 348nm 的波长处有最大吸收的是（　　）。

A. 巯嘌呤　　B. 硫鸟嘌呤　　C. 硫唑嘌呤

D. 肌苷　　E. 氟胞嘧啶

4. 肌苷的重金属检查中，其含量不超过（　　）。

A. 百万分之五　　B. 百万分之十　　C. 百万分之十五

D. 百万分之二十　　E. 百万分之二十五

5. 氟胞嘧啶的炽灼残渣检查中，其遗留含量不得超过（　　）。

A. 0.05%　　B. 0.1%　　C. 0.2%

D. 0.25%　　E. 0.5%

二、配伍选择题

【6～11】

药物与鉴别反应：

6. 乙醇＋醋酸铅生成黄色沉淀（　　）

7. 溴液的颜色消失，加氢氧化钡试液生成紫色沉淀（　　）

8. 甲酸钠＋醋酸铅试纸显黑色或灰色（　　）

9. 溴液的颜色消失或减褪（　　）

10. 盐酸＋碘试液数滴产生棕色沉淀（　　）

11. 3,5-二羟基甲苯溶液水浴加热显绿色（　　）

A. 巯嘌呤　　B. 硫鸟嘌呤　　C. 硫唑嘌呤

D. 肌苷　　E. 氟胞嘧啶　　F. 氟尿嘧啶

三、多项选择题

12. DNA 中的戊糖为 D-2-脱氧核糖，碱基为（　　）。

A. 腺嘌呤　　B. 鸟嘌呤　　C. 胞嘧啶

D. 胸腺嘧啶　　E. 尿嘧啶

13. 核酸类药物是指具有药用价值的核酸、核苷、核苷酸甚至碱基，是一类药物的统称。按其作用特点可分为（　　）。

A. 抗病毒剂　B. 抗肿瘤剂　C. 干扰素诱导剂

D. 免疫增强剂　E. 供能剂

14.《中国药典》(2015年版) 对巯嘌呤的检查包括（　　）。

A. 硫酸盐　B. 6-羟基嘌呤　C. 水分

D. 重金属　E. 溶液酸碱度

15. 在本章介绍的药物含量测定中，广泛应用的方法包括（　　）。

A. 高效液相色谱法　B. 气相色谱法　C. 紫外-可见分光光度法

D. 红外光谱法　E. 碘量法

16. 在本章介绍的药物检查中，需要同时检查溶液澄清度和重金属的是（　　）。

A. 硫鸟嘌呤　B. 硫唑嘌呤　C. 肌苷

D. 氟胞嘧啶　E. 氟尿嘧啶

四、简答题

17. 简述干燥失重测定水分的原理和方法。

18. 简要介绍氟胞嘧啶的炽灼残渣检查法及其结果要求。

19. 阐述硫唑嘌呤的含量测定方法的基本原理。

实训十一　三磷酸腺苷二钠的质量分析

【实训目的】

(1) 掌握三磷酸腺苷二钠片剂的鉴别原理及操作方法。

(2) 熟悉紫外-可见分光光度法测定三磷酸腺苷二钠片剂含量的原理及操作方法。

(3) 掌握药品质量分析的一般方法。

【实训资料】

(1) 检验药品的名称：三磷酸腺苷二钠片。

(2) 检验药品的来源：药店购买。

(3) 检验药品的规格、批号、包装及数量：根据药品包装确定，并记录有关情况。

(4) 检验依据：《中国药典》(2015年版)。

【实训准备】

(一) 实训形式

本次实训任务分成4人一组，组内交替进行任务实施，2人配合完成每个检查项目。

(二) 实训时间

具体实训时间安排可参考表11-3。

表11-3　三磷酸腺苷二钠片的鉴别及含量测定的实训时间安排

实训内容	实训时间/min	备注
仪器的准备	20	紫外-可见分光光度计(配比色皿)、分析天平、量筒、烧杯、容量瓶、移液管、洗瓶等分析仪器
试剂配制	20	试剂由实训教师指导部分学生在课余时间完成；学生按组领取

续表

实训内容	实训时间/min	备注
三磷酸腺苷二钠鉴别	40	观察沉淀时注意背景色
三磷酸腺苷二钠含量测定	60	至少平行测定三次，取平均值
报告书写	20	报告书要书写规范，不要涂抹
清场	20	所有仪器要清洗干净，放回原位

【实训步骤】

（一）鉴别

取本品细粉适量（约相当于三磷酸腺苷二钠 0.2g），加水 10ml，振摇使三磷酸腺苷二钠溶解，滤过，滤液分成两等份。在一份中加稀硝酸 2ml 溶解后，加钼酸铵试液 1ml，水浴加热，放冷，即析出黄色沉淀；在另一份中，加 3,5-二羟基甲苯乙醇溶液 0.2ml，加硫酸亚铁铵盐酸溶液（1→1000）3ml，置水浴中加热 10min，即显绿色。

（二）含量测定

1. 总核苷酸测定方法

取本品 10 片，精密称定，研细，精密称取适量（约相当于三磷酸腺苷二钠 0.2g），置 100ml 容量瓶中，加新沸过的冷水 100ml 适量，振摇使三磷酸腺苷二钠溶解并稀释至刻度，摇匀，迅速滤过，精密量取续滤液 50ml，加 0.1mol/L 磷酸盐缓冲液使溶解并定量稀释制成每 1ml 含 20μg 溶液，按紫外-可见分光光度法，在 259nm 的波长处测定吸光度，按 $C_{20}H_{14}N_5Na_2O_{13}P_3$ 的吸收系数（$E_{1cm}^{1\%}$）为 279 计算。

$$A = E_{1cm}^{1\%} bc$$

式中，A 为吸光度；$E_{1cm}^{1\%}$ 为比吸光系数；b 为吸收池宽度，cm；c 为溶液浓度，g/100ml。

2. 实验数据记录及处理

见表 11-4。

表 11-4　实验数据记录及处理

项目				
药品名称				
药物剂型				
药品规格				
药物性状				
药品鉴别	钼酸铵鉴别			
	3,5-二羟基甲苯鉴别			
药品含量测定	W(药粉)/g			
	A			
	w/(g/片)			
	平均含量/(g/片)			

第十二章

甾体激素类药物分析

知识目标

◇ 掌握甾体激素类药物常用的鉴别方法，四氮唑比色法测定本类药物含量的原理和方法，以及高效液相色谱法在甾体激素类药物分析中的应用；

◇ 熟悉甾体激素类药物的分类，化学结构和分析方法之间的关系，药物中有关物质的检查，以及紫外-可见分光光度法测定本类药物的含量的方法；

◇ 了解甾体激素类药物的结构特点，以及异烟肼比色法、Kober 反应比色法测定本类药物的含量的方法。

能力目标

◇ 能够运用药品质量标准完成甾体激素类药物的鉴别、杂质检查及含量测定，并能对分析结果作出合理的判定；

◇ 能运用甾体激素类药物的基本知识对结构类似的药物进行分析。

甾体激素类药物是一类分子结构中具有甾体结构的激素类药物，有着非常重要的生理功能。本类药物有些为天然物，有些则是人工合成或半合成的。不管是天然物还是人工合成的，本类药物都具有相同的基本母核，各自又有不同的取代基及对应的不同理化性质。《中国药典》（2015 年版）收载的本类药物及其制剂品种繁多。

第一节　基本结构与分类

甾体激素类药物都具有环戊烷并多氢菲的基本母核，主要由 3 个六元环和 1 个五元环组成。

甾体激素类药物的基本骨架和位次编号

根据碳原子总数、A 环及 C-17 位取代基的不同，将甾体激素类药物分为肾上腺皮质激素和性激素两大类。性激素又可分为雄性激素、蛋白同化激素、孕激素和雌激素四类。

《中国药典》（2015 年版）收载的肾上腺皮质激素（简称皮质激素）类药物有：氢化可的松（hydrocortisone）、泼尼松（prednisone）、醋酸地塞米松（dexamethasone acetate）等；雄性激素类药物有：甲睾酮（methyltestosterone）、丙酸睾酮（testosterone propionate）、十一酸睾酮（testosterone undecanoate）等；蛋白同化激素类药物有：苯丙酸诺龙（nandrolone phenylpropionate）等；孕激素类药物有：黄体酮（progesterone）、炔诺酮（norethisterone）、炔诺孕酮（norgestrel）、醋酸甲地孕酮（megestrol acetate）、己酸羟孕酮（hydroxyprogesterone caproate）、醋酸氯地孕酮（chlormadinone acetate）原料等；雌激素类药物有：雌二醇（estradiol）、炔雌醚（quinestrol）、

戊酸雌二醇（estradiol valerate）、炔雌醇（ethinylestradiol）原料及制剂等。

各类甾体激素类药物的基本结构特点和分类见表12-1。

表12-1　甾体激素类药物分类及结构特点

药物分类	结构特点
CH_2OH　C=O　OH　HO　O 肾上腺皮质激素	肾上腺皮质激素类药物母核具21个碳原子；A环具Δ^4-3-酮基的不饱和共轭体系，有紫外吸收的特性；C-17位具α-醇酮基，有还原性，一些药物C-17位还有α-羟基；C-10、C-13位具角甲基；部分药物C-11位具羟基或酮基；有些皮质激素的C-1、C-2位之间具双键、6α-卤素、9α-卤素、16α-羟基等
OH　O 雄性激素及蛋白同化激素	雄性激素类药物母核具19个碳原子；蛋白同化激素类药物母核具18个碳原子，且C-10位无角甲基；A环具Δ^4-3-酮基的不饱和共轭体系，有紫外吸收的特性；C-17位无侧链，多为β-羟基，或为由该羟基所形成的酯
CH_3　C=O　O 孕激素	孕激素类药物母核具21个碳原子；A环具Δ^4-3-酮基的不饱和共轭体系，有紫外吸收的特性；C-17位具甲酮基，有些还具α-羟基，与醋酸、己酸等形成酯（如醋酸甲地孕酮、醋酸氯地孕酮、己酸羟孕酮等）
OH　HO 雌性激素	雌性激素类药物母核具18个碳原子；A环为苯环；C-3位具酚羟基，有些形成了酯或醚；C-10位无角甲基；C-17位具β-羟基或酮基，有些羟基形成酯，还有些具乙炔基

第二节　鉴别试验

甾体激素类药物具有相同的甾体母核，结构相近，可利用化学鉴别法（主要是呈色反应）进行鉴别。另外，本类药物的官能团具一些典型的特征化学反应，也常常用于鉴别。由于红外光谱法特征性强，本类药物的原料药几乎都采用红外分光光度法进行鉴别。除化学鉴别法、光谱鉴别法外，还可用高效液相色谱法、薄层色谱法等色谱的方法对本类药物进行鉴别。

一、化学鉴别法

1. 与强酸的呈色反应

多数甾体激素类药物能与硫酸、磷酸、高氯酸、盐酸等强酸反应呈现不同的颜色，其中以与硫酸的呈色反应应用较广泛。甾体激素类药物与硫酸的呈色反应操作简便，不同药物可形成不同的颜色或呈现不同的荧光，可以相互区别；该反应灵敏，目前被应用于各国药典中。

例如，《中国药典》（2015年版）中氢化可的松的鉴别方法为：取本品约2mg，加硫酸2ml

使溶解，放置5min，显棕黄色至红色，并显绿色荧光；将此溶液倾入10ml水中，即变成黄色至橙黄色，并微带绿色荧光，同时生成少量絮状沉淀。不同甾体激素类药物与硫酸的呈色反应结果见表12-2。

表12-2 甾体激素类药物与硫酸的呈色反应结果

药物名称	颜色	荧光	加水稀释
氢化可的松	棕黄色至红色	绿色	黄色至橙黄色，微带绿色荧光，同时生成少量絮状沉淀
醋酸可的松	黄色或微带橙色	无	颜色消失，溶液澄清
泼尼松	橙色	无	黄色至蓝绿色
醋酸泼尼松	橙色	无	黄色渐变蓝绿色
地塞米松磷酸钠	黄色或红棕色	无	黄色絮状沉淀
己酸羟孕酮	微黄色	无	由绿色经红色至带蓝色荧光的红紫色
炔雌醚	橙红色	黄绿色	红色沉淀
炔雌醇	橙红色	黄绿色	玫瑰红色絮状沉淀
苯甲酸雌二醇	黄绿色	蓝色	淡橙色

2. 官能团的反应

不同甾体激素类药物分子结构中具有不同的官能团，可以利用官能团的不同反应来区别不同的本类药物。

(1) 酮基的呈色反应 多数甾体激素类药物的分子结构中具有C-3位酮基和C-20位酮基，酮基能与异烟肼、2,4-二硝基苯肼、硫酸苯肼等羰基试剂发生反应生成黄色的腙，可以此进行鉴别。例如，《中国药典》(2015年版)中醋酸可的松的鉴别：取本品约0.1mg，加甲醇1ml溶解后，加临用新制的硫酸苯肼试液8ml，在70℃水浴中加热15min，即显黄色。黄体酮的鉴别：取本品约0.5mg，加异烟肼约1mg与甲醇1ml溶解后，加稀盐酸1滴，即显黄色。黄体酮的鉴别反应式如下：

CH_3 C=O + NHNH$_2$ C=O N $\xrightarrow{HCl}$ NHN= C=O N CH_3 C=O

黄色

(2) 甲酮基的呈色反应 当甾体激素类药物分子结构中含有甲酮基及活泼亚甲基时，能跟亚硝基铁氰化钠、芳香醛、间二硝基酚等发生反应而呈现不同颜色。例如，在碳酸钠和醋酸铵存在的条件下，黄体酮的甲醇溶液能与亚硝基铁氰化钠发生反应，结果显蓝紫色。这是鉴别黄体酮灵敏、专属的一种方法。反应式如下：

CH_3 C=O + $[Fe(CN)_5NO]^{2-}$ + $2OH^-$ ⟶ $[$CH=NO(CN)$_5$Fe C=O$]^{4-}$ + $2H_2O$

（3）有机氟的呈色反应　醋酸氟轻松、醋酸地塞米松等含氟的甾体激素类药物，经氧瓶燃烧法将以共价键连接的有机氟原子转换为无机氟化物，再在12%醋酸钠的稀醋酸溶液中与茜素氟蓝及硝酸亚铈发生反应，生成蓝紫色的水溶性配合物，可以此来进行鉴别。

（4）C-17位α-醇酮基的呈色反应　肾上腺皮质激素类药物分子结构中的C-17位α-醇酮基具强还原性，能与氨制硝酸银试液（多伦试剂）发生反应，生成游离的金属银；与碱性酒石酸铜试液（斐林试剂）发生反应，生成橙红色的氧化亚铜沉淀；与四氮唑试液发生反应，生成有色的甲臜。此反应不仅能用于鉴别试验，还可用于皮质激素类药物薄层色谱鉴别时的显色和含量测定。例如，《中国药典》（2015年版）中炔孕酮的鉴别：取本品约2mg，置洁净的试管中，加乙醇2ml与氨制硝酸银试液1ml，置水浴中加热，银即游离并附在试管内壁上生成银镜。醋酸地塞米松的鉴别：取本品约10mg，加甲醇1ml，微温溶解后，加热的碱性酒石酸铜试液1ml，即生成红色沉淀。醋酸泼尼松的鉴别：取本品约1mg，加乙醇2ml使溶解，加10%氢氧化钠溶液2滴与氯化三苯四氮唑试液1ml，即显红色。醋酸地塞米松与碱性酒石酸铜试液（斐林试剂）的反应式如下：

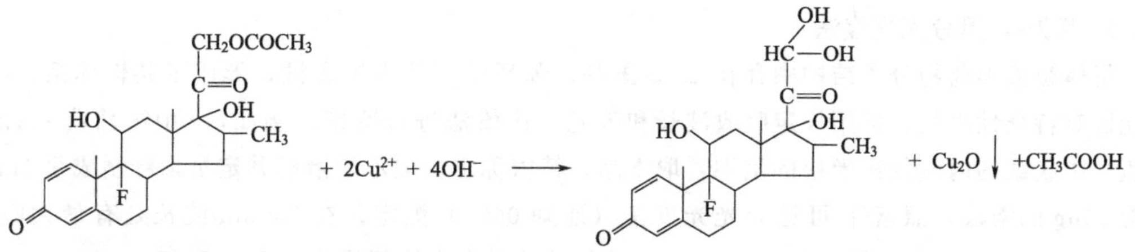

$$\text{(CH}_2\text{OCOCH}_3\text{ steroid)} + 2Cu^{2+} + 4OH^- \longrightarrow \text{(HC(OH)OH steroid)} + Cu_2O\downarrow + CH_3COOH$$

（5）酚羟基的呈色反应　雌激素类药物分子结构中的C-3位具酚羟基，可与Fe^{3+}生成紫色配合物，还可与重氮苯磺酸反应生成红色的偶氮染料。

（6）炔基的沉淀反应　炔雌醇、炔诺酮、炔诺孕酮等含炔基的甾体激素类药物，遇到硝酸银试液即生成白色的炔银盐沉淀，可用于此类药物的鉴别。例如，《中国药典》（2015年版）中炔雌醇的鉴别：取本品10mg，加乙醇1ml溶解后，加硝酸银试液5～6滴，即生成白色沉淀。沉淀反应的反应通式如下：

$$R—C\equiv CH + AgNO_3 \longrightarrow R—C\equiv CAg\downarrow + HNO_3$$

白色

（7）酯的反应　醋酸泼尼松、醋酸甲地孕酮、戊酸雌二醇、己烯羟孕酮等C-17或C-21位上羟基形成酯的甾体激素类药物，可先将酯水解，生成相应的羧酸，再根据羧酸的性质进行此类药物的鉴别。

3. 测定药物或其衍生物的熔点

有些甾体激素类药物或其通过化学反应制备所得到的酯、肟、缩氨基脲衍生物等，具特征性强的熔点，可通过测定药物或其衍生物的熔点来进行鉴别。

二、仪器分析法

1. 薄层色谱法

薄层色谱法是一种简便、快速、分离效能高的色谱分析法，广泛使用于甾体激素类药物的鉴别，特别是甾体激素类药物制剂的鉴别。薄层色谱法用于此类药物鉴别的方法如下：

（1）对照品溶液和供试品溶液的制备　供试品往往要做前处理（如用有机溶剂提取等），以消除注射剂、片剂、软膏剂等药物制剂中所含辅料的干扰。处理好的供试品和对照品再用规定的溶剂配制成一定浓度的溶液备用。

(2) 点样、展开和显色检出 分别将对照品溶液和供试品溶液在同一块薄层板上点样，放入事先装好展开剂的展开缸中展开，再取出晾干，用规定的显色剂显色或置于紫外灯下检视观察。供试品溶液所显主斑点的颜色和位置应与对照品溶液的主斑点相同。

《中国药典》(2015年版）收载的丙酸睾酮注射液、倍他米松磷酸钠、醋酸氯地孕酮、醋酸甲羟孕酮片、醋酸泼尼松片及眼膏、苯丙酸诺龙注射液、苯甲酸雌二醇注射液、戊酸雌二醇注射液、炔诺孕酮雌醚片、复方炔诺孕酮片及滴丸、复方左炔诺孕酮片及滴丸、复方炔诺酮片、哈西奈德软膏等甾体激素类药物原料药及制剂均采用薄层色谱法（标准品对照法）进行鉴别。

2. 高效液相色谱法

高效液相色谱法是一种准确度高、应用范围广、自动化程度好的色谱分析法。用于此类药物的鉴别方法是：在含量测定项下记录的高效液相色谱图中，供试品溶液主峰的保留时间应与对照品溶液主峰的保留时间一致。《中国药典》(2015年版）收载的左炔诺孕酮及片剂、丙酸睾酮及注射液、甲睾酮、炔雌醇及片剂、炔雌醚、地塞米松磷酸钠等多种甾体激素类药物原料药及制剂都采用高效液相色谱法进行鉴别。

3. 紫外-可见分光光度法

甾体激素类药物分子结构中存在 Δ^4-3-酮基、苯环或其他不饱和键，形成了共轭体系，在紫外光区有特征性吸收，可用规定吸收波长和吸光度比值法进行鉴别。例如，《中国药典》(2015年版）中收载的丙酸倍氯米松的鉴别：取本品，精密称定，加乙醇溶解并定量稀释制成每1ml中约含20μg的溶液，照紫外-可见分光光度法（通则0401）测定，在239nm波长处有最大吸收，吸光度为0.57～0.60；在239nm与263nm波长处的吸光度比值应为2.25～2.45。

4. 红外分光光度法

红外分光光度法的特征性强，是鉴别分子结构复杂的甾体激素类药物有效又可靠的方法，广泛被用于各国药典中。红外分光光度法进行此类药物的鉴别方法是：按规定要求制备的供试品红外吸收光谱跟对照的图谱进行比较，两者应一致。药品的红外对照图谱都收载在药典的配套工具书《药品红外光谱集》中。《中国药典》(2015年版）收载的甾体激素类药物原料药大多采用红外分光光度法进行鉴别。

第三节 特殊杂质检查

甾体激素类药物大多是由甾体母核或结构类似的其他甾体激素经过结构改造得到的，在制备过程中可能会残留原料、中间体、异构体、降解产物、溶剂或试剂等杂质，这些杂质当中有些与该甾体激素药物的结构相似。因此，甾体激素类药物进行杂质检查时，除一般杂质检查外，尚需进行“其他甾体”这一特殊杂质检查，即有关物质检查，并对其限度作出规定。另外，有些甾体激素类药物还规定有其他检查项目，例如，地塞米松磷酸钠、倍他米松磷酸钠检查游离磷酸盐，地塞米松磷酸钠检查残留溶剂甲醇、乙醇和丙酮，醋酸氟轻松、醋酸地塞米松检查硒等。

一、有关物质

有关物质是存在于甾体激素类药物杂质中主要的一种特殊杂质，《中国药典》(2015年版）对有关物质的检查，主要采用薄层色谱法和高效液相色谱法，这也是各国药典对本类药物纯度检查所广泛采用的两种主要方法。

1. 薄层色谱法

甾体激素类药物中大多数杂质都是未知的，并且一般都具有甾体母核，跟药物结构相似，因此各国药典多采用主成分自身对照法进行杂质检查，即用供试品溶液的稀释液作为对照来检查有关物质。《中国药典》正文对供试品中所含杂质斑点数目的限度和每个杂质斑点不得超过的限量都做了规定。《中国药典》（2015 年版）对部分甾体激素类药物有关物质检查所采用的薄层色谱条件见表 12-3。

表 12-3 部分甾体激素类药物有关物质检查薄层色谱条件

药物名称	薄层板	展开剂	显色条件	检视方法	结果判定
炔孕酮	硅胶 G 薄层板	三氯甲烷-甲醇(95∶5)	硫酸-乙醇(2∶8)	120℃加热 5min，置紫外灯（365nm）下检视	供试品溶液如显杂质斑点，其荧光强度与对照溶液的主斑点比较，不得更深
炔诺孕酮、炔雌醚片	硅胶 G 薄层板	三氯甲烷-甲醇(9∶1)	硫酸-无水乙醇(1∶1)	105℃加热使显色	供试品溶液所显两个成分主斑点的位置和颜色应与对照品溶液相应的主斑点相同
泼尼松龙	硅胶 G 薄层板	二氯甲烷-乙醚-甲醇-水(77∶12∶6∶0.4)	碱性四氮唑蓝试液	105℃干燥 10min	供试品溶液如显杂质斑点，不得多于 3 个，其颜色与对照溶液的主斑点比较，不得更深
醋酸去氧皮质酮	硅胶 GF_{254} 薄层板	二氯甲烷-乙醚-甲醇-水(77∶15∶8∶1.2)		紫外灯（254nm）下检视	供试品溶液如显杂质斑点，与对照溶液（1）所显的主斑点比较，不得更深，如有 1 个杂质斑点深于对照溶液（1）的主斑点，与对照溶液（2）所显的主斑点比较，不得更深

课堂互动

薄层色谱法进行有关物质检查有哪些方法？

2. 高效液相色谱法

《中国药典》（2015 年版）中，甾体激素类药物有关物质检查应用最广泛的方法是高效液相色谱法，检查的方法多采用主成分自身对照法。《中国药典》正文对供试品所含杂质峰的数目和各杂质峰峰面积及其总和的限量都做了规定。

知识链接 **黄体酮中有关物质检查**

取本品，加甲醇溶解并稀释制成每 1ml 中约含 1mg 的溶液，作为供试品溶液；精密量取 1ml，置 100ml 量瓶中，用甲醇稀释至刻度，摇匀，作为对照溶液。照含量测定项下的色谱条件，精密量取供试品溶液与对照溶液各 10μl，分别注入液相色谱仪，记录色谱图至主成分峰保留时间的 2 倍，供试品溶液色谱图中如有杂质峰，单个杂质峰面积不得大于对照溶液主峰面积的 0.5 倍（0.5%），各杂质峰面积的和不得大于对照溶液主峰面积（1.0%）。供试品溶液色谱图中小于对照溶液主峰面积 0.05 倍的色谱峰忽略不计。

二、游离磷酸盐

地塞米松磷酸钠是地塞米松和磷酸形成的磷酸酯二钠盐，其在生产和贮藏过程中可能引入磷酸盐，《中国药典》（2015 年版）对地塞米松磷酸钠进行游离磷酸盐的检查。检查方法为钼蓝比色法，在酸性溶液中，磷酸盐与钼酸铵［$(NH_4)MoO_4$］发生反应，生成磷钼酸铵｛$(NH_4)_3[P(Mo_3O_{10})_4]$｝，经还原后形成磷钼酸蓝（钼蓝），在740nm波长处有最大吸收，通过比较供试品溶液和对照品溶液的吸光度值来控制药物中游离磷酸盐的量。

三、残留溶剂

残留溶剂是指在原料药、辅料和制剂生产过程中使用的，在生产工艺过程中未能完全去除的挥发性有机化合物。某些甾体激素类药物在生产过程中会大量使用甲醇、乙醇、丙酮等有机溶剂，若最后的产品中仍残留大量此类溶剂，对人体危害极大，因此，需对残留溶剂进行检查。《中国药典》（2015年版）采用气相色谱法进行残留溶剂的检查，例如地塞米松磷酸钠中残留甲醇、乙醇和丙酮的检查。

四、硒

甾体激素类药物中的杂质“硒”来源于生产中使用的二氧化硒脱氢工艺。检查原理主要是用氧瓶燃烧法将药物进行有机破坏，使硒转化为高价硒（Se^{6+}），用硝酸溶液吸收，再用盐酸羟胺将Se^{6+}还原为Se^{4+}，在pH为2.0±0.2的条件下与2,3-二氨基萘试液作用，生成4,5-苯并苯硒二唑，再用环己烷提取，于378nm波长处有最大吸收。通过测定供试品溶液和对照品溶液在378nm波长处的吸光度值（规定供试品溶液吸光度值不得大于硒对照品溶液的吸光度值），以此判定供试品中杂质“硒”是否超过限量规定。

第四节 含量测定

由甾体激素类药物分子结构特征和所连接官能团的特点来看，此类药物的含量测定可采用高效液相色谱法、紫外-可见分光光度法、比色法、荧光分析法、气相色谱法等。本节重点介绍高效液相色谱法、紫外-可见分光光度法和比色法等几种药典常用的方法。

一、高效液相色谱法

高效液相色谱法具有样品用量少、灵敏度高、专属性强、分离效能好、快速、准确等优点，为各国药典所广泛使用。《中国药典》（2015年版）收载的甾体激素类药物原料药和制剂中，大多数采用高效液相色谱法（内标法或外标法）测定含量，居各种含量测定方法之首位。

甾体激素类药物含量测定的色谱系统以反相高效液相色谱法应用最为广泛。固定相多为十八烷基硅烷键合硅胶。流动相多是不同体积比的甲醇-水或乙腈-水组成的混合液，少数药物采用甲醇-乙腈-水、甲醇-水-乙醚、甲醇-四氢呋喃-水、乙腈-异丙醇-水等的混合液为流动相；为了提高分离效能，获得满意的色谱峰，有时会在流动相中加入醋酸缓冲液或磷酸盐缓冲液调节流动相的pH值。由于大多数甾体激素类药物分子结构中都具有Δ^4-3-酮基或苯环结构，检测器常采用紫外检测器，检测波长多为240nm或280nm附近。《中国药典》（2015年版）收载的部分甾体激素类药物含量测定的高效液相色谱条件及方法见表12-4。

二、紫外-可见分光光度法

甾体激素类药物分子结构中有Δ^4-3-酮、苯环等结构，在紫外光区有特征性吸收。紫外-可见分光光度法具操作简便快速、准确等特点，因此，可用紫外-可见分光光度法进行此类药物含量测定。具有Δ^4-3-酮基结构的肾上腺皮质激素、雄性激素、孕激素及许多口服避孕药的最大吸收波长在240nm附近；雌激素具苯环结构，在280nm波长附近有最大吸收。《中国药典》（2015年版）收载的用紫外-可见分光光度法测定甾体激素类药物原料药及制剂含量的品种也较多，仅次于高效液相色谱法。

表 12-4　部分甾体激素类药物含量测定的高效液相色谱条件及方法

药物名称	色谱条件	分析方法
醋酸地塞米松	C_{18}柱；流动相：乙腈-水（40∶60）；UV 240nm 检测	外标法
氢化可的松	C_{18}柱；流动相：乙腈-水（28∶72）；UV 245nm 检测	外标法
黄体酮	C_8 柱；流动相：甲醇-乙腈-水（25∶35∶40）；UV 241nm 检测	外标法
丙酸睾酮	C_{18}柱；流动相：甲醇-水（80∶20）；UV 241nm 检测	外标法
甲睾酮	C_{18}柱；流动相：甲醇-水（72∶28）；UV 241nm 检测	外标法
苯丙酸诺龙	C_{18}柱；流动相：甲醇-水（82∶18）；UV 241nm 检测	外标法
炔雌醇	C_{18}柱；流动相：乙腈-水（45∶55）；UV 280nm 检测	外标法
炔诺酮	C_{18}柱；流动相：甲醇-水（65∶35）；UV 244nm 检测	外标法
炔诺孕酮	C_{18}柱；流动相：乙腈-水（70∶30）；UV 240nm 检测	内标法，内标物为醋酸甲地孕酮
雌二醇	C_{18}柱；流动相：乙腈-水（55∶45）；UV 205nm 检测	外标法
苯丙酸雌二醇	C_{18}柱；流动相：甲醇-水（80∶20）；UV 230nm 检测	外标法

三、比色法

有些供试品本身在紫外-可见光区没有强吸收，或虽然在紫外-可见光区有吸收，但为避免干扰或提高灵敏度，可加入合适的显色剂显色后再测定，这种方法叫作比色法。由于影响比色法显色时颜色深浅的因素较多，操作时应取供试品和对照品同时进行。这种方法过去多用于甾体激素类药物的含量测定，目前大部分已被高效液相色谱法所取代，仅有少数药物特别是药物制剂仍采用比色法测定含量。测定甾体激素类药物含量的比色法主要有以下几种类型：

（一）四氮唑比色法

1. 四氮唑盐的种类

常用的四氮唑盐有两种：

① 2,3,5-三苯基氯化四氮唑（TTC），又名红四氮唑（RT），其还原产物为深红色的三苯甲臜，该物不溶于水，其最大吸收波长在 480～490nm。

② 3,3′-二甲氧苯基双-4,4′-(3,5-二苯基）氯化四氮唑，又名蓝四氮唑（BT），其还原产物为暗蓝色的双甲臜，其最大吸收波长在 525nm 左右。

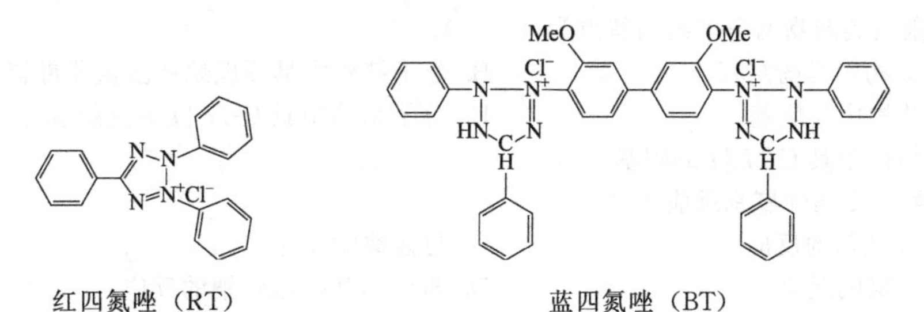

红四氮唑（RT）　　　　蓝四氮唑（BT）

2. 反应原理

肾上腺皮质激素分子结构中的 C-17 位 α-醇酮基具还原性，在强碱性溶液中能将四氮唑盐定量还原为有色的甲臜，反应产物的颜色深浅随所用试剂和反应条件的不同而不同，多为红色或蓝色。有色的甲臜在可见光区有最大吸收，稳定性也较好，因而可用于肾上腺皮质激素类药物的含量测定。

反应原理主要认为是甾体激素类药物分子结构中的α-醇酮基失去 $2e^-$ 而被氧化为 20-酮-21-醛，四氮唑盐得到 $2e^-$ 后开环形成甲臢而呈现不同颜色。红四氮唑得到电子后的开环反应如下：

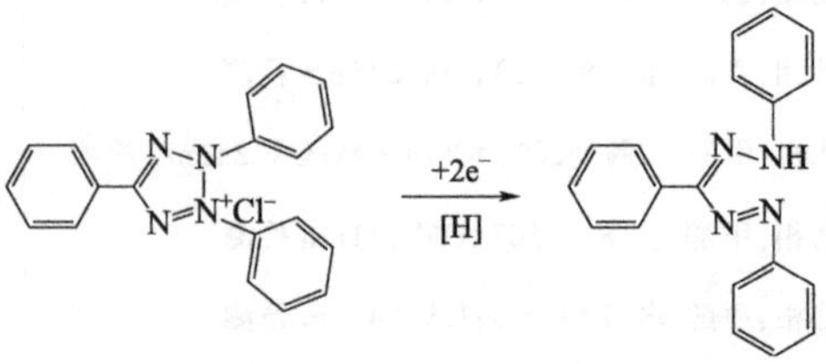

（二）异烟肼比色法

甾体激素类药物分子结构中的 C-3 位酮基及某些其他位置上的酮基均能在酸性条件下与羰基试剂异烟肼缩合形成黄色的异烟腙，异烟腙在一定波长下具有最大吸收。该反应的方程式如下：

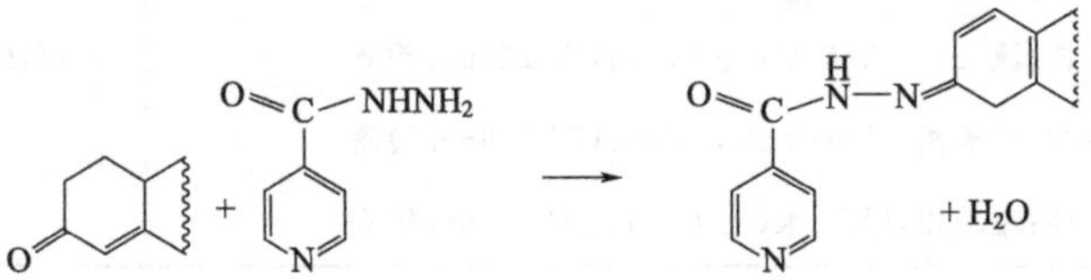

有些甾体激素类药物分子结构中具两个酮基，跟异烟肼反应则形成双腙，如氢化可的松、黄体酮等。

异烟肼比色法测定甾体激素类药物含量时，溶剂与酸的种类和浓度、温度、水分、光线、氧、反应的专属性等因素都可能对其产生影响。因此，要想获得满意的结果，操作过程中应严格控制反应条件。

（三）Kober 反应比色法

Kober 反应是指雌激素与硫酸-乙醇共热被氧化为黄色的产物，在加水或稀硫酸稀释后重新加热而发生颜色改变，最终生成红色的产物，并在 515nm 波长附近有最大吸收。该反应可用于雌激素类药物制剂的含量测定，在比色法测定前采用分离提取的方式，严格控制反应条件，同时消除背景干扰，可获得较满意的结果。例如，《中国药典》（2015 年版）采用该法测定复方炔诺孕酮滴丸中炔雌醇的含量。

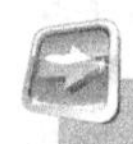

目标检测

一、单项选择题

1. 甾体激素类药物的分子结构特点为（　　）。

A. 分子结构中具酚羟基　　B. 分子结构中具环戊烷并多氢菲母核

C. 分子结构中具炔基　　D. 分子结构中具 C-17 位α-醇酮基

E. 分子结构中具 C-17 位α-酮基

2. 黄体酮的专属性鉴别反应为（　　）。

A. 与斐林试剂的反应　　B. 与强酸的反应

C. 与硝酸银的反应　　D. 与亚硝基铁氰化钠的反应

E. 与异烟肼的反应

3.《中国药典》(2015 年版）检查醋酸氟轻松中有关物质限量时，采用的高效液相色谱法为（　　）。

A. 外标法　　B. 内标法　　C. 标准加入法

D. 面积归一化法　　E. 主成分自身对照法

4. 分子结构中具 C-17 位α-醇酮基的甾体激素类药物可用（　　）显色。

A. 四氮唑盐　B. 三氯化铁　C. 重氮盐
D. 亚硝基铁氰化钠　E. 间二硝基酚
5. 与雌激素发生 Kober 反应显红色的试剂为（　）。
A. 硫酸-丙酮　B. 甲醛-硫酸　C. 硫酸-乙醇
D. 硫酸-甲醇　E. 甲醛-乙醇
6. 醋酸地塞米松进行有机氟的呈色反应时，与 F^- 形成蓝紫色配位化合物用以鉴别的试液为（　）。
A. 溴酚蓝试液　B. 亚甲基蓝试液　C. 茜素氟蓝试液
D. 结晶紫试液　E. 甲紫试液

二、多项选择题

7. 以下药物具甾体母核的是（　）。
A. 硫酸奎宁　B. 醋酸泼尼松　C. 醋酸甲地孕酮
D. 醋酸氯己定　E. 甲睾酮
8. 甾体激素类药物需要检查的杂质有（　）。
A. 游离磷酸盐　B. 硒　C. 有关物质
D. 甲醇　E. 重金属
9. 甾体激素类药物常用的鉴别方法有（　）。
A. 与强酸的反应　B. 与硫酸苯肼的反应
C. 与亚硝基铁氰化钠的反应　D. 与斐林试剂的反应
E. 硫色素反应
10. 《中国药典》（2015 年版）对甾体激素类药物进行含量测定采用的方法有（　）。
A. 紫外-可见分光光度法　B. 高效液相色谱法
C. 四氮唑比色法　D. 异烟肼比色法
E. Kober 反应比色法

三、简答题

11. 甾体激素类药物为何要进行有关物质检查？怎样检查？
12. 什么叫比色法？四氮唑比色法测定肾上腺皮质激素类药物含量的原理是什么？

四、计算题

13. 取氢化可的松片（规格：10mg）20 片，精密称定为 1.9016g，研细，精密称取片粉 0.1896g（约相当于氢化可的松 20mg），置 100ml 量瓶中，加无水乙醇约 75ml，振摇 1h 使氢化可的松溶解，用无水乙醇稀释至刻度，摇匀，滤过，精密量取续滤液 5ml，置另一 100ml 量瓶中，用无水乙醇稀释至刻度，摇匀，照紫外-可见分光光度法（通则 0401），在 242nm 波长处测定吸光度为 0.432。按氢化可的松（$C_{21}H_{30}O_5$）的吸收系数（$E_{1cm}^{1\%}$）为 435 计算，试计算本品的含量并判断是否符合药典规定。《中国药典》（2015 年版）规定本品含氢化可的松按 $C_{21}H_{30}O_5$ 计，应为标示量的 90.0%～110.0%。

实训十二　黄体酮注射液的质量分析

【实训目的】

（1）掌握黄体酮注射液的含量测定方法和结果计算；
（2）熟悉黄体酮注射液的鉴别和检查方法；

(3) 了解黄体酮注射液《中国药典》(2015 年版) 质量分析的内容。

【实训资料】

(1) 检验药品的名称：黄体酮注射液。

(2) 检验药品的来源：医院购买或送检样品。

(3) 检验药品的规格、批号、包装及数量：根据药品包装确定，并记录有关情况。

(4) 检验依据：《中国药典》(2015 年版)。

【实训方案】

(一) 实训形式

本次实训任务分成 6 人一组，组内交替进行任务实施，3 人配合完成每个检验项目。

(二) 实训时间

具体实训时间安排可参考表 12-5。

表 12-5 黄体酮注射液的质量分析的实训时间安排

实训内容	实训时间/min	备注
仪器的准备	5	具塞离心管、恒温水浴锅、内容量移液管、容量瓶、微孔滤膜、微量进样器、高效液相色谱仪、抽滤瓶、离心机、量入式量筒、注射器及针头、分析天平、烧杯、玻璃棒等常规分析仪器
试剂的配制	5	试剂由实训带教老师指导部分学生在课余时间完成；学生按组领取
黄体酮注射液的性状、检查	80	有关物质检查采用的是高效液相色谱法的主成分自身对照法
黄体酮注射液的鉴别、含量测定	80	含量测定采用的是高效液相色谱法的外标法(色谱条件和系统适用性试验由实训带教老师课余时间完成)
报告书写	5	报告书要书写规范，不要涂抹
清场	5	所有仪器要清洗干净，放回原位

【实训过程】

(一) 黄体酮注射液的性状

(1) 供试品准备　黄体酮注射液。

(2) 性状　本品为无色至淡黄色的澄明油状液体。

(二) 黄体酮注射液的鉴别

(1) 供试品准备　黄体酮注射液。

(2) 鉴别方法　在含量测定项下记录的色谱图中，供试品溶液主峰的保留时间应与对照品溶液主峰的保留时间一致。

(三) 黄体酮注射液的检查

1. 供试品准备

黄体酮注射液。

2. 检查

(1) 有关物质　用内容量移液管精密量取本品适量 (约相当于黄体酮 50mg)，置 50ml 量瓶中，用乙醚分数次洗涤移液管内壁，洗液并入量瓶中，用乙醚稀释至刻度，摇匀，精密量取 25ml，置具塞离心管中，在温水浴中使乙醚挥散，用甲醇振摇提取 4 次 (第 1～3 次每次 5ml，第 4 次 3ml)，每次振摇 10min 后离心 15min，并将甲醇液移至 25ml 量瓶中，合并提取液，用甲醇稀释至刻度，摇匀，经 0.45μm 滤膜滤过，取续滤液作为供试品溶液；精密量取 1ml，置 100ml 量瓶中，用甲醇稀释至刻度，摇匀，作为对照溶液。照黄体酮有关物质项下的方法试验，供试品溶液色谱图中如有杂质峰，扣除相对保留时间 0.1 之前的峰（如处方中含有苯甲醇，应扣除苯甲醇的色谱峰），单个杂质峰面积不得大于对照溶液主峰面积的 0.5 倍（0.5%），各杂质峰面积的和不得大于对照溶液主峰面积的 2 倍（2.0%）。供试品溶液色谱图中小于对照溶液主峰面积 0.05 倍的色谱峰忽略不计。

（2）注射剂的常规检查

① 装量检查　取供试品 5 支，先加温（如有必要）摇匀，开启时注意避免损失，将内容物分别用相应体积的干燥注射器及注射针头抽尽，然后缓慢连续地注入经标化的量入式量筒内（量筒的大小应使待测体积至少占其额定体积的 40%，不排尽针头中的液体），放冷（加温时），在室温下检视。每支的装量均不得少于其标示量。

② 可见异物检查　除另有规定外，照可见异物检查法（通则 0904）检查，应符合规定。

③ 无菌检查　照无菌检查法（通则 1101）检查，应符合规定。

（四）黄体酮注射液的含量测定

（1）供试品准备　黄体酮注射液。

（2）试剂准备

① 0.1mol/L 氢氧化钠甲醇溶液　取氢氧化钠 4g，加水 4ml 使溶解，再加甲醇稀释成 1000ml，用橡皮塞密塞，静置 24h 后，迅速倾取上清液，置具橡皮塞的棕色玻璃瓶中。

② 1mol/L 盐酸溶液　取盐酸 90ml，加水适量使成 1000ml，摇匀，即得。

（3）含量测定　照高效液相色谱法（通则 0512）测定。

① 色谱条件与系统适用性试验　用辛烷基硅烷键合硅胶为填充剂；以甲醇-乙腈-水（25∶35∶40）为流动相；检测波长为 241nm。取黄体酮 25mg，置 25ml 量瓶中，加 0.1mol/L 氢氧化钠甲醇溶液 10ml 使溶解，置 60℃水浴中保温 4h，放冷，用 1mol/L 盐酸溶液调节至中性，用甲醇稀释至刻度，摇匀，取 10μl 注入液相色谱仪，调节流速使黄体酮峰的保留时间约为 12min，黄体酮峰与相对保留时间约为 1.1 的降解产物峰的分离度应大于 4.0。

② 测定法　用内容量移液管精密量取本品适量（约相当于黄体酮 50mg），置 50ml 量瓶中，用乙醚分数次洗涤移液管内壁，洗液并入量瓶中，用乙醚稀释至刻度，摇匀，精密量取 5ml，置具塞离心管中，在温水浴中使乙醚挥散，用甲醇振摇提取 4 次（第 1～3 次每次 5ml，第 4 次 3ml），每次振摇 10min 后离心 15min，并将甲醇液移至 25ml 量瓶中，合并提取液，用甲醇稀释至刻度，摇匀，作为供试品溶液。精密量取 10μl 供试品溶液注入液相色谱仪，记录色谱图；另精密称取黄体酮对照品 20mg，置 100ml 量瓶中，加甲醇适量溶解并定量稀释至刻度，摇匀，作为对照品溶液，精密量取 10μl 该对照品溶液，同法测定。按外标法以峰面积计算，即得。

$$\text{标示量}(\%)=\frac{c_R\times\dfrac{A_X}{A_R}\times D\times\text{每支容量}}{mS}\times 100\%$$

式中，c_R 为黄体酮对照品溶液的浓度，mg/ml；A_X 为黄体酮注射液的峰面积或峰高；A_R 为黄体酮对照品溶液的峰面积或峰高；D 为稀释倍数；m 为黄体酮注射液的取样量，ml；S 为黄体酮注射液的标示量，mg 或 ml。

【注意事项】

（1）供试品溶液和对照品溶液进样前，最好经 0.45μm 微孔滤膜过滤。

（2）供试品溶液和对照品溶液最好每份至少进样 2 次，以平均峰面积计算含量。

（3）内容量移液管用于精密移取黏度大的液体。黄体酮注射液为灭菌油溶液，黏度大，量取时宜使用内容量移液管。使用时注意移液管操作的规范性。

（4）黄体酮在甲醇中溶解，溶剂油在甲醇中溶解度很小，因而用甲醇从油溶液中萃取出黄体酮，可消除溶剂油对色谱系统的污染。制备供试品溶液时，则先用乙醚溶解黄体酮和溶剂油，再精密量取该溶液，挥去乙醚后，用甲醇分次萃取出黄体酮。

第十三章

药物制剂及工艺用水分析

知识目标

◇ 掌握片剂、注射剂常用附加剂的干扰和排除方法，制剂含量（效价）测定结果的表示方法和计算，以及注射剂的常规检查项目和方法；

◇ 熟悉片剂的常规检查项目和检查方法，以及片剂、注射剂分析的基本步骤；

◇ 了解制剂分析的特点。

能力目标

◇ 能够运用药品质量标准对药物制剂的质量进行分析。

原料药必须经过一定的生产工艺加工制备成药物制剂才能供消费者使用，这不仅便于药物的贮藏和运输，也有效降低了毒副作用，同时还为消费者合理使用药物提供了便利。几乎所有的药物都是以药物制剂的形式供给患者使用的。药物制剂在生产制备过程中离不开制药用水，水是药物生产过程中用量大、使用广的一种辅料。所以，药物制剂的分析、制药用水的分析就成为保障人民用药安全、有效的重要组成部分，同时也是广大药物分析工作者重要的工作内容之一。

第一节　概　　述

《中国药典》（2015 年版）收载的药物制剂有片剂、注射剂、胶囊剂、颗粒剂、散剂、软膏剂等 38 种剂型。制剂分析是利用物理的、化学的、微生物的方法对不同剂型药物进行分析，以检验其是否符合质量标准规定的要求。从原料药到药物制剂，要经过一定的生产工艺，还需加入若干附加剂，由于这些附加成分的加入，使得制剂的质量分析在分析内容、方法、标准要求等方面与原料药有所不同，而有其自己的特点。

一、制剂分析的复杂性

跟原料药的分析不同，药物制剂分析除主药外，还会受到很多附加成分（如赋形剂、稀释剂、抗氧剂、稳定剂、着色剂、防腐剂、调味剂等）的影响，在分析时要考虑这些附加剂是否会产生干扰、干扰的程度如何，以及怎样消除或防止干扰。因此，对于同一种药物，原料药适用的分析方法，就不一定适合于制剂的分析。

二、检查的分析项目及要求

1. 检查的分析项目不同

(1) 杂质检查　药物制剂是由符合质量标准要求的原料药按照一定的生产工艺制备而成的，因此制剂的杂质检查不需要重复原料药的检查项目，而主要是检查制剂在生产过程中可能带入的杂质，原料药未控制的在制剂贮藏过程中可能产生的杂质，或虽然原料药已控制，但在制剂生产和贮藏过程中可能会增加的杂质。例如葡萄糖注射液的杂质检查项目就比葡萄糖或无水葡萄糖增加了5-羟甲基糠醛这个项目。

(2) 制剂常规检查　为了保证药物制剂的安全性、有效性、稳定性和均一性，除杂质检查外，《中国药典》(2015年版)(四部)收载的剂型项下还规定了不同剂型的常规检查项目。如片剂的常规检查项目有“重量差异”或“含量均匀度”、“崩解时限”或“溶出度”等；注射剂的常规检查项目有“pH值”“渗透压摩尔浓度”“不溶性微粒”“无菌”“细菌内毒素”等。

2. 同一检查项目的要求不同

例如同是对“干燥失重”的检查，《中国药典》(2015年版)规定胰酶的减失质量不得过5.0%，而胰酶肠溶胶囊的减失质量不得过7.0%。

三、含量测定方法

制剂中除了符合标准的原料药外，还存在多种附加剂，附加剂可能对分析方法产生干扰；而且有些制剂中主药的量所占比例比较小，适用于原料药的分析方法可能因为方法的定量限等问题无法用于制剂分析，所以，制剂分析所用方法考虑的出发点和原料药分析有所不同。原料药的含量测定方法首先考虑方法的准确性，而制剂中主药的含量范围和应用的剂量范围一般较宽，含量测定方法则要考虑方法的灵敏度高、专属性强等方面。

四、含量(效价)测定结果的表示方法及限度要求

1. 含量(效价)测定结果的表示方法不同

原料药的含量(效价)测定结果以百分含量表示，即有效成分的测得量占取样总质量的百分数。制剂有效成分或主药的含量(效价)则多用百分标示量来表示。标示量是指单位制剂含有主药的质量或效价或装量。百分标示量是指平均单位制剂含有主药的测得量占标示量的百分数。

$$含量=\frac{测得量}{取样量}\times 100\%$$

$$标示量=\frac{测得量}{标示量}\times 100\%$$

2. 含量(效价)限度要求不同

为了进一步控制原料药的纯度，原料药的有效成分允许的含量(效价)范围和杂质的限度要求都比制剂要严格。制剂在生产过程中，由于存在着主药与辅料混合的均匀程度问题，所以制剂的主药含量(效价)范围一般要比原料药宽。制剂主药的含量(效价)范围宽不会影响到药物安全、有效使用，因为制剂是由符合标准的原料药生产的，并且临床上使用药物的剂量范围也较宽；同时合理地制订主药含量(效价)范围更有助于有效控制好药品的质量，降低生产成本。

第二节　片剂分析

片剂系指原料药物或与适宜的辅料制成的圆形或异形的片状固体制剂。可供内服和外用，是目前临床上应用最为广泛的剂型之一。

一、片剂分析的基本步骤

片剂分析遵循制剂分析的一般步骤，首先对片剂的外观、色泽、脆碎度等物理性状进行观察，然后进行鉴别试验，鉴别无误后进行检查(包括限量检查、特性检查、生物检查和有关物质检查等)，最后进行片剂的含量(效价)测定。

二、片剂的常规检查

《中国药典》(2015 年版) 规定片剂的制剂常规检查项目有:“重量差异”“含量均匀度”“崩解时限”“溶出度与释放度”“发泡量”“分散均匀性”“微生物限度”。

(一) 重量差异

重量差异是指按规定方法测得片剂每片的重量与平均片重之间的差异程度。

检查法:取供试品 20 片,精密称定总重量,求得平均片重后,再分别精密称定每片的重量,每片重量与平均片重比较(凡无含量测定的片剂,每片重量应与标示片重比较),超出重量差异限度的不得多于 2 片,并不得有 1 片超出限度 1 倍。《中国药典》(2015 年版) 对重量差异的限度规定见表 13-1。

表 13-1 片剂的重量差异限度

平均片重或标示片重	重量差异限度
0.30g 以下	±7.5%
0.30g 及 0.30g 以上	±5%

《中国药典》(2015 年版) 规定,糖衣片的片芯应检查重量差异并符合规定,包糖衣后不再检查重量差异。薄膜衣片应在包薄膜衣后检查重量差异并符合规定。

凡规定检查含量均匀度的片剂,一般不再进行重量差异检查。当全部主成分均进行含量均匀度检查时,复方制剂一般也不再检查重量差异。

(二) 含量均匀度

含量均匀度是指小剂量或单剂量的固体制剂、半固体制剂和非均相液体制剂的每片(个)含量符合标示量的程度。除另有规定外,片剂每一个单剂标示量小于 25mg 或主药含量小于每一个单剂重量 25%者要检查含量均匀度。复方制剂仅检查符合上述条件的组分,多种维生素或微量元素一般不检查含量均匀度。

(1) 检查法 除另有规定外,取供试品 10 个,照各品种项下规定的方法,分别测定每一个单剂以标示量为 100 的相对含量 x_i,求其平均值 $\overline{X}$ 和标准差 $S\left[S=\sqrt{\dfrac{\sum_{i=1}^{n}(x_i-\overline{X})^2}{n-1}}\right]$ 以及标示量与平均值 $\overline{X}$ 之差的绝对值 $A(A=|100-\overline{X}|)$。

(2) 结果判定 若 $A+2.2S\leqslant L$,则供试品的含量均匀度符合规定。

若 $A+S>L$,则不符合规定。

若 $A+2.2S>L$,且 $A+S\leqslant L$,则应另取供试品 20 个复试。根据初、复试结果,计算 30 个单剂的平均值 $\overline{X}$、标准差 S 和标示量与平均值之差的绝对值 A,再按下述公式计算并判定:当 $A\leqslant 0.25L$ 时,若 $A^2+S^2\leqslant 0.25L^2$,则供试品的含量均匀度符合规定;若 $A^2+S^2>0.25L^2$,则不符合规定。当 $A>0.25L$ 时,若 $A+1.7S\leqslant L$,则供试品的含量均匀度符合规定;若 $A+1.7S>L$,则供试品的含量均匀度不符合规定。

上述公式中 L 为规定值。除另有规定外,$L=15.0$;如该品种项下规定含量均匀度的限度为 ±20%或其他数值时,$L=20.0$ 或其他相应的数值,而各判断式中的系数保持不变。

(三) 崩解时限

崩解时限是指口服固体制剂在规定介质中,按规定的方法检查全部崩解溶散或成碎粒并全部通过筛网(不溶性包衣材料或破碎的胶囊壳除外)所需的时间限度。如有少量不能通过筛网,但已软化或轻质上漂且无硬心者，可作符合规定论。

采用升降式崩解仪来检查。升降式崩解仪的主要结构为一能升降的金属支架与下端镶有筛网的吊篮，并附有挡板。升降的金属支架上下移动距离为55mm±2mm，往返频率为每分钟30～32次。吊篮通过上端的不锈钢轴悬挂于支架上，浸入1000ml烧杯中，并调节吊篮位置使其下降至低点时筛网距烧杯底部25mm，烧杯内盛有温度为37℃±1℃的水，调节水位高度使吊篮上升至高点时筛网在水面下15mm处，吊篮顶部不可浸没于溶液中。

除另有规定外，取供试品6片，分别置上述吊篮的玻璃管中，启动崩解仪进行检查，各片均应在15min内全部崩解。如有1片不能完全崩解，应另取6片复试，均应符合规定。《中国药典》(2015年版）对不同类型片剂的崩解时限检查的规定见表13-2。

表13-2 《中国药典》(2015年版）对不同类型片剂崩解时限的规定

片剂类型	介质	时间限度
普通片	水	15min
薄膜衣片	水或盐酸溶液(9→1000)	30min
糖衣片	水	1h
肠溶片	先盐酸溶液(9→1000)后pH 6.8的磷酸盐缓冲液	应符合规定
结肠定位肠溶片	先盐酸溶液(9→1000)、pH 6.8的磷酸盐缓冲液后pH 7.5～8.0的磷酸盐缓冲液	应符合规定
含片	水	不应在10min内全部崩解或溶化
舌下片	水	5min
可溶片	温度为20℃±5℃的水	3min

泡腾片，取1片，置250ml烧杯（内有200ml温度为20℃±5℃的水）中，即有许多气泡放出，当片剂或碎片周围的气体停止逸出时，片剂应溶解或分散在水中，无聚集的颗粒剩留。除另有规定外，同法检查6片，各片均应在5min内崩解。如有1片不能完全崩解，应另取6片复试，均应符合规定。

口崩片，除另有规定外，照下述方法检查。仪器装置主要结构为一能升降的支架与下端镶有筛网的不锈钢管。升降的支架上下移动距离10mm±1mm，往返频率为每分钟30次。检查时，将不锈钢管固定于支架上，浸入1000ml杯中，杯内盛有温度为37℃±1℃的水约900ml，调节水位高度使不锈钢管下降至最低位时筛网在水面下15mm±1mm。启动仪器。取口崩片1片，置上述不锈钢管中进行检查，应在60s内全部崩解并通过筛网，如有少量轻质上漂或黏附于不锈钢管内壁或筛网，但无硬心者，可作符合规定论。重复测定6片，均应符合规定。如有1片不符合规定，应另取6片复试，均应符合规定。

咀嚼片不进行崩解时限检查。

凡规定检查溶出度、释放度的片剂，一般不再进行崩解时限检查。

（四）溶出度与释放度

溶出度系指活性药物从片剂、胶囊剂或颗粒剂等普通制剂在规定条件下溶出的速率和程度，在缓释制剂、控释制剂、肠溶制剂及透皮贴剂等制剂中也称释放度。难溶性药物或缓控释制剂一般需要进行溶出度与释放度检查。

《中国药典》(2015年版）对溶出度与释放度测定收载的方法一共有5种，分别是第一法（篮法）、第二法（桨法）、第三法（小杯法）、第四法（桨碟法）和第五法（转筒法），均采用溶出度测定仪测定。由于第四法和第五法适用于透皮贴剂的释放度测定，这里重点介绍第一法、第二法和第三法。

1. 第一法和第二法

(1) 普通制剂　测定前，应对仪器装置进行必要的调试，使转篮或桨叶底部距溶出杯的内底部25mm±2mm。分别量取溶出介质置各溶出杯内，实际量取的体积与规定体积的偏差应在±1%范围之内，待溶出介质温度恒定在37℃±0.5℃后，取供试品6片。如为第一法，分别投入6

个干燥的转篮内，将转篮降入溶出杯中；如为第二法，分别投入6个溶出杯内。注意避免供试品表面产生气泡，立即按各品种项下规定的转速启动仪器，计时；至规定的取样时间（实际取样时间与规定时间的差异不得过±2%），吸取溶出液适量（取样位置应在转篮或桨叶顶端至液面的中点，距溶出杯内壁10mm处；需多次取样时，所量取溶出介质的体积之和应在溶出介质的1%之内，如超过总体积的1%时，应及时补充相同体积的温度为37℃±0.5℃的溶出介质，或在计算时加以校正），立即用适当的微孔滤膜滤过，自取样至滤过应在30s内完成。取澄清滤液，照该品种项下规定的方法测定，计算每片的溶出量。

(2) 缓释制剂或控释制剂 照普通制剂方法操作，但至少采用三个取样时间点，在规定取样时间点，吸取溶液适量，及时补充相同体积的温度为37℃±0.5℃的溶出介质，滤过，自取样至滤过应在30s内完成。照各品种项下规定的方法测定，计算每片的溶出量。

(3) 肠溶制剂 按方法1或方法2操作。

① 方法1

a. 酸中溶出量 除另有规定外，分别量取0.1mol/L盐酸溶液750ml置各溶出杯内，实际量取的体积与规定体积的偏差应在±1%范围之内，待溶出介质温度恒定在37℃±0.5℃，取供试品6片分别投入转篮或溶出杯中，注意避免供试品表面产生气泡，立即按各品种项下规定的转速启动仪器，2h后在规定取样点吸取溶出液适量，滤过，自取样至滤过应在30s内完成。按各品种项下规定的方法测定，计算每片的酸中溶出量。其他操作同第一法和第二法项下普通制剂。

b. 缓冲液中溶出量 上述酸液中加入温度为37℃±0.5℃的0.2mol/L磷酸钠溶液250ml（必要时用2mol/L盐酸溶液或2mol/L氢氧化钠溶液调节pH值至6.8），继续运转45min，或按各品种项下规定的时间，在规定取样点吸取溶出液适量，滤过，自取样至滤过应在30s内完成。按各品种项下规定的方法测定，计算每片的缓冲液中溶出量。

② 方法2

a. 酸中溶出量 除另有规定外，量取0.1mol/L盐酸溶液900ml，注入每个溶出杯中，照方法1酸中溶出量项下进行测定。

b. 缓冲液中溶出量 弃去上述各溶出杯中酸液，立即加入温度为37℃±0.5℃的磷酸盐缓冲液（pH6.8）（取0.1mol/L盐酸溶液和0.2mol/L磷酸钠溶液，按3∶1混合均匀，必要时用2mol/L盐酸溶液或2mol/L氢氧化钠溶液调节pH值至6.8）900ml，或将每片转移入另一盛有温度为37℃±0.5℃的磷酸盐缓冲液（pH 6.8）900ml的溶出杯中，照方法1缓冲液中溶出量项下进行测定。

2. 第三法

(1) 普通制剂 测定前，应对仪器装置进行必要的调试，使桨叶底部距溶出杯的内底部15mm±2mm。分别量取溶出介质置各溶出杯内，介质的体积150～250ml，实际量取的体积与规定体积的偏差应在±1%范围之内。以下操作同第二法。取样位置应在桨叶顶端至液面的中点，距溶出杯内壁6mm处。

(2) 缓释制剂或控释制剂 照第三法普通制剂方法操作，其余要求同第一法和第二法项下缓释制剂或控释制剂。

(五) 发泡量

《中国药典》（2015年版）规定，阴道泡腾片需进行发泡量的检查。

检查法：除另有规定外，取25ml具塞刻度试管（内径1.5cm，若片剂直径较大，可改为内径2.0cm）10支，按表13-3中规定加水一定量，置37℃±1℃水浴中5min，各管中分别投入供试品1片，20min内观察最大发泡量的体积，平均发泡体积不得少于6ml，且少于4ml的不得超过2片。

表13-3 阴道泡腾片发泡量检查的平均片重与加水量关系

平均片重	加水量
1.5g及1.5g以下	2.0ml
1.5g以上	4.0ml

(六) 分散均匀性

《中国药典》(2015年版) 规定，分散片需进行分散均匀性的检查。

检查法：照崩解时限检查法（通则0921）检查，不锈钢丝网的筛孔内径为710μm，水温为15～25℃；取供试品6片，应在3min内全部崩解并通过筛网。

(七) 微生物限度

《中国药典》(2015年版) 规定，以动物、植物、矿物来源的非单体成分制成的片剂，生物制品片剂，以及皮肤炎症或腔道等局部用片剂（如口腔贴片、外用可溶片、阴道片、阴道泡腾片等)，照非无菌产品微生物限度检查：微生物计数法（通则1105）和控制菌检查法（通则1106）及非无菌药品微生物限度标准（通则1107）检查，应符合规定。规定检查杂菌的生物制品片剂，可不进行微生物限度检查。

三、片剂的含量（效价）测定

片剂由药物和辅料组成。辅料是指生产药品和调配处方时所用的赋形剂和附加剂（如淀粉、糊精、蔗糖、乳糖、硫酸钙、碳酸钙、硬脂酸镁、滑石粉等)，其发挥着填充、黏合、崩解和润滑的作用，根据需要还可加入着色剂、矫味剂等，以提高患者的适应性。

(一) 片剂常用辅料的干扰及排除

片剂的含量（效价）在测定时，当辅料对测定无干扰时，可采用与原料药含量（效价）测定相同的方法来测定。但某些辅料的存在对片剂的含量（效价）测定可能会带来一些干扰，测定时除考虑采用其他方法避免干扰外，还可根据辅料的性质和特点采用适当的方法将其排除。常用辅料对含量（效价）测定的干扰及排除方法如下。

1. 糖类的干扰及排除

糖类是片剂常用的辅料，如淀粉、糊精、蔗糖、乳糖等。乳糖属于还原糖，淀粉、糊精、蔗糖虽为非还原糖，但它们最终的水解产物葡萄糖为还原糖，可以被强氧化剂（如高锰酸钾、溴酸钾等）氧化为葡萄糖酸，在用氧化还原法测定片剂主药含量（效价）时，会使测定结果偏高。例如《中国药典》(2015年版）中硫酸亚铁和硫酸亚铁片的含量测定，前者采用高锰酸钾法，后者却用铈量法。原因是片剂中加入了辅料糖类，若仍然用高锰酸钾法测定其含量，则高锰酸钾滴定液不但可以氧化 Fe^{2+}，还可将片剂中的还原糖氧化为酸，使测定结果偏高，故而采用氧化电位稍低的硫酸铈作为滴定液，硫酸铈不能氧化葡萄糖，以此消除糖类的干扰。

2. 硫酸钙和碳酸钙的干扰及排除

硫酸钙和碳酸钙中所含的 Ca^{2+} 能与EDTA发生配位反应，在用配位滴定法测定片剂主药含量（效价）时，会受到硫酸钙和碳酸钙的干扰。一般可以加入掩蔽剂或分离除去，也可改用其他方法进行测定。

3. 硬脂酸镁的干扰及排除

硬脂酸镁是弱碱，能跟高氯酸发生反应，而硬脂酸镁中的 Mg^{2+} 又能与EDTA发生配位反应，因此，硬脂酸镁对非水溶液滴定法和配位滴定法都有干扰。

由于 Mg^{2+} 与EDTA发生配位反应的条件是 $pH>9.7$，故可通过调节溶液的酸碱度，选用合适的指示剂或加掩蔽剂来消除干扰。在非水溶液滴定法中，若主药是脂溶性药物，可用有机溶剂（如三氯甲烷、丙酮、乙醚等）提取出主药再进行测定；若主药是水溶性药物，可先酸化或碱化再用有机溶剂提取后测定。若片剂含主药量很少时，可采用先溶解、过滤的方式，再用紫外-可见分光光度法测定主药含量（效价），以此消除硬脂酸镁的干扰。

4. 滑石粉等的干扰及排除

片剂中加入的滑石粉、淀粉、硬脂酸镁等赋形剂在水中和有机溶剂中不溶解，会使溶液变浑浊，而干扰紫外-可见分光光度法、比色法、比浊法和旋光法等的测定。在片剂含量（效价）测定时，可根据主药的溶解性来确定干扰排除的方法。若主药是水溶性的，可将片粉加水溶解后，过滤，除去干扰物后再测定；若主药是脂溶性的，可利用主药能溶于有机溶剂而干扰物不溶于有机溶剂的特点，用有机溶剂提取出主药，过滤分离后，依法测定。

综上，辅料对片剂含量（效价）测定的干扰排除主要考虑以下几方面因素：

① 辅料的理化性质：根据辅料的性质和特点采取相应的措施消除其干扰。

② 辅料与主药的比例：主药量大、辅料量小时，干扰影响小，甚至可以忽略不计；若主药量小，辅料量大，则干扰影响大。

③ 测定方法的选择：若测定方法的专属性强，辅料的干扰就小；主药量很少时，宜选用灵敏度高的测定方法，如光谱法、色谱法等。

（二）片剂含量（效价）测定结果的计算

片剂除含主药外，还含有辅料，故每片的实际质量超过标示量。片剂的含量（效价）测定结果以标示量的百分含量来表示，以判定含量（效价）测定结果是否符合药典的规定。片剂标示量百分含量的计算公式如下：

$$\text{标示量}=\frac{\text{每片实际测得量(g)}}{\text{标示量(g/片)}}\times 100\%$$
$$=\frac{\text{供试品测得量(g)}\times\text{平均片重(g)}}{\text{供试品取用量(g)}\times\text{标示量(g/片)}}\times 100\% \quad (13\text{-}1)$$

1. 滴定分析法

当主药含量较大，采用的测定方法不受辅料的影响，或影响可忽略不计时，一般采用滴定分析法。滴定分析法测定片剂的含量（效价）时，常用的滴定方式有两种，即直接滴定法和剩余滴定法。

(1) 直接滴定法

$$\text{标示量}=\frac{(V-V_0)TF\times 10^{-3}\overline{W}}{mS}\times 100\% \quad (13\text{-}2)$$

式中，V 为供试品消耗滴定液的体积，ml；V_0 为空白试液消耗滴定液的体积，ml；T 为滴定度，mg/ml；F 为滴定液的浓度校正因数，$F=\frac{c_{\text{实际}}}{c_{\text{规定}}}$；$\overline{W}$ 为平均片重，g；m 为供试品的取样量，g；S 为片剂的标示量，g。

(2) 剩余滴定法

$$\text{标示量}=\frac{(V_0-V)TF\times 10^{-3}\overline{W}}{mS}\times 100\% \quad (13\text{-}3)$$

式中，V 为供试品消耗滴定液的体积，ml；V_0 为空白试液消耗滴定液的体积，ml；T 为滴定度，mg/ml；F 为滴定液的浓度校正因数，$F=\frac{c_{\text{实际}}}{c_{\text{规定}}}$；$\overline{W}$ 为平均片重，g；m 为供试品的取样量，g；S 为片剂的标示量，g。

2. 紫外-可见分光光度法

紫外-可见分光光度法测定片剂的含量（效价）时，常用的测定方法有对照品对照法和吸收系数法。

(1) 对照品对照法

$$\text{标示量}=\frac{c_R\times\frac{A_X}{A_R}\times VD\overline{W}}{mS}\times 100\% \quad (13\text{-}4)$$

式中，c_R 为对照品溶液的浓度，g/ml；A_X为供试品溶液的吸光度值；A_R为对照品溶液的吸光度值；V 为供试品初次配制的体积，ml；D 为稀释倍数；$\overline{W}$ 为平均片重，g；m 为供试品的取样量，g；S 为片剂的标示量，g。

(2) 吸收系数法

$$\text{标示量}=\frac{\dfrac{A}{E_{1\text{cm}}^{1\%}L}\times\dfrac{1}{100}VD\overline{W}}{mS}\times 100\% \tag{13-5}$$

式中，A 为供试品溶液的吸光度值；$E_{1\text{cm}}^{1\%}$ 为供试品的百分吸收系数；L 为比色皿的厚度，cm；V 为供试品初次配制的体积，ml；D 为稀释倍数；$\overline{W}$ 为平均片重，g；m 为供试品的取样量，g；S 为片剂的标示量，g。

3. 色谱法

色谱法测定片剂的含量（效价）时，常用的测定方法有外标法和内标加校正因子法。

(1) 外标法

$$\text{标示量}=\frac{c_R\times\dfrac{A_X}{A_R}\times VD\overline{W}}{mS}\times 100\% \tag{13-6}$$

式中，c_R 为对照品溶液的浓度，mg/ml；A_X 为供试品溶液的峰面积或峰高；A_R 为对照品溶液的峰面积或峰高；V 为供试品初次配制的体积，ml；D 为稀释倍数；$\overline{W}$ 为平均片重，g；m 为供试品的取样量，mg；S 为片剂的标示量，g。

(2) 内标加校正因子法

$$\text{标示量}=\frac{f\times\dfrac{A_X}{\dfrac{A'_S}{c'_S}}\times VD\overline{W}}{mS}\times 100\% \tag{13-7}$$

$$\text{校正因子 } f=\frac{\dfrac{A_S}{c_S}}{\dfrac{A_R}{c_R}} \tag{13-8}$$

式中，f 为校正因子；A_S 为含内标物的对照品溶液中内标物质的峰面积或峰高；c_S 为含内标物的对照品溶液中内标物质的浓度，mg/ml；A_R 为含内标物的对照品溶液中对照品的峰面积或峰高；c_R 为含内标物的对照品溶液中对照品的浓度，mg/ml；A'_S 为含内标物的供试品溶液中内标物质的峰面积或峰高；c'_S 为含内标物的供试品溶液中内标物质的浓度，mg/ml；A_X 为含内标物的供试品溶液中供试品的峰面积或峰高；V 为供试品初次配制的体积，ml；D 为稀释倍数；$\overline{W}$ 为平均片重，g；m 为供试品的取样量，mg；S 为片剂的标示量，g。

【例】 谷氨酸片（规格 0.5g）的含量测定。

取本品 10 片，精密称定为 9.9868g，研细，精密称取片粉 0.6112g，加沸水 50ml 使谷氨酸溶解，放冷，加溴麝香草酚蓝指示液 0.5ml，用氢氧化钠滴定液（0.1024mol/L）滴定至溶液由黄色变为蓝绿色时为终点，消耗氢氧化钠滴定液（0.1024mol/L）的体积为 20.58ml。每 1ml 氢氧化钠滴定液（0.1mol/L）相当于 14.71mg 的 $C_5H_9NO_4$，已知《中国药典》（2015 年版）规定本品含谷氨酸（$C_5H_9NO_4$）应为标示量的 95.0%～105.0%。试计算本品的含量并判断是否符合药典规定。

解：

$$\text{标示量}(\%)=\frac{(V-V_0)TF\times 10^{-3}\overline{W}}{mS}\times 100\%$$

$$=\frac{(20.58-0)\times 14.71\times\dfrac{0.1024}{0.1}\times 10^{-3}\times\dfrac{9.9868}{10}}{0.6112\times 0.5}\times 100\%$$

$$=101.3\%$$

根据《中国药典》（2015 年版）规定，本品含谷氨酸（$C_5H_9NO_4$）应为标示量的 95.0%～105.0%，故该供试品的含量测定结果符合规定。

第三节　注射剂分析

注射剂是指药物与适宜的溶剂或分散介质制成的供注入体内的灭菌溶液、乳状液或混悬液及供临用前配制或稀释成溶液或混悬液的粉末或浓溶液的无菌制剂。

一、注射剂分析的基本步骤

首先对注射剂的色泽、澄明度等外观性状进行观察，然后进行 pH 值、渗透压等物理常数的测定，再进行鉴别试验，鉴别无误后进行检查（包括限量检查、特性检查、生物检查和有关物质检查等），最后进行注射剂的含量（效价）测定。

二、注射剂的常规检查

《中国药典》（2015 年版）规定注射剂的制剂常规检查项目有："装量""装量差异""渗透压摩尔浓度""可见异物""不溶性微粒""中药注射剂有关物质""重金属及有害元素残留量""无菌""细菌内毒素"或"热原"。

（一）装量

为了保证注射剂的注射用量不少于标示量，《中国药典》（2015 年版）规定注射液和注射用浓溶液要进行装量检查，并应符合规定。

1. 一般供试品

供试品标示装量不大于 2ml 者，取供试品 5 支（瓶）；2ml 以上至 50ml 者，取供试品 3 支（瓶）。开启时注意避免损失，将内容物分别用相应体积的干燥注射器及注射针头抽尽，然后缓慢连续地注入经标化的量入式量筒内（量筒的大小应使待测体积至少占其额定体积的 40%，不排尽针头中的液体），在室温下检视。测定油溶液、乳状液或混悬液时，应先加温（如有必要）摇匀，再用干燥注射器及注射针头抽尽，之后同前法操作，放冷（加温时），检视。每支（瓶）的装量均不得少于其标示量。

2. 生物制品多剂量供试品

取供试品 1 支（瓶），按标示的剂量数和每剂的装量，分别用注射器抽出，按上述步骤测定单次剂量，应不低于标示量。

3. 标示装量为 50ml 以上的注射液及注射用浓溶液

照最低装量检查法（通则 0942）检查，应符合规定。也可采用质量除以相对密度计算装量，方法如下：准确量取供试品，精密称定，求出每 1ml 供试品的质量（即供试品的相对密度）；精密称定用干燥注射器及注射针头抽出或直接缓慢倾出的供试品内容物的质量，再除以供试品相对密度，即得出相应的装量。

4. 预装式注射器和弹筒式装置的供试品

标示装量不大于 2ml 者，取供试品 5 支（瓶）；2ml 以上至 50ml 者，取供试品 3 支（瓶）。供试品与所配注射器、针头或活塞装配后将供试品缓慢连续注入容器（不排尽针头中的液体），按单剂量供试品要求进行装量检查，应不低于标示量。

（二）装量差异

为了保证药物含量的均匀性，保证临床用药剂量的准确性，《中国药典》（2015 年版）规定注射用无菌粉末要进行装量差异检查，并应符合规定。

取供试品 5 瓶（支），除去标签、铝盖，容器外壁用乙醇擦净，干燥，开启时注意避免玻璃屑等异物落入容器中，分别迅速精密称定；容器为玻璃瓶的注射用无菌粉末，首先小心开启内塞，使容器内外气压平衡，盖紧后精密称定。然后倾出内容物，容器用水或乙醇洗净，在适宜条件下干燥后，再分别精密称定每一容器的质量，求出每瓶（支）的装量与平均装量。每瓶（支）装量与平均装量相比较（如有标示装量，则与标示装量相比较），应符合表13-4中的规定，如有1瓶（支）不符合规定，应另取10瓶（支）复试，应符合规定。

表13-4　注射用无菌粉末装量差异限度

平均装量或标示装量	装量差异限度
0.05g及0.05g以下	±15%
0.05g以上至0.15g	±10%
0.15g以上至0.50g	±7%
0.50g以上	±5%

凡规定检查含量均匀度的注射用无菌粉末，一般不再进行装量差异检查。

（三）渗透压摩尔浓度

人体的细胞膜或毛细血管壁等生物膜，具半透膜的性质，溶剂通过半透膜由低浓度向高浓度溶液扩散的现象称为渗透，阻止渗透所需要施加的压力，称为渗透压。注射剂要有一定的渗透压，其渗透压要求与血浆渗透压相等或接近；静脉输液应尽可能与血液等渗。

静脉输液、营养液、电解质或渗透利尿药（如甘露醇注射液）等制剂，应在药品说明书上标明其渗透压摩尔浓度，以便临床医生根据实际需要对所用制剂进行适当的处置（如稀释）。正常人体血液的渗透压摩尔浓度范围为285～310mOsmol/kg，0.9%氯化钠溶液或5%葡萄糖溶液的渗透压摩尔浓度与人体血液相当。

溶液的渗透压，依赖于溶液中溶质粒子的数量，是溶液的依数性之一，通常以渗透压摩尔浓度（osmolality）来表示，它反映的是溶液中各种溶质对溶液渗透压贡献的总和。渗透压摩尔浓度的单位，通常以每千克溶剂中溶质的毫渗透压摩尔来表示，可按式(13-9)计算毫渗透压摩尔浓度（mOsmol/kg）：

$$\text{毫渗透压摩尔浓度}=\frac{\text{每千克溶剂中溶解的溶质质量}}{\text{分子量}}\times n\times 1000 \tag{13-9}$$

式中，n为一个溶质分子溶解或解离时形成的粒子数。在理想溶液中，例如葡萄糖$n=1$，氯化钠或硫酸镁$n=2$，氯化钙$n=3$，枸橼酸钠$n=4$。

渗透压摩尔浓度的测定，通常采用测量溶液的冰点下降来间接测定。在理想的稀溶液中，冰点下降符合$\Delta T_f=K_f m$的关系，式中，ΔT_f为冰点下降，K_f为冰点下降常数（当水为溶剂时为1.86），m为质量摩尔浓度。而渗透压符合$P_o=K_o m$的关系，式中，P_o为渗透压，K_o为渗透压常数，m为溶液的质量摩尔浓度。由于两式中的浓度等同，故可以用冰点下降法测定溶液的渗透压摩尔浓度。

1. 仪器

用冰点下降的原理设计的渗透压摩尔浓度测定仪通常由制冷系统、用来测定电流或电位差的热敏探头和振荡器（或金属探针）组成。测定时将探头浸入供试溶液中心，并降至仪器的冷却槽中。启动制冷系统，当供试溶液的温度降至凝固点以下时，仪器采用振荡器（或金属探针）诱导溶液结冰，自动记录冰点下降的温度。仪器显示的测定值可以是冰点下降的温度，也可以是渗透压摩尔浓度。

2. 渗透压摩尔浓度测定仪校正用标准溶液的制备

取基准氯化钠试剂，于500～650℃干燥40～50min，置干燥器（硅胶）中放冷至室温。根据需要，按表13-5中所列数据精密称取适量，溶于1kg水中，摇匀，即得。

表 13-5 渗透压摩尔浓度测定仪校正用标准溶液

每 1kg 水中氯化钠的质量 /g	毫渗透压摩尔浓度 /(mOsmol/kg)	冰点下降温度 ΔT/℃
3.087	100	0.186
6.260	200	0.372
9.463	300	0.558
12.684	400	0.744
15.916	500	0.930
19.147	600	1.116
22.380	700	1.302

3. 供试品溶液

除另有规定外，供试品应结合临床用法，直接测定或按各品种项下规定的具体溶解或稀释方法制备供试品溶液，并使其摩尔浓度处于表 13-5 中测定范围内。例如注射用无菌粉末，可采用药品标签或说明书中的规定溶剂溶解并稀释后测定。需特别注意的是，供试品溶液经稀释后，粒子间的相互作用与原溶液有所不同，一般不能简单地将稀释后的测定值乘以稀释倍数来计算原溶液的渗透压摩尔浓度。

4. 测定法

按仪器说明书操作，首先取适量新沸放冷的水调节仪器零点，然后由表 13-5 中选择两种标准溶液（供试品溶液的渗透压摩尔浓度应介于两者之间）校正仪器，再测定供试品溶液的渗透压摩尔浓度或冰点下降值。

除另有规定外，静脉输液及椎管注射用注射液按各品种项下的规定，照渗透压摩尔浓度测定法测定，并应符合规定。

(四) 可见异物

可见异物是指存在于注射剂中，在规定条件下目视可以观测到的不溶性物质，其粒径或长度通常大于 50μm。

(1) 检查法 按照《中国药典》(2015 年版) 中可见异物检查法（四部通则 0904）进行检查，有灯检法和光散射法两种。一般常用灯检法，也可采用光散射法。灯检法不适用的品种，如用深色透明容器包装或液体色泽较深（一般深于各标准比色液 7 号）的品种可选用光散射法；混悬型、乳状液型注射液不能使用光散射法。

(2) 结果判定 供试品中不得检出金属屑、玻璃屑、长度超过 2mm 的纤维、最大粒径超过 2mm 的块状物以及静置一定时间后轻轻旋转时肉眼可见的烟雾状微粒沉积物、无法计数的微粒群或摇不散的沉淀，以及在规定时间内较难计数的蛋白质絮状物等明显可见异物。

供试品中如检出点状物、2mm 以下的短纤维和块状物等微细可见异物，生化药品或生物制品若检出半透明的小于约 1mm 的细小蛋白质絮状物或蛋白质颗粒等微细可见异物，除另有规定外，生物制品注射液、非生物制品注射液、注射用无菌制剂应分别符合《中国药典》(2015 年版) 可见异物检查法（四部通则 0904）的规定，详见表 13-6～表 13-8。

(五) 不溶性微粒

除另有规定外，可见异物检查项检查符合规定后，《中国药典》(2015 年版) 规定用于静脉注射、静脉滴注、鞘内注射、椎管内注射的溶液型注射液、注射用无菌粉末及注射用浓溶液需进行不溶性微粒的大小及数量的检查，应符合规定。

表 13-6　生物制品注射液结果判定

<table>
<tr><th rowspan="2">类别</th><th colspan="2">微细可见异物限度</th></tr>
<tr><th>初试 20 支(瓶)</th><th>初、复试 40 支(瓶)</th></tr>
<tr><td>注射液</td><td>装量 50ml 及以下,每支(瓶)中微细可见异物不得超过 3 个
装量 50ml 及以上,每支(瓶)中微细可见异物不得超过 5 个
如仅有 1 支(瓶)超出,符合规定;
如检出 2 支(瓶)超出,复试;
如检出 3 支(瓶)及以上超出,不符合规定</td><td>2 支(瓶)以上超出,不符合规定</td></tr>
</table>

表 13-7　非生物制品注射液结果判定

<table>
<tr><th colspan="2" rowspan="2">类别</th><th colspan="2">微细可见异物限度</th></tr>
<tr><th>初试 20 支(瓶)</th><th>初、复试 40 支(瓶)</th></tr>
<tr><td rowspan="2">注射液</td><td>静脉用</td><td>如 1 支(瓶)检出,复试
如 2 支(瓶)或以上检出,不符合规定</td><td>超过 1 支(瓶)检出,不符合规定</td></tr>
<tr><td>非静脉用</td><td>如 1～2 支(瓶)检出,复试
如 2 支(瓶)以上检出,不符合规定</td><td>超过 2 支(瓶)检出,不符合规定</td></tr>
</table>

表 13-8　注射用无菌制剂结果判定

<table>
<tr><th colspan="2">类别</th><th>每支(瓶)中微细可见异物限度</th></tr>
<tr><td rowspan="2">生物制品</td><td>复溶体积 50ml 及以下</td><td>≤3 个</td></tr>
<tr><td>复溶体积 50ml 以上</td><td>≤5 个</td></tr>
<tr><td rowspan="2">非生物制品</td><td>冻干</td><td>≤3 个</td></tr>
<tr><td>非冻干</td><td>≤5 个</td></tr>
</table>

(1) 检查法　按照《中国药典》(2015 年版) 不溶性微粒检查法 (四部通则 0903) 进行检查，有光阻法和显微计数法两种。当光阻法测定结果不符合规定或供试品不适于用光阻法测定时，应采用显微计数法进行测定，并以显微计数法的测定结果作为判定依据。光阻法不适用于黏度过高和易析出结晶的制剂，也不适用于进入传感器时容易产生气泡的注射剂。对于黏度过高，采用两种方法都无法直接测定的注射液，可用适宜的溶剂稀释后测定。

(2) 结果判定　标示装量为 100ml 或 100ml 以上的静脉用注射液，除另有规定外，光阻法为每 1ml 中含 10μm 及 10μm 以上的微粒数不得过 25 粒，含 25μm 及 25μm 以上的微粒数不得过 3 粒；而显微计数法分别为 12 粒、2 粒。标示装量为 100ml 以下的静脉用注射液、静脉注射用无菌粉末、注射用浓溶液及供注射用无菌原料药，除另有规定外，光阻法为每个供试品容器 (份) 中含 10μm 及 10μm 以上的微粒数不得过 6000 粒，含 25μm 及 25μm 以上的微粒数不得过 600 粒；而显微计数法分别为 3000 粒、300 粒。

知识拓展　**不溶性微粒检测仪**

不溶性微粒检测仪主要包括三部分：取样器、传感器和计算机控制的检测及数据处理系统。其用在药品检测领域，采用的是光阻法技术中的传感器原理，以此来检查静脉用注射剂及供静脉注射用无菌原料药中不溶性微粒的大小和数量。

被检测的液体通过专门设计的流通室，与液体流向垂直的入射光束由于被液体中的粒子阻挡而减弱，从而使传感器输出的信号降低，这种信号变化与粒子通过光束时的截面积大小成正比，这种比例关系可以反映粒子的大小。每一个粒子通过光束时引起一个电压脉冲信号，脉冲信号的多少反映了粒子的数量。

三、注射剂的含量（效价）测定

为保证药液的稳定性，抑制微生物生长，减少其对人体组织的刺激性等，注射剂在制备成溶液的过程中，通常会加入一些附加剂。并非所有附加剂都不会对主药含量（效价）测定产生影响，其中某些附加剂对注射剂的含量（效价）测定可能会带来一些干扰，测定时需予以排除。

（一）注射剂中常见附加剂的干扰及排除

当附加成分对主药的含量（效价）测定产生干扰时，可分别采用以下方法进行排除。

1. 抗氧剂的干扰和排除

具还原性药物的注射剂，生产时常需加入焦亚硫酸钠、维生素C、亚硫酸氢钠、亚硫酸钠、硫代硫酸钠等抗氧剂来增加药物的稳定性。这些附加剂有较强的还原性，有些还具紫外吸收特性，会对以氧化还原反应为原理的氧化还原滴定法和亚硝酸钠滴定法、紫外-可见分光光度法（如维生素C）等产生干扰。可分别采用以下方法进行干扰的排除：

（1）加入掩蔽剂 常用的掩蔽剂有丙酮和甲醛。当采用碘量法、铈量法、亚硝酸钠滴定法测定含有亚硫酸钠、亚硫酸氢钠、焦亚硫酸钠等作为抗氧剂的注射剂中主药的含量（效价）时，这些抗氧剂对含量（效价）测定会产生干扰，使测定结果偏高，可利用丙酮或甲醛能与这些抗氧剂发生亲核加成反应，生成加成产物，从而排除干扰。反应式如下：

$$Na_2S_2O_5 + H_2O \longrightarrow 2NaHSO_3$$

$$CH_3\overset{\overset{O}{\|}}{C}CH_3 + NaHSO_3 \longrightarrow H_3C-\underset{\underset{SO_3Na}{|}}{\overset{\overset{OH}{|}}{C}}-CH_3$$

$$HCHO + NaHSO_3 \longrightarrow HO-\underset{\underset{H}{|}}{\overset{\overset{H}{|}}{C}}-SO_3Na$$

$$HCHO + Na_2SO_3 + H_2O \longrightarrow HO-\underset{\underset{H}{|}}{\overset{\overset{H}{|}}{C}}-SO_3Na + NaOH$$

例如，维生素C注射液中含有还原性更强的抗氧剂亚硫酸氢钠，若采用碘量法测定维生素C注射液的含量，抗氧剂亚硫酸氢钠也会消耗碘滴定液，使得测定结果偏高。因此，《中国药典》（2015年版）规定加入丙酮作掩蔽剂，以消除亚硫酸氢钠对维生素C注射液含量测定的干扰。

丙酮和甲醛都可掩蔽亚硫酸钠、亚硫酸氢钠、焦亚硫酸钠，但是在选择时还应注意甲醛自身的还原性。

（2）加酸后加热分解 亚硫酸钠、亚硫酸氢钠和焦亚硫酸钠在强酸性条件下都可分解，产生SO_2气体，经加热可全部逸出而除去。分解反应式如下：

$$Na_2S_2O_5 + H_2O \longrightarrow 2NaHSO_3$$

$$NaHSO_3 + HCl \longrightarrow H_2SO_3 + NaCl$$

$$H_2SO_3 \xrightarrow{\triangle} SO_2\uparrow H_2O$$

$$Na_2S_2O_3 + 2HCl \longrightarrow H_2S_2O_3 + 2NaCl$$

$$H_2S_2O_3 \longrightarrow H_2SO_3 + S\downarrow$$

$$H_2SO_3 \xrightarrow{\triangle} SO_2\uparrow + H_2O$$

例如，盐酸普鲁卡因胺注射液中常加入亚硫酸氢钠作抗氧剂，对亚硝酸钠滴定法会产生干扰。因此，《中国药典》（2015年版）在用亚硝酸钠滴定法进行盐酸普鲁卡因胺注射液的含量测定时，规定加入盐酸并加热，使抗氧剂分解，并且盐酸也参与滴定反应，以消除干扰。

(3) 加入弱氧化剂氧化 一些弱氧化剂如过氧化氢或硝酸，能将亚硫酸盐或亚硫酸氢盐氧化成硫酸盐或硫酸氢盐，而不氧化被测药物，同时也不消耗滴定液，以此来排除抗氧剂的干扰。反应式如下：

$$Na_2SO_3 + H_2O_2 \longrightarrow Na_2SO_4 + H_2O$$
$$NaHSO_3 + H_2O_2 \longrightarrow NaHSO_4 + H_2O$$
$$Na_2SO_3 + 2HNO_3 \longrightarrow Na_2SO_4 + 2NO_2\uparrow + H_2O$$
$$2NaHSO_3 + 4HNO_3 \longrightarrow Na_2SO_4 + 4NO_2\uparrow + H_2SO_4 + 2H_2O$$

(4) 利用主药和抗氧剂紫外吸收光谱的差异进行测定 当维生素 C 作为抗氧剂时，由于其本身具有紫外吸收的特性，在 243nm 波长处有最大吸收，因此会对用紫外-可见分光光度法进行药物含量（效价）测定产生干扰。可利用主药和抗氧剂维生素 C 紫外吸收光谱的差异，选择不同的吸收波长进行测定来排除干扰。

2. 等渗调节剂的干扰和排除

为了配成等渗溶液，注射剂中常加入等渗调节剂氯化钠。氯化钠中的 Cl^- 对以银量法进行的主药含量（效价）测定会产生干扰，Na^+ 对以离子交换法进行的主药含量（效价）测定会产生干扰，应设法排除。

例如，测定右旋糖酐 20 氯化钠注射液中右旋糖酐 20 的含量，因右旋糖酐 20 具旋光性，而氯化钠无旋光性，故可采用旋光度法测定其含量，使其不受氯化钠的干扰。

3. 助溶剂的干扰和排除

注射剂中常会添加一些既能帮助主药溶解又能使注射液比较稳定的物质，即助溶剂。助溶剂的存在可能会对主药的含量（效价）测定产生干扰。例如，葡萄糖酸钙注射液中常加入氢氧化钙等助溶剂，含量测定时会干扰配位滴定。为了排除其干扰，制备过程中常控制钙盐的加入量。《中国药典》（2015 年版）规定本品添加的钙盐（按钙计算）不得超过葡萄糖酸钙中含钙量的 5%。

4. 溶剂水的干扰和排除

注射剂一般以水作溶剂，因此当采用非水溶液滴定法测定主药含量（效价）时，溶剂水对非水溶液滴定法会产生干扰，必须将溶剂水先行除去，再进行测定。若主药具热稳定性，则测定前可在水浴上加热蒸发或在 105℃下干燥除去水分，然后再按非水溶液滴定法测定；若主药遇热易分解，则可在适当的 pH 条件下，先用有机溶剂提取主药，再按原料药的方法进行测定。

5. 溶剂油的干扰和排除

脂溶性药物在制备成注射剂时，往往将其配成油溶液，并且油溶液进行肌内注射时，还可延长作用时间。我国多采用麻油、茶油或核桃油作为注射用油溶剂。由于注射用油中常含有甾醇及三萜类物质，可能对主药的含量（效价）测定产生干扰，应予以排除。消除干扰的方法有以下几种：

(1) 有机溶剂稀释法 主药含量较高的注射用油溶液，若测定方法中规定取样量较少，则可用有机溶剂先稀释，使注射用油对测定的干扰作用降至最小后再测定。例如己酸羟孕酮注射液是注射用油溶液，《中国药典》（2015 年版）在进行含量测定时规定用内容量移液管精密量取适量，加甲醇定量稀释制成 20μg/ml 的供试品溶液，再用高效液相色谱法测定其含量。这个过程中，稀释后的主药浓度仅为原来浓度的 1/1250，大大降低了溶剂油对含量测定的干扰作用。

(2) 有机溶剂提取后再测定法 若采用有机溶剂稀释法仍不能排除溶剂油的干扰，则可以采用提取分离的方法，使主药和溶剂油分离，再按不同方法进行含量（效价）测定。例如黄体酮注射液的含量测定，先用乙醚溶解，再挥干乙醚，然后用甲醇分次提取黄体酮成分，制备成供试品溶液，最后用高效液相色谱法测定其含量。

综上，进行注射剂的含量（效价）测定时，如果附加剂不干扰测定，当注射剂主药含量较大时，可按原料药相同的方法或直接蒸干后用重量法测定含量（效价）；当注射剂主药含量较小时，采用上述方法会消耗较多供试品，可选择样品用量少、灵敏度高的方法；如果附加剂干扰测定，应设法排除干扰后再进行含量（效价）测定。

(二) 注射剂含量(效价)测定结果的计算

注射剂含量(效价)测定结果的计算和片剂的相似,结果也以标示量的百分含量来表示,以判定含量(效价)测定结果是否符合药典的规定。注射剂标示量百分含量的计算公式如下:

$$标示量=\frac{每支实际测得量(mg/ml)}{标示量(mg/ml)}\times100\%$$

$$=\frac{供试品测得量(mg)\times每支容量(ml)}{供试品取用量(ml)\times标示量(mg)}\times100\% \tag{13-10}$$

1. 滴定分析法

滴定分析法测定注射剂的含量(效价)时,常用的滴定方式有两种,即直接滴定法和剩余滴定法。

(1) 直接滴定法

$$标示量=\frac{(V-V_0)\times TF\times每支容量}{mS}\times100\% \tag{13-11}$$

式中,V 为供试品消耗滴定液的体积,ml;V_0 为空白试液消耗滴定液的体积,ml;T 为滴定度,mg/ml;F 为滴定液的浓度校正因数,$F=\frac{c_{实际}}{c_{规定}}$;m 为供试品的取样量,ml;S 为注射剂的标示量,mg。

(2) 剩余滴定法

$$标示量=\frac{(V_0-V)\times TF\times每支容量}{mS}\times100\% \tag{13-12}$$

式中,V 为供试品消耗滴定液的体积,ml;V_0 为空白试液消耗滴定液的体积,ml;T 为滴定度,mg/ml;F 为滴定液的浓度校正因数,$F=\frac{c_{实际}}{c_{规定}}$;m 为供试品的取样量,ml;S 为注射剂的标示量,mg。

2. 紫外-可见分光光度法

紫外-可见分光光度法测定注射剂的含量(效价)时,常用的测定方法有对照品对照法和吸收系数法。

(1) 对照品对照法

$$标示量=\frac{c_R\times\frac{A_X}{A_R}\times D\times每支容量}{mS}\times100\% \tag{13-13}$$

式中,c_R 为对照品溶液的浓度,mg/ml;A_X 为供试品溶液的吸光度值;A_R 为对照品溶液的吸光度值;D 为稀释倍数;m 为供试品的取样量,ml;S 为注射剂的标示量,mg。

(2) 吸收系数法

$$标示量=\frac{\frac{A}{E_{1cm}^{1\%}L}\times\frac{1}{100}\times10^3D\times每支容量}{mS}\times100\% \tag{13-14}$$

式中,A 为供试品溶液的吸光度值;$E_{1cm}^{1\%}$ 为供试品的百分吸收系数;L 为比色皿的厚度,cm;D 为稀释倍数;m 为供试品的取样量,ml;S 为注射剂的标示量,mg。

3. 色谱法

色谱法测定注射剂的含量(效价)时,常用的测定方法有外标法和内标加校正因子法。

(1) 外标法

$$标示量=\frac{c_R\times\frac{A_X}{A_R}\times D\times每支容量}{mS}\times100\% \tag{13-15}$$

式中，c_R为对照品溶液的浓度，mg/ml；A_X为供试品溶液的峰面积或峰高；A_R为对照品溶液的峰面积或峰高；D 为稀释倍数；m 为供试品的取样量，ml；S 为注射剂的标示量，mg。

(2) 内标加校正因子法

$$标示量=\frac{f\times\frac{\frac{A_X}{A'_S}}{c'_S}\times D\times 每支容量}{mS}\times 100\% \tag{13-16}$$

$$校正因子\ f=\frac{\frac{A_S}{c_S}}{\frac{A_R}{c_R}} \tag{13-17}$$

式中，f 为校正因子；A_S为含内标物的对照品溶液中内标物质的峰面积或峰高；c_S为含内标物的对照品溶液中内标物质的浓度，mg/ml；A_R为含内标物的对照品溶液中对照品的峰面积或峰高；c_R为含内标物的对照品溶液中对照品的浓度，mg/ml；A'_S为含内标物的供试品溶液中内标物质的峰面积或峰高；c'_S为含内标物的供试品溶液中内标物质的浓度，mg/ml；A_X为含内标物的供试品溶液中供试品的峰面积或峰高；D 为稀释倍数；m 为供试品的取样量，ml；S 为注射剂的标示量，mg。

【例】 五肽胃泌素注射液（规格 2ml：400μg）的含量测定。

取本品 20 支，倾倒出内容物，混匀，用移液管精密量取本品 10ml，置 20ml 量瓶中，用 0.01mol/L 氨溶液定量稀释至刻度，摇匀，精密量取稀释液 6ml，置 10ml 量瓶中，用 0.01mol/L 氨溶液定量稀释至刻度，摇匀，照紫外-可见分光光度法（通则 0401），在 280nm 波长处测得的吸光度值为 0.426，按 $C_{37}H_{49}N_7O_9S$ 的吸收系数（$E_{1cm}^{1\%}$）为 70 计算，已知《中国药典》（2015 年版）规定本品含五肽胃泌素（$C_{37}H_{49}N_7O_9S$）应为标示量的 90.0%～110.0%，试计算本品的含量并判断是否符合药典规定。

解：

$$标示量=\frac{\frac{A}{E_{1cm}^{1\%}L}\times\frac{1}{100}D\times 每支容量}{mS}\times 100\%$$

$$=\frac{\frac{0.426}{70\times 1}\times\frac{1}{100}\times 20\times\frac{10}{6}\times 2}{10\times 400\times 10^{-6}}\times 100\%$$

$$=101.4\%$$

根据《中国药典》（2015 年版）规定，本品含五肽胃泌素（$C_{37}H_{49}N_7O_9S$）应为标示量的 90.0%～110.0%，故该供试品的含量测定结果符合规定。

第四节 制药用水的分析

水是药物生产中用量大、使用广的一种辅料，用于生产过程和药物制剂的制备，有着举足轻重的地位。《中国药典》（2015 年版）收载的制药用水，依据其使用的范围不同，分为饮用水、纯化水、注射用水和灭菌注射用水四种。一般应根据各生产工序或使用目的与要求选用适宜的制药用水。药品生产企业应确保制药用水的质量符合预期用途的要求。

一、饮用水

饮用水是制药用水的原水，为天然水经净化处理所得的水，《中国药典》(2015 年版) 规定，饮用水可作为药材净制时的漂洗、制药用具的粗洗用水。除另有规定外，也可作为饮片的提取溶剂。饮用水质量必须符合现行中华人民共和国国家标准《生活饮用水卫生标准》(GB 5749—2006)。

1. 性质

饮用水为无色的澄清液体；无异臭，无异味；无肉眼可见物。

2. 检查

我国《生活饮用水卫生标准》(GB 5749—2006) 中规定饮用水的检查分常规检查和非常规检查，按 GB/T 5750 生活饮用水标准检验方法 (GB/T 5750.1—2006～GB/T 5750.13—2006) 进行检验。常规检验项目 42 项，非常规检验项目 64 项，分为生物学指标、消毒剂、毒理学指标、感官性状和一般化学指标、放射性指标等五方面水质指标类别。常规检查指标和非常规检查指标分类部分相同，但各指标项下的具体检测项目和限值各不相同。这些方面的检查指标一共有 106 项，这里重点介绍色度、浑浊度、臭和味、肉眼可见物、pH 值、电导率、总硬度、菌落总数、总大肠菌群等。

(1) 色度 饮用水颜色可能是由带色有机物（主要为腐殖质）、金属或高色度工业废水造成的。当水的色度大于 15°时，大多数人用杯子喝水时便可察觉。我国《生活饮用水卫生标准》(GB 5749—2006) 中规定饮用水的色度不得超过 15°。

色度采用铂-钴标准比色法来测定。取 50ml 透明的水样于比色管中。如水样色度过高，可取少量水样，加纯化水稀释后比色，将结果乘以稀释倍数。另取比色管 11 支，分别加入铂-钴标准溶液 0ml、0.50ml、1.00ml、1.50ml、2.00ml、2.50ml、3.00ml、3.50ml、4.00ml、4.50ml 和 5.00ml，加纯化水至刻度，摇匀，配制成色度为 0°、5°、10°、15°、20°、25°、30°、35°、40°、45°和 50°的标准色列（可长期使用），将水样与铂-钴标准色列比较。如水样与标准色列的色调不一致，即为异色，可用文字描述。

(2) 浑浊度 浑浊度是指悬浮于水中的胶体颗粒产生的散射现象，表示水中悬浮物和胶体物质对光线透过时的阻碍程度，是反映饮用水物理性状的一项指标。降低浑浊度对除去某些有害物质、细菌、病毒，提高消毒效果，确保供水安全等方面具有积极作用。我国《生活饮用水卫生标准》(GB 5749—2006) 中规定饮用水浑浊度一般不得超过 1NTU（散射浊度单位），当有水源与净水技术条件限制时则不得超过 3NTU。

浑浊度采用福尔马肼为标准，用散射法或目视比浊法来测定，所用仪器有散射式浑浊度仪。

(3) 臭和味 异臭和异味会使人产生厌恶感，饮用水中出现异臭和异味可能是水质污染的信号。我国《生活饮用水卫生标准》(GB 5749—2006) 中规定饮用水应无异臭、无异味。

臭和味采用嗅气味和尝味法测定。取 100ml 水样，置于 250ml 锥形瓶中，振摇后从瓶口嗅水的气味；与此同时，取少量水样放入口中（此水样应对人体无害），不要咽下，品尝水的味道。然后将上述锥形瓶内水样加热至开始沸腾，立即取下锥形瓶，稍冷后按上法嗅气和尝味，均不得有异臭、异味。

(4) 肉眼可见物 肉眼可见物是指饮用水中含有的沉淀物、肉眼可见的水生生物和令人厌恶的物质。我国《生活饮用水卫生标准》(GB 5749—2006) 中规定饮用水应无肉眼可见物。

肉眼可见物采用直接观察法来测定。将水样摇匀，在光线明亮处迎光直接观察，不得检出肉眼可见物。

(5) pH 值 pH 值是水中 H^+ 活度倒数的对数值。饮用水 pH 值过低会腐蚀管道从而影响水质，pH 值过高又可析出溶解性盐类并降低消毒效果，因而要对 pH 值进行合理控制。我国《生活饮用水卫生标准》(GB 5749—2006) 中规定饮用水的 pH 值应为 6.5～8.5。

pH 值采用以玻璃电极为指示电极、饱和甘汞电极为参比电极的 pH 计来测定，pH 值可精确到 0.01；或可用标准缓冲溶液比色法来测定，pH 值可精确到 0.1。

(6) 电导率　电导率用数字来表示水溶液传导电流的能力。它与电解质浓度成正比，具线性关系，可用于检测饮用水中溶解性矿物质浓度的变化和估计水中离子化合物的数量，反映这类污染因素。一般天然水的电导率在 50～1500μS/cm 之间，含无机盐高的水可达 10000μS/cm 以上。

电导率采用电极法来测定，所用仪器有电导率仪。

(7) 总硬度　总硬度主要是指溶解于水中的钙盐、镁盐的总含量，以 $CaCO_3$（mg/L）表示。饮用水的总硬度过高容易形成水垢，还可引起胃肠功能暂时性紊乱。我国《生活饮用水卫生标准》（GB 5749—2006）中规定饮用水的总硬度以 $CaCO_3$ 计不应超过 450mg/L。

总硬度采用乙二胺四乙酸二钠（EDTA-2Na）滴定法来测定。吸取 50.0ml 水样（硬度过高的水样，可取适量水样，用纯化水稀释至 50ml；硬度过低的水样，可取 100ml），置于 150ml 锥形瓶中，加入 1～2ml 缓冲液（pH 10），5 滴铬黑 T 指示剂，立即用 EDTA-2Na 滴定液（0.01mol/L）滴定，充分振摇至溶液由紫红色变为纯蓝色，即为滴定终点，记下 EDTA-2Na 滴定液所消耗的体积。同时做空白试验。

$$\rho(CaCO_3)=\frac{(V_1-V_0)c\times100.09\times1000}{V}\times100\% \tag{13-18}$$

式中，ρ 为以 $CaCO_3$ 计的总硬度，mg/L；V_1 为供试品水样消耗的 EDTA-2Na 滴定液体积，ml；V_0 为空白试验消耗的 EDTA-2Na 滴定液体积，ml；V 为供试品水样体积，ml；c 为 EDTA-2Na 滴定液的浓度，mol/L。

(8) 菌落总数　菌落总数是指水样在营养琼脂培养基上有氧条件下 37℃ 培养 48h 后，所得 1ml 水样所含菌落的总数。水体污染越严重，水的菌落总数就越多。菌落总数是评价饮用水水质的重要指标之一，我国《生活饮用水卫生标准》（GB 5749—2006）中规定检出的菌落总数不得超过 100CFU/ml。

菌落总数采用平皿计数法来测定。以无菌操作方法用灭菌吸管吸取 1ml 充分混匀的水样，注入灭菌平皿中，倾注约 15ml 已熔化并冷却到 45℃左右的营养琼脂培养基，并立即旋摇平皿，使水样与培养基充分混匀。每次检验时应做一平行接种，同时另用一个平皿只倾注营养琼脂培养基作为空白对照。待冷却凝固后，翻转平皿，使底面向上，置于 37℃±1℃ 培养箱内培养 48h，进行菌落计数，即为 1ml 水样中的菌落总数。

(9) 总大肠菌群　总大肠菌群是指一群在 37℃ 培养 24h 能发酵乳糖、产酸产气、需氧和兼性厌氧的革兰氏阴性无芽孢杆菌。总大肠菌群既包括存在于人及动物粪便的大肠菌群，也包括存在于其他环境中的大肠菌群。总大肠菌群亦是评价饮用水水质的重要指标之一，我国《生活饮用水卫生标准》（GB 5749—2006）中规定不得检出总大肠菌群。

总大肠菌群采用多管发酵法、滤膜法或酶底物法来测定。

二、纯化水

纯化水为饮用水经蒸馏法、离子交换法、反渗透法或其他适宜的方法制备的制药用水。纯化水可作为配制普通药物制剂用的溶剂或试验用水；可作为中药注射剂、滴眼剂等灭菌制剂所用饮片的提取溶剂；可作为口服、外用制剂配制用溶剂或稀释剂；可作为非灭菌制剂用器具的精洗用水；也用作非灭菌制剂所用饮片的提取溶剂。纯化水不得用于注射剂的配制与稀释。纯化水不含任何附加剂，其质量应符合《中国药典》（2015 年版）纯化水项下的规定。

1. 性质

纯化水为无色的澄清液体；无臭。

2. 检查

(1) 酸碱度　主要检查在制备和贮存期间引入的酸性或碱性杂质，如 CO_2、NH_3、HCl 等。

《中国药典》(2015 年版) 采用酸碱指示剂法进行检查，应符合规定。

取本品 10ml，加甲基红指示液 2 滴，不得显红色；另取 10ml，加溴麝香草酚蓝指示液 5 滴，不得显蓝色。

(2) 硝酸盐 主要由原料引入。《中国药典》(2015 年版) 采用比色法进行检查，应符合规定。

取本品 5ml 置试管中，于冰浴中冷却，加 10%氯化钾溶液 0.4ml 与 0.1%二苯胺硫酸溶液 0.1ml，摇匀，缓缓滴加硫酸 5ml，摇匀，将试管于 50℃水浴中放置 15min，溶液产生的蓝色与标准硝酸盐溶液 [取硝酸钾 0.163g，加水溶解并稀释至 100ml，摇匀，精密量取 1ml，加水稀释成 100ml，再精密量取 10ml，加水稀释成 100ml，摇匀，即得 (每 1ml 相当于 1μg NO_3)] 0.3ml，加无硝酸盐的水 4.7 ml，用同一方法处理后的颜色比较，不得更深 (0.000006%)。

(3) 亚硝酸盐 主要由原料引入。《中国药典》(2015 年版) 采用比色法进行检查，应符合规定。

取本品 10ml，置纳氏管中，加对氨基苯磺酰胺的稀盐酸溶液 (1→100) 1ml 与盐酸萘乙二胺溶液 (0.1→100) 1ml，产生的粉红色，与标准亚硝酸盐溶液 [取亚硝酸钠 0.750g (按干燥品计算)，加水溶解，稀释至 100ml，摇匀，精密量取 1ml，加水稀释成 100ml，摇匀，再精密量取 1ml，加水稀释成 50ml，摇匀，即得 (每 1ml 相当于 1μg NO_2)] 0.2ml，加无亚硝酸盐的水 9.8ml，用同一方法处理后的颜色比较，不得更深 (0.000002%)。

(4) 氨 由原料、制备和贮存时引入。《中国药典》(2015 年版) 采用比色法进行检查，应符合规定。

取本品 50ml，加碱性碘化汞钾试液 2ml，放置 15min。如显色，与氯化铵溶液 (取氯化铵 31.5mg，加无氨水适量使溶解并稀释成 1000ml) 1.5ml，加无氨水 48ml 与碱性碘化汞钾试液 2ml 制成的对照液比较，不得更深 (0.00003%)。

(5) 电导率 电阻率的倒数是电导率，它是衡量水质的一个很重要的指标，能反映出水中存在的电解质的程度。水越纯净，电导率就越小；反之越大。《中国药典》(2015 年版) 采用电导率仪进行测定，应符合规定。

取本品用电导率仪测定，《中国药典》(2015 年版) 规定测得的电导率值不得大于表13-9中所列出的限度值。

表 13-9 不同温度下纯化水电导率的限度值

温度/℃	电导率/(μS/cm)	温度/℃	电导率/(μS/cm)
0	2.4	60	8.1
10	3.6	70	9.1
20	4.3	75	9.7
25	5.1	80	9.7
30	5.4	90	9.7
40	6.5	100	10.2
50	7.1		

(6) 易氧化物 指易氧化的有机杂质，主要由原料引入。《中国药典》(2015 年版) 采用灵敏度法进行检查，应符合规定。

取本品 100ml，加稀硫酸 10ml，煮沸后，加高锰酸钾滴定液 (0.02mol/L) 0.10ml，再煮沸 10min，粉红色不得完全消失。

总有机碳的检查和易氧化物的检查两项可选做一项。

(7) 不挥发物 指无机盐类物质，如碱金属、碱土金属的氯化物、硫酸盐等。《中国药典》(2015 年版) 采用重量法进行检查，应符合规定。

取本品100ml，置105℃恒重的蒸发皿中，在水浴上蒸干，并在105℃干燥至恒重，遗留残渣不得过1mg。

(8) 重金属 主要在生产过程中引入。《中国药典》(2015年版) 采用重金属检查法第一法进行检查，应符合规定。

取本品100ml，加水19ml，蒸发至20ml，放冷，加醋酸盐缓冲液 (pH 3.5) 2ml与水适量使成25ml，加硫代乙酰胺试液2ml，摇匀，放置2min，与标准铅溶液1.0ml加水19ml用同一方法处理后的颜色比较，不得更深 (0.00001%)。

(9) 微生物限度 主要由生产和贮存过程引入。《中国药典》(2015年版) 采用微生物限度检查法进行检查，应符合规定。

取本品不少于1ml，经薄膜过滤法处理，采用R2A琼脂培养基，30～35℃培养不少于5d，依法检查 (通则1105)，1ml供试品中需氧菌总数不得过100CFU。

三、注射用水

注射用水为纯化水经蒸馏所得的水，应符合细菌内毒素试验要求。注射用水必须在防止细菌内毒素产生的设计条件下生产、贮藏及分装。注射用水可作为配制注射剂、滴眼剂等的溶剂或稀释剂，也用作容器的精洗。注射用水质量应符合《中国药典》(2015年版) 注射用水项下的规定。

1. 性质

注射用水为无色的澄明液体；无臭。

2. 检查

(1) pH值 《中国药典》(2015年版) 采用pH值测定法 (通则0631) 用精密pH计进行测定，应符合规定。

取本品100ml，加饱和氯化钾溶液0.3ml，依法测定 (通则0631)，pH值应为5.0～7.0。

(2) 氨 《中国药典》(2015年版) 采用比色法进行检查，应符合规定。方法与纯化水的类似，但所用标准溶液浓度更低，说明注射用水要求氨的限度值更低。

取本品50ml，照纯化水项下的方法检查，但对照用氯化铵溶液改为1.0ml，应符合规定 (0.00002%)。

(3) 硝酸盐与亚硝酸盐、电导率、总有机碳、不挥发物与重金属 照纯化水项下的方法检查，应符合规定。

(4) 细菌内毒素 与纯化水比较，注射用水增加了细菌内毒素的检查。细菌内毒素是注射用水需要检查的一个重要项目。《中国药典》(2015年版) 采用细菌内毒素检查法进行检查，应符合规定。

取本品，依法检查 (通则1143)，每1ml中含内毒素的量应小于0.25EU。

(5) 微生物限度 《中国药典》(2015年版) 采用微生物限度检查法进行检查，应符合规定。与纯化水相比，注射用水的微生物限度要求更严格。

取本品不少于100ml，经薄膜过滤法处理，采用R2A琼脂培养基，30～35℃培养不少于5d，依法检查 (通则1105)，100ml供试品中需氧菌总数不得过10CFU。

四、灭菌注射用水

灭菌注射用水是注射用水按照注射剂生产工艺制备所得的。主要用于注射用灭菌粉末的溶剂或注射剂的稀释剂。灭菌注射用水灌装规格应与临床需要相适应，避免大规格、多次使用造成的污染。灭菌注射用水不含任何添加剂，其质量应符合《中国药典》(2015年版) 灭菌注射用水项下的规定。

1. 性质

灭菌注射用水为无色的澄明液体；无臭。

2. 检查

(1) pH值 照注射用水项下的方法检查，应符合规定。

(2) 氯化物、硫酸盐与钙盐 Cl^-在硝酸存在下能与硝酸银反应生成氯化银沉淀，SO_4^{2-}能与氯化钡反应生成硫酸钡沉淀，Ca^{2+}能与草酸铵反应生成草酸钙沉淀。《中国药典》(2015年版)采用灵敏度法进行氯化物、硫酸盐与钙盐的检查，应符合规定。

取本品，分置三支试管中，每管各50ml，第一管中加硝酸5滴与硝酸银试液1ml，第二管中加氯化钡试液5ml，第三管中加草酸铵试液2ml，均不得发生浑浊。

(3) 二氧化碳 CO_2能与氢氧化钙反应生成碳酸钙沉淀。《中国药典》(2015年版)采用灵敏度法进行二氧化碳的检查，应符合规定。

取本品25ml，置50ml具塞量筒中，加氢氧化钙试液25ml，密塞振摇，放置，1h内不得发生浑浊。

(4) 易氧化物 照纯化水项下的方法检查，应符合规定。

(5) 硝酸盐与亚硝酸盐、氨、电导率、不挥发物、重金属与细菌内毒素 照注射用水项下的方法检查，应符合规定。

(6) 其他 应符合注射剂项下有关的各项规定(通则0102)。

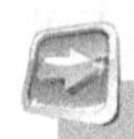

目标检测

一、单项选择题

1. 注射用水与纯化水的检查项目比较，增加的检查项目是(　　)。
A. 电导率　B. 硝酸盐　C. 氨
D. 细菌内毒素　E. 微生物限度

2. 测定硫酸亚铁片含量时，常用的方法是(　　)。
A. 重铬酸钾法　B. 高氯酸法　C. 高锰酸钾法
D. 硫酸铈法　E. 碘量法

3. 注射剂的生产过程中常加入抗氧剂，以下不属于抗氧剂的是(　　)。
A. 苯甲酸　B. 维生素C　C. 焦亚硫酸钠
D. 硫代硫酸钠　E. 亚硫酸钠

4. 片剂中的辅料糖类会对(　　)产生干扰。
A. 色谱法　B. 氧化还原滴定法　C. 紫外-可见分光光度法
D. 非水滴定法　E. 配位滴定法

5. 药物制剂含量测定结果的表示方法为(　　)。
A. 标示量　B. 质量　C. 数量
D. 百分含量　E. 标示量的百分含量

6.《中国药典》(2015年版)规定，凡检查溶出度、释放度的片剂，一般不再进行(　　)的检查。
A. 含量　B. 重量差异　C. 崩解时限
D. 脆碎度　E. 含量均匀度

二、多项选择题

7. 片剂应检查的项目有(　　)。
A. 生产中引入的杂质　B. 贮存过程中引入的杂质
C. 可见异物　D. 重量差异或含量均匀度
E. 重复原料药的检查项目

8. 纯化水的检查中，用比色法检查的有(　　)。
A. 硝酸盐　B. 亚硝酸盐　C. 氨

D. 电导率　　E. 易氧化物

9. 排除注射剂中抗氧剂的干扰可采用的方法是（　　）。

A. 有机溶剂稀释法　　B. 加入丙酮　　C. 加入甲醛

D. 加酸后加热　　E. 加入弱氧化剂

10. 片剂分析中，硬脂酸镁主要干扰的方法是（　　）。

A. 紫外-可见分光光度法　　B. 配位滴定法

C. 非水滴定法　　D. 酸碱滴定法　　E. 高效液相色谱法

三、简答题

11. 制剂分析的特点有哪些？

12. 片剂中的辅料滑石粉对含量测定会产生什么干扰？如何排除？

13. 注射剂中的溶剂水对含量测定会产生什么干扰？如何排除？

四、计算题

14. 精密量取烟酸注射液（规格 2ml：100mg）1ml，置 100ml 量瓶中，加 0.1mol/L 氢氧化钠溶液稀释至刻度，摇匀，精密量取稀释液 5ml，置 100ml 量瓶中，用 0.1mol/L 氢氧化钠溶液稀释至刻度，摇匀，照紫外-可见分光光度法（通则 0401），在 263nm 波长处测得吸光度为 0.638，按烟酸（$C_6H_5NO_2$）的吸收系数（$E_{1cm}^{1\%}$）为 256 计算，已知《中国药典》（2015 年版）规定本品含烟酸（$C_6H_5NO_2$）应为标示量的 95.0%～105.0%。试计算本品的含量并判断是否符合药典规定。

实训十三　盐酸布比卡因注射液的质量分析

【实训目的】

（1）掌握盐酸布比卡因注射液的含量测定方法和结果计算；

（2）熟悉盐酸布比卡因注射液的鉴别和检查方法；

（3）了解盐酸布比卡因注射液［《中国药典》（2015 年版）］质量分析的内容。

【实训资料】

（1）检验药品的名称：盐酸布比卡因注射液。

（2）检验药品的来源：医院购买或送检样品。

（3）检验药品的规格、批号、包装及数量：根据药品包装确定，并记录有关情况。

（4）检验依据：《中国药典》（2015 年版）。

【实训方案】

（一）实训形式

本次实训任务分成 6 人一组，组内交替进行任务实施，3 人配合完成每个检验项目。

（二）实训时间

具体实训时间安排可参考表 13-10。

表 13-10　盐酸布比卡因注射液的质量分析的实训时间安排

实训内容	实训时间/min	备注
仪器的准备	5	移液管、容量瓶、微孔滤膜、微量进样器、高效液相色谱仪、抽滤瓶、烧杯、玻璃棒、pH 计、恒温水浴锅、减压干燥箱、烘箱、红外分光光度计等常规分析仪器
试剂的配制	5	试剂由实训带教老师指导部分学生在课余时间完成；学生按组领取
盐酸布比卡因注射液的性状、检查	80	有关物质检查采用的是高效液相色谱法的主成分自身对照法

续表

实训内容	实训时间/min	备注
盐酸布比卡因注射液的鉴别、含量测定	80	含量测定采用的是高效液相色谱法的外标法(色谱条件和系统适用性试验由实训带教老师课余时间完成);红外分光光度法的鉴别项目有条件可选做
报告书写	5	报告书要书写规范,不要涂抹
清场	5	所有仪器要清洗干净,放回原位

【实训过程】

(一) 盐酸布比卡因注射液的性状

1. 供试品准备

盐酸布比卡因注射液。

2. 性状

本品为无色或几乎无色的澄明液体。

(二) 盐酸布比卡因注射液的鉴别

1. 供试品准备

盐酸布比卡因注射液。

2. 试剂准备

0.01mol/L 盐酸甲醇溶液：取盐酸 0.9ml，加甲醇适量使成 1000ml，摇匀，即得。

3. 鉴别方法

(1) 在含量测定项下记录的色谱图中，供试品溶液主峰的保留时间应与对照品溶液主峰的保留时间一致。

(2) 量取本品适量（约相当于盐酸布比卡因 25mg），加 13.5mol/L 氨溶液 2ml，振摇，滤过，沉淀用水洗涤，于 60℃减压干燥 4h，再加 0.01mol/L 的盐酸甲醇溶液 10ml，使沉淀物溶解，置水浴上，搅拌，蒸干，取残渣在 105℃干燥后，照红外分光光度法（通则 0402）检测，本品的红外光吸收图谱应与对照的图谱（光谱集 324 图）一致。

(三) 盐酸布比卡因注射液的检查

1. 供试品准备

盐酸布比卡因注射液。

2. 检查

(1) pH 值　应为 4.0～6.5（通则 0631）。

(2) 有关物质　取本品，用流动相稀释制成每 1ml 中约含盐酸布比卡因 2mg 的溶液，作为供试品溶液；精密量取 1ml，置 100ml 量瓶中，用流动相稀释至刻度，摇匀，作为对照溶液。照盐酸布比卡因有关物质项下的方法测定。供试品溶液色谱图中如有杂质峰，各杂质峰面积的和不得大于对照溶液主峰面积（1.0%）。

(3) 细菌内毒素　取本品，可用 0.06EU/ml 以上的高灵敏度鲎试剂，依法检查（通则 1143），每 1mg 盐酸布比卡因中含内毒素的量应小于 0.080EU。

(4) 注射剂的常规检查

① 装量检查　取供试品 5 支，先加温（如有必要）摇匀，开启时注意避免损失，将内容物分别用相应体积的干燥注射器及注射针头抽尽，然后缓慢连续地注入经标化的量入式量筒内（量筒的大小应使待测体积至少占其额定体积的 40%，不排尽针头中的液体），放冷（加温时），在室温下检视。每支的装量均不得少于其标示量。

② 可见异物检查　除另有规定外，照可见异物检查法（通则 0904）检查，应符合规定。

③ 无菌检查　照无菌检查法（通则 1101）检查，应符合规定。

(四) 盐酸布比卡因注射液的含量测定

1. 供试品准备

盐酸布比卡因注射液。

2. 试剂准备

0.02mol/L磷酸盐缓冲液：取磷酸二氢钾2.72g与氢氧化钠0.75g，加水1000ml使溶解，调节pH值至8.0。

3. 含量测定

照高效液相色谱法（通则0512）测定。

(1) 色谱条件与系统适用性试验　用十八烷基硅烷键合硅胶为填充剂（pH值适应范围大于8.0）；以0.02mol/L磷酸盐缓冲液-乙腈（35∶65）为流动相；检测波长为240nm。布比卡因峰与相邻杂质峰的分离度应符合要求。

(2) 测定法　精密量取本品适量，用流动相稀释制成每1ml中约含25μg的溶液，作为供试品溶液，精密量取20μl注入液相色谱仪，记录色谱图；另取盐酸布比卡因对照品同法测定。按外标法以峰面积计算，即得。

$$标示量=\frac{c_R\times\frac{A_X}{A_R}\times D\times 每支容量}{mS}\times100\%$$

式中，c_R为对照品溶液的浓度，mg/ml；A_X为盐酸布比卡因注射液的峰面积或峰高；A_R为对照品溶液的峰面积或峰高；D为稀释倍数；m为供试品的取样量，ml；S为盐酸布比卡因注射液的标示量，ml或mg。

【注意事项】

(1) 供试品溶液和对照品溶液进样前，最好经0.45μm微孔滤膜过滤。

(2) 供试品溶液和对照品溶液最好每份至少进样2次，以平均峰面积计算含量。

(3) pH计使用前要活化；校正时注意温度因素；读数待pH计的示数稳定后再读，注意平行性，取相近的三次测得值的平均值为测定值。

第十四章
基因工程药物分析

知识目标

◇ 了解基因工程药物的定义、分类和特点；
◇ 了解基因工程药物的结构特征、理化性质与分析方法之间的联系；
◇ 熟悉重组人胰岛素、重组人生长激素、重组人干扰素、重组人白介素、注射用重组人促红素（CHO 细胞）等药物的鉴别试验、杂质检查及含量测定原理与方法。

能力目标

◇ 能够运用药品质量标准完成核酸类药物的鉴别、杂质检查及含量测定并能准确评价实验结果。

基因工程又称基因拼接技术和DNA重组技术。基因工程以分子遗传学为理论基础，以分子生物学和微生物学的现代方法为手段，将不同来源的基因（DNA分子），按预先设计的蓝图，在体外构建杂种DNA分子，导入活细胞，以改变生物原有的遗传特性，获得新品种，生产新产品。本章以基因工程药物的质量分析为例，结合《中国药典》（2015年版）重点阐述目前应用广泛的基因药物的鉴别、检查和含量测定的原理与方法。

第一节 概　　述

一、基因工程药物的定义

将生物体内生理活性物质的基因分离纯化或者人工合成，利用重组DNA技术加以改造，使其在细菌、酵母、动物细胞或转基因动物中大量表达，通过这种方法而生产的新型药物即为基因工程药物。

二、基因工程药物的种类及特点

1. 种类

基因工程药物主要是以活性多肽或蛋白质为主体的药物，主要有重组蛋白质类药物、重组核酸类药物和重组活载体药物。

知识链接　　重组蛋白质类药物

目前的基因工程药物以重组蛋白质类药物为主，其具有多种类型，功能也十分广泛。如胰岛素，主要用于治疗糖尿病；促生长素抑制素和促生长素，用于治疗生长失调；凝血因子Ⅷ和凝血因子Ⅸ，用于治疗血友病；干扰素-α，主要用于治疗白血病等癌症；干扰素-β，主要治疗癌症和艾滋病等；干扰素-γ，主要治疗癌症和类风湿性关节炎；白介素，主要治疗癌症和免疫失调；肿瘤坏死因子，主要用于治疗癌症；表皮生长因子，主要用于治疗溃疡；促红细胞生成素，主要治疗贫血；组织纤溶酶原激活物，用于治疗心力衰竭；超氧化歧化酶，用于治疗肾移植中的自由基损伤；血清白蛋白，主要作为血浆补充；松弛素，主要用于产婴辅助物；脱氧核糖核酸酶，主要治疗囊性纤维化。

2. 特点

(1) 高活性　许多基因工程药物是参与人体一些生理功能所必需的蛋白质，极微量即可产生显著的效应。因此，作为药物使用时的剂量非常低，如干扰素剂量为10～30μg，白介素剂量为0.1μg，表皮生长因子剂量则只有纳克（ng）水平。

(2) 特异性强　大多数细胞生长因子都有各自的特异性细胞表面受体，它们引起的反应都是首先与受体结合，形成受体-配体复合物后才开始发挥作用，可见细胞生长因子只是对其有相应受体的细胞才具有生物活性。

(3) 功能性强　一种细胞生长因子对特定类型的细胞具有多种不同的作用，并且对多种类型的细胞起作用。例如，转化生长因子-β就同时具有抑制免疫活性细胞的增殖、调节细胞表型、抑制淋巴细胞的分化和抑制细胞因子产生等多种功能。

(4) 相互作用复杂　不同细胞生长因子之间存在复杂的相互作用，一种细胞生长因子的作用性质往往取决于其他生长因子的存在。例如，转化生长因子-β_1、转化生长因子-β_2 通过对IL-6基因转录的调节促进人成纤维细胞IL-6的产生。

(5) 低免疫原性　细胞生长因子是细胞产生的多肽，一般分子较小，在体内不会引起强烈的免疫反应，人体能耐受较大剂量。

第二节　基因工程药物的质量检验

基因工程药物的质量检验主要由化学检定法、肽图分析法、外源性DNA残留量的测定、宿主细胞蛋白杂质的检测、无菌试验、内毒素试验和异常毒性试验等内容组成。

一、重组人胰岛素

胰岛素是由胰脏内的胰岛β细胞受内源性或外源性物质（如葡萄糖、乳糖、核糖、精氨酸、胰高血糖素等）的刺激而分泌的一种蛋白质激素，在维持血糖稳定，增加糖原、脂肪、某些氨基酸和蛋白质的合成，调节与控制细胞内多种代谢途径等方面都有重要作用。

知识拓展　　**人胰岛素**

人胰岛素是由51个氨基酸组成的蛋白质，分子量5784，有A和B两条链。A链有21个氨基酸，B链有30个氨基酸，两条链之间由2个二硫键相连。在体内，胰岛素以一个大的前体肽即前胰岛素原（preproinsulin）合成，经过加工，除去23个氨基酸的信号肽，得到胰岛素原（proinsulin）。胰岛素原除了A链和B链以外，还有一条35个氨基酸组成的连接肽，称为C肽。C肽一端与A链的N末端相连，另一端与B链的C末端相连。胰岛素原通过酶的作用水解除去C肽两端的四个碱性氨基酸，形成胰岛素分子和无活性的C肽分子。

本品为重组技术生产的由51个氨基酸残基组成的蛋白质。按干燥品计算，含重组人胰岛素（包括 A_{21} 脱氨人胰岛素）应为95.0%～105.0%。每1U重组人胰岛素相当于0.0347mg。

1. 性状

本品为白色或类白色的结晶性粉末，在水、乙醇和乙醚中几乎不溶，在稀盐酸和稀氢氧化钠溶液中易溶。

2. 鉴别

① 在含量测定项下记录的色谱图中，供试品溶液主峰的保留时间应与对照品溶液主峰的保留时间一致。

② 取本品适量，加0.1%三氟醋酸溶液溶解并稀释制成每1ml含10mg的溶液，取20μl，加0.2mol/L三羟甲基氨基甲烷-盐酸缓冲液（pH 7.3）20μl、0.1% V8酶溶液20μl与水140μl，混匀，37℃水浴中2h后，加磷酸3μl，作为供试品溶液；另取重组人胰岛素对照品适量，同法制备，作为对照品溶液。照含量测定项下的色谱条件，以0.2mol/L硫酸盐缓冲液（pH 2.3)-乙腈（90∶10）为流动相A，以乙腈-水（50∶50）为流动相B，按表14-1进行梯度洗脱。取对照品溶液和供试品溶液各25μl，分别注入液相色谱仪，记录色谱图，供试品溶液的肽图谱应与对照品溶液的肽图谱一致。

表 14-1 鉴别时的梯度洗脱时间和流动相的组成

时间/min	流动相 A/%	流动相 B/%	时间/min	流动相 A/%	流动相 B/%
0	90	10	45	40	60
5	80	20	50	40	60

3. 检查

(1) 有关物质 取本品适量，加0.01mol/L盐酸溶液溶解并稀释制成每1ml中含3.5mg的溶液，作为供试品溶液。照含量测定项下的色谱条件，以0.2mol/L硫酸盐缓冲液（pH 2.3)-乙腈（82∶18）为流动相A，以乙腈-水（50∶50）为流动相B，按表14-2进行梯度洗脱，调节流动相比例使重组人胰岛素主峰的保留时间约为25min，系统适用性试验应符合含量测定项下的规定。取供试品溶液20μl注入液相色谱仪，记录色谱图，按峰面积归一化法计算，含A_{21}脱氨人胰岛素不得大于1.5%，其他杂质峰面积之和不得大于2.0%。

表 14-2 检查有关物质时的梯度洗脱时间和流动相的组成

时间/min	流动相 A/%	流动相 B/%	时间/min	流动相 A/%	流动相 B/%
0	78	22	61	33	67
36	78	22	67	33%	67

(2) 高分子蛋白质 取本品适量，加0.01mol/L盐酸溶液溶解并稀释制成每1ml约含4mg的溶液，作为供试品溶液，照分子排阻色谱法（通则0514）试验。以亲水改性硅胶为填充剂（5～10μm)；以冰醋酸-乙腈-0.1%精氨酸溶液（15∶20∶65）为流动相；流速为每分钟0.5ml；检测波长为276nm。取重组人胰岛素单体-二聚体对照品，加0.01mol/L盐酸溶液溶解并稀释制成每1ml约含4mg的溶液，取100μl注入液相色谱仪，重组人胰岛素单体峰与二聚体峰的分离度应符合要求。取供试品溶液100μl分别注入液相色谱仪，记录色谱图，扣除保留时间大于重组人胰岛素主峰的其他峰面积，按峰面积归一化法计算，保留时间小于重组人胰岛素主峰的所有峰面积之和不得大于1.0%。

知识拓展 **分子排阻色谱法**

分子排阻色谱法是根据待测组分的分子大小进行分离的一种液相色谱技术。分子排阻色谱法的分离原理为凝胶色谱柱的分子筛机制。色谱柱中的填充剂表面分布着不同孔径尺寸的孔，药物分子进入色谱柱后，它们中的不同组分按其分子大小进入相应的孔内。

大于所有孔径的分子不能进入填充剂颗粒内部，在色谱过程中不被保留，最早被流动相洗脱至柱外，表现为保留时间较短；小于所有孔径的分子能自由进入填充剂表面的所有孔径，在色谱柱中滞留时间较长，表现为保留时间较长；其余分子则按分子大小依次被洗脱。

(3) 干燥失重　取本品0.2g，在105℃干燥至恒重，减失质量不得过10.0%（通则0831）。

(4) 炽灼残渣　取本品约0.2g，依法检查（通则0841），遗留残渣不得超过2.0%。

(5) 锌　精密称取本品适量，加0.01mol/L盐酸溶液溶解并定量稀释制成每1ml约含0.1mg的溶液。另精密量取锌单元素标准溶液（每1ml含Zn 1000μg）适量，用0.01mol/L盐酸溶液分别定量稀释制成每1ml含锌0.2μg、0.4μg、0.6μg、0.8μg、1.0μg与1.2μg的标准溶液。照原子吸收分光光度法（通则0406第一法），在213.9nm处测定吸光度，按干燥品计，含锌(Zn)量不得大于1.0%。

(6) 微生物限度　取本品0.3g，照非无菌产品微生物限度检查：微生物计数法（通则1105）检查，1g供试品中需氧菌总数不得超过300CFU。

(7) 细菌内毒素　取本品，依法检查（通则1143），每1mg重组人胰岛素含内毒素的量应小于10EU。

(8) 生物活性　取本品适量，照胰岛素生物测定法（通则1211），每组的实验动物数可减半，实验采用随机设计，照生物检定统计法（通则1431）中量反应平行线测定随机设计法计算效价，每1mg效价不得少于15U。

4. 含量测定

照高效液相色谱法（通则0512）测定。

(1) 色谱条件与系统适用性试验　用十八烷基硅烷键合硅胶为填充剂（5～10μm）；以0.2mol/L硫酸盐缓冲液（取无水硫酸钠28.4g，加水溶解后，加磷酸2.7ml、水800ml，用乙醇胺调节pH值至2.3，加水至1000ml）-乙腈（74：26）为流动相；流速为每分钟1.0ml；柱温为40℃；检测波长为214nm。取系统适用性试验用溶液（取重组人胰岛素对照品，用0.01mol/L盐酸溶液溶解并稀释制成每1ml中含1mg的溶液，室温放置至少24h）20μl，注入液相色谱仪，重组人胰岛素主峰和A_{21}脱氨人胰岛素峰（与重组人胰岛素的相对保留时间约为1.3）的分离度应不小于1.8，拖尾因子不大于1.8。

(2) 测定法　取本品适量，精密称定，用0.01mol/L盐酸溶液溶解并稀释制成每1ml中含0.35mg（约10U）的溶液（临用新配）。精密量取20μl注入液相色谱仪，记录色谱图；另取重组人胰岛素对照品适量，同法测定。按外标法以重组人胰岛素主峰和A_{21}脱氨人胰岛素峰面积之和计算，即得。

二、重组人生长激素

人生长激素（hGH）是人的脑下垂体腺前叶嗜酸细胞分泌的一种非糖基化多肽激素，是由191个氨基酸残基组成的蛋白质。重组人生长激素为重组技术生产的由191个氨基酸残基组成的蛋白质，可加适量赋形剂或稳定剂。每1mg蛋白质中含重组人生长激素的量应不少于0.91mg。每1mg无水重组人生长激素相当于3.0U。

1. 性状

本品为白色冻干粉末。

2. 鉴别

① 取本品适量，加0.05mol/L三羟甲基氨基甲烷缓冲液（用1mol/L盐酸溶液调节pH值至7.5）溶解并稀释制成每1ml中含重组人生长激素2mg的溶液，作为供试品溶液；另取重组人生

长激素对照品适量，同法制备，作为对照品溶液。照相关蛋白质检查项下的色谱条件试验，供试品溶液主峰保留时间应与对照品溶液主峰保留时间一致。

② 取重组人生长激素对照品，加鉴别（1）项下的缓冲液溶解并稀释制成每1ml含2mg的溶液，取此液300μl、胰蛋白酶溶液［取经TPCK处理的胰蛋白酶适量，加鉴别①项下缓冲液溶解并制成每1ml含2mg的溶液］20μl与鉴别（1）项下的缓冲液300μl，混匀，置37℃水浴中4h，立即置−20℃终止反应，作为对照品溶液；取本品，按对照品溶液的方法制备，作为供试品溶液；另取不加胰蛋白酶溶液的供试品溶液作为空白溶液。照高效液相色谱法（通则0512）试验，用辛基硅烷键合硅胶为填充剂（5～10μm）；以0.1%三氟醋酸溶液为流动相A，以含0.1%三氟醋酸的90%乙腈溶液为流动相B；流速每分钟1.0ml；柱温为35℃；检测波长为214nm。按表14-3进行梯度洗脱。取空白溶液、对照品溶液和供试品溶液各100μl，分别注入液相色谱仪，记录色谱图，扣除空白溶液色谱峰后，供试品溶液的肽图谱应与对照品溶液的肽图谱一致。

表14-3 鉴别重组人生长激素时的梯度洗脱时间和流动相的组成

时间/min	流动相A/%	流动相B/%	时间/min	流动相A/%	流动相B/%
0	100	0	70	50	50
20	80	20	75	20	80
45	75	25			

③ 在含量测定项下记录的色谱图中，供试品溶液主峰的保留时间应与对照品溶液主峰的保留时间一致。

3. 检查

(1) 总蛋白 取本品适量，精密称定，加磷酸钾缓冲液（取磷酸氢钾1.70g，加水400ml溶解，用0.1mol/L氢氧化钠溶液调节pH值至7.0，用水稀释至500ml）溶解并定量稀释成在最大吸收波长处（约280nm）吸光度在0.5～1.0的溶液，作为供试品溶液。照紫外-可见分光光度法（通则0401）测定，记录最大吸收波长（约280nm）和320nm波长处的吸光度（A_{max}和A_{320}）。按式(14-1)计算供试品溶液中总蛋白的含量，以mg计。

$$总蛋白含量=V(A_{max}-A_{320})/0.82 \quad (14\text{-}1)$$

式中，V为供试品溶液的体积。

(2) 相关蛋白质 取本品适量，加鉴别（1）项下的缓冲液溶解并稀释制成每1ml含重组人生长激素2mg的溶液，作为供试品溶液。照高效液相色谱法（通则0512）测定，用丁基硅烷键合硅胶为填充剂（5～10μm）；以鉴别（1）项下的缓冲液-正丙醇（71∶29）为流动相，调节流动相中正丙醇比例使重组人生长激素主峰保留时间为30～36min；流速每分钟0.5ml；柱温为45℃；检测波长为220nm。取系统适用性溶液［取重组人生长激素对照品，加鉴别（1）项下的缓冲液溶解并稀释制成每1ml含2mg的溶液，过滤，室温放置24h］20μl，注入液相色谱仪，重组人生长激素主峰与脱氨的重组人生长激素峰之间的分离度应不小于1.0，重组人生长激素峰的拖尾因子应为0.9～1.8。取供试品溶液20μl，注入液相色谱仪，记录色谱图，按峰面积归一化法计算，总相关蛋白质不得大于6.0%。

(3) 高分子蛋白质 取本品适量，照含量测定项下方法检查，除去保留时间大于主峰的其他峰面积，按峰面积归一化法计算，保留时间小于主峰的所有峰面积之和不得大于4.0%。

(4) 水分 取本品，照水分测定法（通则0832第一法）测定，含水分不得过10.0%。

(5) 无菌 取本品，用适量溶剂溶解后，经薄膜过滤法处理，依法检查（通则1101），应符合规定。

(6) 细菌内毒素 取本品，依法检查（通则1143），每1mg重组人生长激素含内毒素量应小于5.0EU。

(7) 生物活性　取本品，照生长激素生物测定法（通则 1219）依法检查，每 1mg 蛋白中含生长激素不得少于 2.5U。

4. 含量测定

照分子排阻色谱法（通则 0514）测定。

(1) 色谱条件与系统适用性试验　以适合分离分子量为 5000～60000 球状蛋白的亲水改性硅胶为填充剂；以丙醇-0.063mol/L 磷酸盐缓冲液（取无水磷酸氢二钠 5.18g、磷酸二氢钠 3.65g，加水 950ml，用磷酸调节 pH 值至 7.0，用水制成 1000ml）（3∶97）为流动相；流速为每分钟 0.6ml；检测波长为 214nm。取重组人生长激素单体与二聚体混合物对照品，加 0.025mol/L 磷酸盐缓冲液（pH 7.0）[取 0.063mol/L 磷酸盐缓冲液（1→2.5）] 溶解并稀释制成每 1ml 约含 1.0mg 的溶液，取 20μl 注入液相色谱仪，重组人生长激素单体峰与二聚体峰的分离度应符合要求。

(2) 测定法　取本品，精密称定，加 0.025mol/L 磷酸盐缓冲液（pH 7.0）溶解并定量稀释制成每 1ml 约含 1.0mg 的溶液，作为供试品溶液。精密量取供试品溶液 20μl 注入液相色谱仪，记录色谱图；另取重组人生长激素对照品，同法测定。按外标法以峰面积计算，即得。

三、重组人干扰素

干扰素（IFN）是一组具有多种功能的活性蛋白质（主要是糖蛋白），是一种由单核细胞和淋巴细胞产生的细胞因子，临床上主要用于治疗恶性肿瘤和病毒性疾病。目前，编码干扰素的基因已能在大肠杆菌、酵母菌和哺乳动物细胞中得到表达。我国政府已批准生产的四种干扰素品种为：IFNα1b、IFNα2b、IFNα2b 和 IFNγ，以注射用、滴眼液、注射液和栓剂等多种剂型投放市场。

（一）注射用重组人干扰素 α1b

本品系由高效表达人干扰素 α1b 基因的大肠杆菌，经发酵、分离和高度纯化后获得的重组人干扰素 α1b 冻干制成的。含适宜稳定剂，不含防腐剂和抗生素。

1. 原液检定

(1) 生物学活性　依法测定（通则 3523）。

(2) 蛋白质含量　依法测定（通则 0731 第二法）。

(3) 比活性　为生物学活性与蛋白质含量之比，每 1mg 蛋白质应不低于 1.0×10^7 IU。

(4) 纯度

① 电泳法　依法测定（通则 0541 第五法）。用非还原型 SDS-聚丙烯酰胺凝胶电泳法，分离胶胶浓度为 15%，加样量应不低于 10μg（考马斯亮蓝 R250 染色法）或 5μg（银染法）。经扫描仪扫描，纯度应不低于 95.0%。

② 高效液相色谱法　依法测定（通则 0512）。色谱柱以适合分离分子质量为 5～60kDa 蛋白质的色谱用凝胶为填充剂；流动相为 0.1mol/L 磷酸盐-0.1mol/L 氯化钠缓冲液，pH 7.0；上样量应不低于 20μg，在波长 280nm 处检测。以干扰素色谱峰计算的理论板数应不低于 1000。按面积归一化法计算，干扰素主峰面积应不低于总面积的 95.0%。

(5) 分子量　依法测定（通则 0541 第五法）。用还原型 SDS-聚丙烯酰胺凝胶电泳法，分离胶胶浓度为 15%，加样量应不低于 1.0μg，制品的分子质量应为 19.4kDa±1.9kDa。

(6) 外源性 DNA 残留量　每 1 支/瓶应不高于 10ng（通则 3407）。

(7) 鼠 IgG 残留量　如采用单克隆抗体亲和色谱法纯化，应进行本项检定。每 1 次人用剂量鼠 IgG 残留量应不高于 100ng（通则 3416）。

(8) 宿主菌蛋白质残留量　应不高于蛋白质总量的 0.10%（通则 3412）。

(9) 残余抗生素活性　依法测定（通则 3408），不应有残余氨苄西林或其他抗生素活性。

取直径 8cm 或 10cm 的培养皿，注入熔化的抗生素Ⅱ号培养基 15～20ml，使在碟底内均匀摊布，放置水平台上使凝固，作为底层。取抗生素Ⅱ号培养基10～15ml置于1支50℃水浴预热的试管中，加入0.5%～1.5%（ml/ml）的菌悬液300μl混匀，取适量注入已铺制底层的培养皿中，放置水平台上，冷却后，在每个培养皿上等距离均匀放置钢管，于钢管中依次滴加供试品溶液、阴性对照溶液（磷酸盐缓冲液）及对照品溶液。培养皿置37℃培养18～22h。

(10) 细菌内毒素检查 依法检查（通则1143），每3×10^5IU应小于10EU。

(11) 紫外光谱 用水或生理盐水将供试品稀释至100～500μg/ml，在光路1cm、波长230～360nm下进行扫描，最大吸收峰波长应为278nm±3nm（通则0401）。

(12) N端氨基酸序列 至少每年测定1次。用氨基酸序列分析仪测定，N端序列应为：(Met)-Cys-Asp-Leu-Pro-Glu-Thr-His-Ser-Leu-Asp-Asn-Arg-Arg-Thr-Leu。

2. 半成品检定

(1) 细菌内毒素检查 依法检查（通则1143），每3×10^5IU应小于10EU。

(2) 无菌检查 依法检查（通则1101），应符合规定。

3. 成品检定

除水分测定、装量差异检查外，应按标示量加入灭菌注射用水，复溶后进行其余各项检定。

(1) 鉴别试验 按免疫印迹法（通则3401）或免疫斑点法（通则3402）测定，应为阳性。

(2) 物理检查

① 外观 应为白色薄壳状疏松体，按标示量加入灭菌注射用水后迅速复溶为澄明液体。

② 可见异物 依法检查（通则0904），应符合规定。

③ 装量差异 依法检查（通则0102），应符合规定。

(3) 化学检定

① 水分 按照通则0832中第一法（费休氏法）和第二法（烘干法）测定均可，要求含水量应不高于3.0%。

② pH值 应为6.5～7.5（通则0631）。

③ 渗透压摩尔浓度 依法测定（通则0632），应符合批准的要求。

(4) 生物学活性 应为标示量的80%～150%（通则3523）。

(5) 残余抗生素活性 依法测定（通则3408），不应有残余氨苄西林或其他抗生素活性。

(6) 无菌检查 依法检查（通则1101），应符合规定。

(7) 细菌内毒素检查 依法检查（通则1143），每1支/瓶应小于10EU。

(8) 异常毒性检查 依法检查（通则1141小鼠试验法），应符合要求。

知识链接 **异常毒性检查法**

异常毒性是指由生产过程中引入或其他原因所致的毒性。

(1) 小鼠试验法 除另有规定外，取小鼠5只，注射前每只小鼠称体重，应为18～22g。每只小鼠腹腔注射供试品溶液0.5ml，观察7d。观察期内，小鼠应全部健存，且无异常反应，到期时每只小鼠体重应增加，判定供试品符合规定。如不符合上述要求，应另取体重19～21g的小鼠10只复试1次，判定标准同前。

(2) 豚鼠试验法 除另有规定外，取豚鼠2只，注射前每只豚鼠称体重，应为250～350g。每只豚鼠腹腔注射供试品溶液5.0ml，观察7d。观察期内，豚鼠应全部健存，且无异常反应，到期时每只豚鼠体重应增加，判定供试品符合规定。如不符合上述要求，可用4只豚鼠复试1次，判定标准同前。

（二）注射用重组人干扰素α2b

本品系由高效表达人干扰素α2b基因的大肠杆菌，经发酵、分离和高度纯化后获得的重组人干扰素α2b冻干制成的。含适宜稳定剂，不含防腐剂和抗生素。

1. 原液检定

(1) 生物学活性　依法测定（通则 3523）。

(2) 蛋白质含量　依照通则 0731 第二法（福林酚法，Lowry 法）进行蛋白质含量测定。精密量取对照品溶液 0ml、0.2ml、0.4ml、0.6ml、0.8ml、1.0ml，分别置具塞试管中，各加水至 1.0ml，再分别加入碱性铜试液 1.0ml，摇匀，室温放置 10min，各加入福林酚试液 4.0ml，立即混匀，室温放置 30min，照紫外-可见分光光度法（通则 0401），在 650nm 的波长处测定吸光度；同时以 0 号管作为空白。以对照品溶液浓度与其相对应的吸光度计算线性回归方程。另精密量取供试品溶液适量，同法测定。从线性回归方程计算供试品溶液中的蛋白质浓度，并乘以稀释倍数，即得。

(3) 比活性　为生物学活性与蛋白质含量之比，每 1mg 蛋白质应不低于 1.0×10^{8}IU。

(4) 纯度

① 电泳法　依法测定（通则 0541 第五法）。用非还原型 SDS-聚丙烯酰胺凝胶电泳法，分离胶胶浓度为 15%，加样量应不低于 10μg（考马斯亮蓝 R250 染色法）或 5μg（银染法）。经扫描仪扫描，纯度应不低于 95.0%。

② 高效液相色谱法　依法测定（通则 0512）。色谱柱以适合分离分子质量为 5～60kDa 蛋白质的色谱用凝胶为填充剂；流动相为 0.1mol/L 磷酸盐-0.1mol/L 氯化钠缓冲液，pH 7.0；上样量应不低于 20μg，在波长 280nm 处检测。以干扰素色谱峰计算的理论板数应不低于 1000。按面积归一化法计算，干扰素主峰面积应不低于总面积的 95.0%。

(5) 分子质量　依法测定（通则 0541 第五法）。用还原型 SDS-聚丙烯酰胺凝胶电泳法，分离胶胶浓度为 15%，加样量应不低于 1.0μg，制品的分子质量应为 19.2kDa±1.9kDa。

(6) 外源性 DNA 残留量　每 1 支/瓶应不高于 10ng（通则 3407）。

(7) 鼠 IgG 残留量　如采用单克隆抗体亲和色谱法纯化，应进行本项检定。每 1 次人用剂量鼠 IgG 残留量应不高于 100ng（通则 3416）。

(8) 宿主菌蛋白质残留量　应不高于蛋白质总量的 0.10%（通则 3412）。

(9) 残余抗生素活性　依法测定（通则 3408），不应有残余氨苄西林或其他抗生素活性。

(10) 细菌内毒素检查　依法检查（通则 1143），每 3×10^{6}IU 应小于 10EU。

(11) 紫外光谱　用水或生理盐水将供试品稀释至 100～500μg/ml，在光路 1cm、波长 230～360nm 下进行扫描，最大吸收峰波长应为 278nm±3nm（通则 0401）。

(12) N 端氨基酸序列　至少每年测定 1 次。用氨基酸序列分析仪测定，N 端序列应为：(Met)-Cys-Asp-Leu-Pro-Glu-Thr-His-Ser-Leu-Gly-Ser-Arg-Arg-Thr-Leu。

2. 半成品检定

(1) 细菌内毒素检查　依法检查（通则 1143），每 3×10^{6}IU 应小于 10EU。

(2) 无菌检查　依法检查（通则 1101），应符合规定。

3. 成品检定

除水分测定、装量差异检查外，应按标示量加入灭菌注射用水，复溶后进行其余各项检定。

(1) 鉴别试验　按免疫印迹法（通则 3401）或免疫斑点法（通则 3402）测定，应为阳性。

(2) 物理检查

① 外观　应为白色薄壳状疏松体，按标示量加入灭菌注射用水后迅速复溶为澄明液体。

② 可见异物　依法检查（通则 0904），应符合规定。

③ 装量差异　依法检查（通则 0102），应符合规定。

(3) 化学检定

① 水分　应不高于 3.0%（通则 0832）。如含葡萄糖，则水分应不高于 4.0%。

② pH 值　应为 6.5～7.5（通则 0631）。

③ 渗透压摩尔浓度　依法测定（通则 0632），应符合批准的要求。

(4) 生物学活性　应为标示量的 80%～150%（通则 3523）。

(5) 残余抗生素活性 依法测定（通则3408），不应有残余氨苄西林或其他抗生素活性。

(6) 无菌检查 依法检查（通则1101），应符合规定。

(7) 细菌内毒素检查 依法检查（通则1143），每1支/瓶应小于10EU。

(8) 异常毒性检查 依法检查（通则1141小鼠试验法），应符合要求。

课堂互动

如何对重组人干扰素进行质量检测？

四、重组人白介素

白介素（IL）是由多种细胞产生并作用于多种细胞的一类细胞因子。由于最初是由白细胞产生又在白细胞间发挥作用的，由此得名。白介素在传递信息，激活与调节免疫细胞，介导T细胞、B细胞活化、增殖与分化及炎症反应等方面起重要作用。

目前至少发现了38个白介素，分别命名为IL-1～IL-38，许多白介素基因已相继克隆成功，制成基因工程白介素纯品，其中IL-2(Ⅰ)和IL-11已正式用于临床。

(一) 注射用重组人白介素-2(Ⅰ)

本品系由高效表达人白介素-2(Ⅰ)基因的大肠杆菌，经发酵、分离和高度纯化后获得的重组人白介素-2(Ⅰ)冻干制成的。含适宜稳定剂，不含防腐剂和抗生素。

1. 原液检定

(1) 生物学活性 依法测定（通则3524）。

(2) 蛋白质含量 依通则0731第二法（福林酚法，Lowry法）测定。

(3) 比活性 为生物学活性与蛋白质含量之比，每1mg蛋白质应不低于1.0×10^7IU。

(4) 纯度

① 电泳法 依法测定（通则0541第五法）。用非还原型SDS-聚丙烯酰胺凝胶电泳法，分离胶胶浓度为15%，加样量应不低于10μg（考马斯亮蓝R250染色法）或5μg（银染法）。经扫描仪扫描，纯度应不低于95.0%。

② 高效液相色谱法 依法测定（通则0512）。色谱柱以适合分离分子质量为5～60kDa蛋白质的色谱用凝胶为填充剂；流动相为0.1mol/L磷酸盐-0.1mol/L氯化钠缓冲液，pH 7.0（含适宜的表面活性剂）；上样量应不低于20μg，在波长280nm处检测。以人白介素-2色谱峰计算的理论板数应不低于1500。按面积归一化法计算，人白介素-2主峰面积应不低于总面积的95.0%。

(5) 分子量 依法测定（通则0541第五法）。用还原型SDS-聚丙烯酰胺凝胶电泳法，分离胶胶浓度为15%，加样量应不低于1.0μg，制品的分子质量应为15.5kDa±1.6kDa。

(6) 外源性DNA残留量 每1支/瓶应不高于10ng（通则3407）。

(7) 宿主菌蛋白质残留量 应不高于蛋白质总量的0.10%（通则3412）。

(8) 残余抗生素活性 依法测定（通则3408），不应有残余氨苄西林或其他抗生素活性。如制品中含有SDS，应将SDS浓度至少稀释至0.01%再进行测定。

(9) 细菌内毒素检查 依法检查（通则1143），每3×10^6IU应小于10EU。如制品中含有SDS，应将SDS浓度至少稀释至0.0025%再进行测定。

(10) 紫外光谱 用水或生理盐水将供试品稀释至100～500μg/ml，在光路1cm、波长230～360nm下进行扫描，最大吸收峰波长应为277nm±3nm（通则0401）。

(11) N端氨基酸序列 至少每年测定1次。用氨基酸序列分析仪测定，N端序列应为：(Met)-Ala-Pro-Thr-Ser-Ser-Ser-Thr-Lys-Lys-Thr-Gln-Leu-Gln-Leu-Glu。

2. 半成品检定

(1) 细菌内毒素检查　依法检查（通则 1143），每 3×10^6 IU 应小于 10EU。如制品中含有 SDS，应将 SDS 浓度至少稀释至 0.0025%再进行测定。

(2) 无菌检查　依法检查（通则 1101），应符合规定。

3. 成品检定

除水分测定、装量差异检查外，应按标示量加入灭菌注射用水，复溶后进行其余各项检定。

(1) 鉴别试验　按免疫印迹法（通则 3401）或免疫斑点法（通则 3402）测定，应为阳性。

(2) 物理检查

① 外观　应为白色或微黄色疏松体，按标示量加入灭菌注射用水后迅速复溶为澄明液体。

② 可见异物　依法检查（通则 0904），应符合规定。

③ 装量差异　依法检查（通则 0102），应符合规定。

(3) 化学检定

① 水分　应不高于 3.0%（通则 0832）。

② pH 值　应为 6.5～7.5（通则 0631）。如制品中不含 SDS，则应为 3.5～7.0。

③ 渗透压摩尔浓度　依法测定（通则 0632），应符合批准的要求。

(4) 生物学活性　应为标示量的 80%～150%（通则 3524）。

(5) 残余抗生素活性　依法测定（通则 3408），不应有残余氨苄西林或其他抗生素活性。如制品中含有 SDS，应将 SDS 浓度至少稀释至 0.01%再进行测定。

(6) 无菌检查　依法检查（通则 1101），应符合规定。

(7) 细菌内毒素检查　依法检查（通则 1143），每 1 支/瓶应小于 10EU。如制品中含有 SDS，应将 SDS 浓度至少稀释至 0.0025%再进行测定。

(8) 异常毒性检查　依法检查（通则 1141 小鼠试验法），应符合要求。

(9) 乙腈残留量　如工艺中采用乙腈，则照气相色谱法（通则 0521）进行。色谱柱采用石英毛细管柱，柱温 45℃，汽化室温度 150℃，检测器温度 300℃，载气为氮气，流速为每分钟 4.0ml。用水稀释乙腈标准溶液，使其浓度为 0.0004%，分别吸取 1.0ml 上述标准溶液及供试品溶液顶空进样 400μl，通过比较标准溶液和供试品溶液的峰面积，判定供试品溶液乙腈含量。乙腈残留量应不高于 0.0004%。

(二) 注射用重组人白介素-11

本品系由高效表达人白介素-11 基因的大肠杆菌，经发酵、分离和高度纯化后获得的重组人白介素-11 冻干制成的。含适宜稳定剂，不含防腐剂和抗生素。

1. 原液检定

(1) 生物学活性　依法测定（通则 3532）。

(2) 蛋白质含量　依 Lowry 法（通则 0731 第二法）或高效液相色谱法（通则 0512）测定。

采用高效液相色谱法，色谱柱采用十八烷基硅烷键合硅胶为填充剂；柱温 30℃±5℃；供试品保存温度为 2～8℃；以 0.1%三氟乙酸的水溶液为流动相 A 液，以 0.1%三氟乙酸的乙腈溶液为流动相 B 液；流速为 1.0ml/min；检测波长 214nm；按表 14-4 进行梯度洗脱。

表 14-4　测定蛋白质含量时的梯度洗脱时间和流动相的组成

时间/min	A/%	B/%	时间/min	A/%	B/%
0	100	0	42	70	30
2	70	30	50	100	0
40	30	70			

取标准品和供试品，用流动相 A 复溶或稀释至相同蛋白浓度，将供试品与标准品以相同体积分别注入液相色谱仪（进样体积不小于 10μl，进样量 4～6μg），按表 14-4 进行梯度洗脱。标准

品溶液、供试品溶液均进样3次，记录色谱图并计算峰面积。按外标法以峰面积计算供试品中白介素-11的含量。

(3) 比活性 为生物学活性与蛋白质含量之比，每1mg蛋白质应不低于8.0×10^6IU。

(4) 纯度

① 电泳法 依法测定（通则0541第五法）。取供试品溶液（不进行水浴加热处理），用非还原型SDS-聚丙烯酰胺凝胶电泳法，分离胶胶浓度为15%，加样量应不低于10μg（考马斯亮蓝R250染色法）。经扫描仪扫描，纯度应不低于95.0%。

② 高效液相色谱法（反相色谱法） 依法测定（通则0512）。色谱柱采用十八烷基硅烷键合硅胶为填充剂；以A相（三氟乙酸-水溶液：量取1.0ml三氟乙酸加水至1000ml，充分混匀）、B相（三氟乙酸-乙腈溶液：量取1.0ml三氟乙酸，加入100ml水，再加入色谱纯乙腈至1000ml，充分混匀）为流动相，在室温条件下，进行梯度洗脱（55%～80% B相，0～40min）。上样量约为20μg，检测波长为214nm，理论板数按人白介素-11峰计算不低于1500。按面积归一化法计算，重组人白介素-11主峰面积应不低于总面积的95.0%。

③ 高效液相色谱法（分子排阻色谱法） 依法测定（通则0512）。色谱柱以适合分离分子质量为5～150kDa蛋白质的色谱用凝胶为填充剂；流动相为0.1mol/L磷酸盐-0.1mol/L氯化钠缓冲液，pH 7.0；上样量应不低于20μg，检测波长为280nm。理论板数按人白介素-11峰计算不低于1500。按面积归一化法计算，重组人白介素-11主峰面积应不低于总面积的95.0%。

(5) 分子量 依法测定（通则0541第五法）。取供试品溶液（不进行水浴加热处理），用还原型SDS-聚丙烯酰胺凝胶电泳法，分离胶胶浓度为15%，加样量应不低于1.0μg，制品的表观分子量应与对照品的一致，经对照分子量校正，制品的分子质量应为19.0kDa±1.9kDa。

(6) 外源性DNA残留量 每1支/瓶应不高于10ng（通则3407）。

(7) 宿主菌蛋白质残留量 应不高于蛋白质总量的0.05%（通则3412）。

(8) 残余抗生素活性 依法测定（通则3408），不应有残余氨苄西林或其他抗生素活性。

(9) 细菌内毒素检查 依法检查（通则1143），每1支/瓶应小于10EU。

(10) 羟胺残留量 如制品工艺中采用羟胺，则照羟胺残留量测定法（通则3209）进行。每1.0mg蛋白质应小于100nmol。

(11) 紫外光谱 用水或生理盐水将供试品稀释至0.3～0.7mg/ml，在光路1cm、波长230～360nm下进行扫描，最大吸收峰波长应为280nm±3nm（通则0401）。

(12) N端氨基酸序列 至少每年测定1次。用氨基酸序列分析仪测定，N端序列应为：(Met-Pro)-Gly-Pro-Pro-Pro-Gly-Pro-Pro-Arg-Val-Ser-Pro-Asp-Pro-Arg-Ala。

2. 半成品检定

(1) 细菌内毒素检查 依法检查（通则1143），每1支/瓶应小于10EU。

(2) 无菌检查 依法检查（通则1101），应符合规定。

3. 成品检定

除水分测定、装量差异检查外，应按标示量加入灭菌注射用水，复溶后进行其余各项检定。

(1) 鉴别试验 按免疫印迹法（通则3401）或免疫斑点法（通则3402）测定，应为阳性。

(2) 物理检查

① 外观 应为白色或类白色疏松体。

② 溶液的澄清度 取本品，按标示量加入灭菌注射用水，复溶后溶液应澄清。如显浑浊，应与1号浊度标准液（通则0902）比较，不得更浓。

③ 可见异物 依法检查（通则0904），除允许有少量细小蛋白质絮状物或蛋白质颗粒外，其余应符合规定。

④ 装量差异 依法检查（通则0102），应符合规定。

(3) 化学检定

① 水分 依通则0832第一法测定，含量应不高于3.0%。

② pH值 应为6.5～7.5（通则0631）。

③ 渗透压摩尔浓度 依法测定（通则0632），应符合批准的要求。

④ 甘氨酸含量 如制品中加甘氨酸，则依法测定（通则0512），应符合批准的要求。

⑤ 蛋白质含量 按Lowry法测定蛋白质含量，应为标示量的80%～120%。

(4) 生物学活性 依法测定（通则3532），应为标示量的80%～150%。

(5) 残余抗生素活性 依法测定（通则3408），不应有残余氨苄西林或其他抗生素活性。

(6) 无菌检查 依法检查（通则1101），应符合规定。

(7) 细菌内毒素检查 依法检查（通则1143），每1支/瓶应小于10EU。

(8) 异常毒性检查 依法检查（通则1141小鼠试验法），应符合规定。

五、注射用重组人促红素

称人促红素是一种由肾脏分泌的重要的造血生长因子，专一性地刺激红细胞系细胞的增殖，使形成成熟的红细胞集落。

本品系由高效表达人红细胞生成素基因中国仓鼠卵巢（CHO）细胞，经细胞培养、分离和高度纯化后获得的重组人促红素冻干制成的。含适宜稳定剂，不含防腐剂和抗生素。

（一）原液检定

1. 蛋白质含量

用4g/L碳酸氢铵溶液将供试品稀释至0.5～2mg/ml，作为供试品溶液。以4g/L碳酸氢铵溶液作为空白，测定供试品溶液在320nm、325nm、330nm、335nm、340nm、345nm和350nm波长处的吸光度。用读出的吸光度的对数与其对应波长的对数作直线回归，求得回归方程。照紫外-可见分光光度法（通则0401），在波长276～280nm处，测定供试品溶液最大吸光度A_{max}，将A_{max}对应波长代入回归方程求得供试品溶液由于光散射产生的吸光度$A_{光散射}$。按式(14-2)计算供试品蛋白质含量，应不低于0.5mg/ml。

$$蛋白质含量(mg/ml)=\frac{A_{max}-A_{光散射}}{7.43}\times 供试品稀释倍数\times 10 \qquad (14\text{-}2)$$

2. 生物学活性

(1) 体内法 依法测定（通则3522）。

(2) 体外法 按酶联免疫法试剂盒说明书测定。

(3) 体内比活性 每1mg蛋白质应不低于1.0×10^{5}IU。

(4) 纯度

① 电泳法 依法测定（通则0541第五法）。用非还原型SDS-聚丙烯酰胺凝胶电泳法，考马斯亮蓝染色，分离胶胶浓度为12.5%，加样量应不低于10μg，经扫描仪扫描，纯度应不低于98.0%。

② 高效液相色谱法 依法测定（通则0512）。亲水硅胶体积排阻色谱柱，排阻极限300kDa，孔径24nm，粒度10μm，直径7.5mm，长30cm；流动相为3.2mmol/L磷酸氢二钠-1.5mmol/L磷酸二氢钾-400.4mmol/L氯化钠，pH 7.3；上样量应为20～100μg，在波长280nm处检测。以人促红素色谱峰计算的理论板数应不低于1500。按面积归一化法计算人促红素纯度，应不低于98.0%。

(5) 分子量 依法测定（通则0541第五法）。用还原型SDS-聚丙烯酰胺凝胶电泳法，考马斯亮蓝R250染色，分离胶胶浓度为12.5%，加样量应不低于100μg，分子质量应为36～45kDa。

(6) 紫外光谱 依法测定（通则0401），用水或生理盐水将供试品稀释至0.5～2mg/ml，在光路1cm、波长230～360nm下进行扫描，最大吸收峰应为279nm±2nm，最小吸收峰应为250nm±2nm，在320～360nm波长处应无吸收峰。

(7) 等电聚焦 取尿素9g、30%丙烯酰胺单体溶液6.0ml、40% pH 3～5的两性电解质溶液

1.05ml、40% pH 3～10 的两性电解质溶液 0.45ml、水 13.5ml，充分混匀后，加入N,N,N',N'-四甲基乙二胺 15μl 和 10%过硫酸铵溶液 0.3ml，脱气后制成凝胶，加供试品溶液 20μl（浓度应在每 1ml 含 0.5mg 以上），照等电聚焦电泳法（通则 0541 第六法）进行，同时作对照。电泳图谱应与对照品一致。

(8) 唾液酸含量 每 1mol 人促红素应不低于 10.0mol（通则 3102）。

(9) 外源性 DNA 残留量 每 10000IU 人促红素应不高于 100pg（通则 3407）。

(10) CHO 细胞蛋白质残留量 采用双抗体夹心酶联免疫法检测，应不高于蛋白质总量的 0.05%。

(11) 细菌内毒素检查 依法检查（通则 1143），每 10000IU 人促红素应小于 2EU。

(12) 牛血清白蛋白残留量 依法测定（通则 3411），应不高于蛋白质总量的 0.01%。

(13) 肽图 供试品经透析、冻干后，用 1%碳酸氢铵溶液溶解并稀释至 1.5mg/ml，依法测定（通则 3405），其中加入胰蛋白酶（序列分析纯），37℃±0.5℃保温 6h。色谱柱为反相 C_8 柱（25cm×4.6mm，粒度 5μm，孔径 30nm）；柱温为 45℃±0.5℃；流速为每分钟 0.75ml；进样量为 2μl；按表 14-5 进行梯度洗脱（表中 A 为 0.1%三氟乙酸水溶液，B 为 0.1%三氟乙酸-80%乙腈水溶液）。

表 14-5 肽图检测时梯度洗脱时间、流速和流动相的组成

时间/min	流速/(ml/min)	A/%	B/%
0.00	0.75	100.0	0.0
30.00	0.75	85.0	15.0
75.0	0.75	65.0	35.0
115.0	0.75	15.0	85.0
120.0	0.75	0.0	100.0
125.0	0.75	100.0	0.0
145.0	0.75	100.0	0.0

肽图应与人促红素对照品一致。

(14) N 端氨基酸序列 至少每年测定 1 次。用氨基酸序列分析仪测定，N 端序列应为：Ala-Pro-Pro-Arg-Leu-Ile-Cys-Asp-Ser-Arg-Val-Leu-Glu-Arg-Tyr。

（二）半成品检定

1. 细菌内毒素检查

依法检查（通则 1143），每 1000IU 人促红素应小于 2EU。

2. 无菌检查

依法检查（通则 1101），应符合规定。

（三）成品检定

除复溶时间、水分测定和装量差异检查外，应按标示量加入灭菌注射用水，复溶后进行其余各项检定。

1. 鉴别试验

按免疫印迹法（通则 3401）或免疫斑点法（通则 3402）测定，应为阳性。

2. 物理检查

① 外观 应为白色疏松体，复溶后应为无色澄明液体。

② 复溶时间 加入标示量的灭菌注射用水，复溶时间应不超过 2min。

③ 可见异物 依法检查（通则 0904），应符合规定。

④ 装量差异 依法检查（通则 0102），应符合规定。

3. 化学检定

① 水分　依通则 0832 测定，含量应不高于 3.0%。

② pH 值　依法测定（通则 0631），应符合批准的要求。

③ 人血白蛋白含量　若制品中加入人血白蛋白作稳定剂，则应符合批准的要求（通则 0731 第二法）。

④ 渗透压摩尔浓度　依法测定（通则 0632），应符合批准的要求。

4. 生物学活性

① 体外法　按酶联免疫法试剂盒说明书测定，应为标示量的 80%～120%。

② 体内法　依法测定（通则 3522），应为标示量的 80%～140%。

5. 无菌检查

依法检查（通则 1101），应符合规定。

6. 细菌内毒素检查

依法检查（通则 1143），每 1000IU 人促红素应小于 2EU；5000IU/支以上规格的人促红素，每支应小于 10EU。

7. 异常毒性检查

依法检查（通则 1141 小鼠试验法），应符合规定。

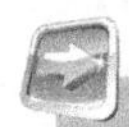

目标检测

一、单项选择题

1. 重组人胰岛素的含量测定中，流动相 B 为（　　）。

A. 硫酸盐缓冲液-乙腈　B. 硫酸盐缓冲液-乙醇　C. 水-乙醇　D. 水-乙腈　E. 乙醇-乙腈

2. 下列不属于重组人生长激素的检查项目的是（　　）。

A. 相关蛋白质　B. 锌　C. 水分　D. 细菌内毒素　E. 外源性 DNA 残留量

3. 重组人干扰素的比活性测定中，每 1mg 蛋白质应不低于（　　）IU。

A. 1.0×10^6　B. 5.0×10^6　C. 1.0×10^7　D. 5.0×10^7　E. 1.0×10^8

4. 下列物质的检查中，需要检查唾液酸含量的是（　　）。

A. 重组人胰岛素　B. 重组人生长激素　C. 重组人干扰素　D. 重组人白介素　E. 注射用重组人促红素（CHO 细胞）

5. Lowry 法的测定范围是（　　）。

A. 10～100μg　B. 10～200μg　C. 20～250μg　D. 20～300μg　E. 20～400μg

二、多项选择题

6. 基因工程药物的质量检验主要内容有（　　）。

A. 化学检定法　B. 肽图分析法　C. 异常毒性试验　D. 宿主细胞蛋白杂质的检测　E. 外源性 DNA 残留量的测定

7. 重组人干扰素的类型有（　　）。

A. α-型　B. β-型　C. α/β-型　D. γ-型　E. δ-型

8.《中国药典》（2015 年版）对注射用重组人干扰素 α2b 的检查包括（　　）。

A. 宿主菌蛋白质残留量　B. 残余抗生素活性　C. 肽图　D. 细菌内毒素检查

E. 等电点

9. 在本章介绍的药物含量测定中，广泛应用的方法包括（　　）。

A. 高效液相色谱法　B. 气相色谱法　C. 紫外-可见分光光度法

D. 电泳法　E. 等电聚焦法

三、简答题

10. 什么是基因工程药物？它有哪些分类？

11. 重组人胰岛素的检查项目包括哪些？

12. 阐述注射用重组人促红素（CHO 细胞）原液中蛋白质含量测定原理。

13. 简述 Lowry 法测定蛋白质的原理。

实训十四　重组人生长激素粉剂的质量分析

【实训目的】

(1) 掌握重组人生长激素粉剂的鉴别原理及操作方法。

(2) 熟悉分子排阻色谱法测定重组人生长激素粉剂含量的原理及操作方法。

(3) 掌握药品质量分析的一般方法。

【实训资料】

(1) 检验药品的名称：重组人生长激素粉剂。

(2) 检验药品的来源：厂家购买。

(3) 检验药品的规格、批号、包装及数量：根据药品包装确定，并记录有关情况。

(4) 检验依据：《中国药典》(2015 年版)。

【实训方案】

(一) 实训形式

本次实训任务分成 4 人一组，组内交替进行任务实施，2 人配合完成每个检查项目。

(二) 实训时间

具体实训时间安排可参考表 14-6。

表 14-6　重组人生长激素粉剂的质量分析的实训时间安排

实训内容	实训时间/min	备注
仪器的准备	20	液相色谱仪、分析天平、量筒、烧杯、容量瓶、移液管、洗瓶等分析仪器
试剂配制	20	试剂由实训教师指导部分学生配制
重组人生长激素鉴别	40	注意无菌化操作
重组人生长激素含量测定	60	至少平行测定三次，取平均值
报告书写	20	报告书要书写规范，不要涂抹
清场	20	所有仪器要清洗干净，放回原位

【实训步骤】

(一) 鉴别

1. 试剂准备

三羟甲基氨基甲烷缓冲液：先以少量双蒸水（300～500ml）溶解 Tris，加入 HCl 后，用 HCl（1mol/L）或 NaOH（1mol/L）将 pH 调至 7.6，最后双蒸水加至 1000ml。

2. 鉴别方法

取本品适量，加0.05mol/L三羟甲基氨基甲烷缓冲液（用1mol/L盐酸溶液调节pH值至7.5）溶解并稀释制成每1ml中含重组人生长激素2mg的溶液，作为供试品溶液；另取重组人生长激素对照品适量，同法制备，作为对照品溶液。照相关蛋白质检查项下的色谱条件试验，供试品溶液主峰保留时间应与对照品溶液主峰保留时间一致。

（二）含量测定

1. 试剂准备

（1）0.063mol/L磷酸盐缓冲液：取无水磷酸氢二钠5.18g、磷酸二氢钠3.65g，加水950ml，用磷酸调节pH值至7.0，用水制成1000ml。

（2）0.025mol/L磷酸盐缓冲液：取0.063mol/L磷酸盐缓冲液400ml，用水稀释至1000ml。

2. 测定过程

（1）色谱条件与系统适用性试验　以适合分离分子量为5000～60000球状蛋白的亲水改性硅胶为填充剂；以丙醇－0.063mol/L磷酸盐缓冲液（3∶97）为流动相；流速为每分钟0.6ml；检测波长为214nm。取重组人生长激素单体与二聚体混合物对照品，加0.025mol/L磷酸盐缓冲液（pH 7.0）溶解并稀释制成每1ml约含1.0mg的溶液，取20μl注入液相色谱仪，重组人生长激素单体峰与二聚体峰的分离度应符合要求。

（2）测定法　取本品，精密称定，加0.025mol/L磷酸盐缓冲液（pH 7.0）溶解并定量稀释制成每1ml约含1.0mg的溶液，作为供试品溶液。精密量取供试品溶液20μl注入液相色谱仪，记录色谱图；另取重组人生长激素对照品，同法测定。按外标法以峰面积计算，即得。

（3）实验数据记录及处理　实验数据填入表14-7中。

表14-7　实验数据记录及处理

药品名称				
药物剂型				
药品规格				
药物性状				
药品鉴别	保留时间相符情况			
药品含量测定	W(药粉)/g			
	w/(g/g)			
	平均含量(g/g)			

第十五章 体内药物分析

知识目标

◇ 掌握体内药物分析方法的性质、对象和特点；

◇ 熟悉体内药物分析时样品的种类、采集和制备方法；

◇ 了解体内药物分析常用方法。

能力目标

◇ 能够运用体内药物的特点，合理使用分析方法开展体内药物分析。

近年来，随着生物医学、临床药理学、分子生物学等方面的研究进展，以及现代分离分析技术的广泛应用，人们进一步认识了药物在体内的作用规律。这些学科研究的内容都涉及体内药物浓度与机体药理效应的相互关联、药物本身及其体内代谢物的命运与历程，因此也促使体内药物分析迅速成为一门独立的新兴学科。

体内药物分析是随着药物动力学、生物药剂学、临床药理学及临床医学等学科的发展而兴起的。

第一节 概　　述

体内药物分析是由药物分析学派生出来的一门学科。研究者通过分析人或动物体液及各组织器官中药物及其代谢物浓度，了解药物在体内数量和质量的变化，获得药物代谢动力学的各种参数和转变，以及代谢的方式、途径等信息，从而促进药物的研究、临床合理应用等。

药物在体内的药理作用强度，一方面取决于体细胞上药物受体接触的药物本身的化学结构及其浓度；另一方面取决于受体对药物的敏感性。通过体内药物分析的现代分离、分析定量手段，可获得药物在体内的各种药物动力学参数和吸收、分布、代谢、排泄信息等，以及药物在体液或组织中的有效浓度，从而可科学地评价药物及其制剂在体内过程中的内在质量。而根据血液浓度可重新设计给药方案，以便更好地解决药物使用过程的个体差异，使临床用药趋向于更加安全、合理和有效。

一、体内药物分析的对象

在新药研究过程中，临床前的药理、毒理实验及其体内过程的研究，首先要在动物身上进行。因此，体内药物的对象不仅是人体，还包括动物。

凡是体内药物到达之处，如各种体液、器官、组织和排泄物等，都是体内药物分析的对象，其中血液为最常用的生物样品。除血液之外，还有尿液、唾液、胆汁、淋巴液、脑脊液、乳汁、汗液、性腺分泌液和粪便等也是分析的对象。

知识链接　　**血药浓度**

血药浓度（plasma concentration）系指药物吸收后在血浆内的总浓度，包括与血浆蛋白结合的或在血浆游离的药物，有时也可泛指药物在全血中的浓度。药物作用的强度与药物在血浆中的浓度成正比，药物在体内的浓度随着时间而变化。

临床意义：不同的人，其有效的药物剂量变动很大，但是其安全有效的血浓药度变动却较小，一般不过1倍左右。当血药浓度大于安全有效范围，其毒副作用和表现及其程度在不同病人身上变动也较小。

如苯妥因钠，该药的安全有效血药浓度范围在几乎所有病人均为10～20mg/L。同样当苯妥因钠的血药浓度超过安全范围，几乎所有病人都出现中毒反应。当血药浓度为20～30mg/L时，病人则出现精神异常现象。

对那些有效浓度与中毒血药浓度比效接近的药物（如洋地黄类），以及对那些长期用药或合并用药的病人，为防止药物在体内浓度过高而产生毒副作用，应该经常测定血药浓度。

二、体内药物分析的特点

与常规药物分析相比，体内药物分析在选择性、灵敏度和分析对象等方面都有许多差异。原料药物在质量控制时，首先做到真伪鉴别、纯度检查，最后测定含量。体内药物分析具有以下特点：

① 样品量少，不易重新获得。样品中被测定的药物及其代谢物浓度很低，因此被测组分被分离提取之后，常采取浓集方法，以富集、净化被测组分。

② 样品复杂，干扰杂质多。体液和组织中的内源性物质不仅能与药物及其代谢物结合，而且还常干扰测定。因此，样品要经过分离、纯化后才能准确测定。

③ 供临床用药监护的检测分析方法，要求简便、快速、准确，以便迅速为临床提供设计合理的用药方案及中毒解救措施。

④ 实验室应拥有多种仪器设备，可进行多项分析工作。

⑤ 工作量大，测定数据的处理和阐明有时不太容易，需要相关学科参与。

第二节　体内药物分析常用方法与应用

一、分析方法

生物样品经处理后，需选择适当的分析方法进行测定。目前供生物药品药物及其代谢物检测的分析方法较多，归纳起来主要有以下五类。

1. 光谱分析法

光谱分析法是体内药物分析中应用较早的一种方法，主要包括比色法、紫外-可见分光光度法和荧光分光光度法。光谱法具有操作简便、快速等优点，因此，目前光谱法在体内药物分析中仍占有一定的地位。

2. 色谱法

色谱法包括TLC（薄层色谱法）、GC（气相色谱法）、HPLC（高效液相色谱法），已广泛应用于各个领域，成为多组分混合物最重要的分离分析方法。其中HPLC在体内药物分析中应用最多，TLC在体内药物分析中应用较少。

3. 毛细管电泳法

毛细管电泳法（CE），又称高效毛细管电泳法（HPCE），是20世纪末发展起来的一种高效、快速的分析技术。HPCE是以高电压电场为驱动动力，以毛细管为分离通道，依据样品中各组分之间滴度和分配系数的不同而实现分离的一类液相分离技术。

4. 免疫分析法

免疫分析的基本原理是利用抗原-抗体的特异反应，来测定体内药物的含量。该法也是体内药物分析常用的一种方法，并具有灵敏度高、专一性强、操作简便、快速等优点，因此在临床治疗药物浓度检测和生化检验中广泛应用。

免疫分析主要包括放射免疫分析、酶免疫分析和荧光免疫分析。

5. 同位素法

随着同位素技术和检测方法的发展，以及将同位素技术与其他分析法相结合，同位素技术已成为体内药物分析的一种重要手段。在同位素分析中应用稳定性同位素标记药物，用放射性强度表示标记药物量，用体液中的放射强度表示体液药物浓度。利用放射性同位素标记药物和其他分析方法相结合建立的同位素稀释分析法，是研究体内药物代谢和药物动力学的一种有效手段。

二、应用实例

（一）唾液中扑热息痛浓度的比色测定

利用扑热息痛（对乙酰氨基酚）水解后，生成的对氨基酚与邻甲酚反应显色，在一定浓度范围内，显色强度与唾液中的扑热息痛含量成线性关系。

依照此原理，给药进行测定。

1. 标准曲线制备

精密称取扑热息痛纯品100mg，置100ml量瓶中，加乙醇20ml溶解，加水稀释至刻度，摇匀。精确吸取1.0ml、2.0ml、3.0ml、4.0ml、5.0ml分别置于100ml量瓶中，加水稀释至刻度，摇匀即得含扑热息痛分别为10μg/ml、20μg/ml、30μg/ml、40μg/ml、50μg/ml标准液。分别取上述标准液1.0ml，分别置于10ml具塞试管中，加20%三氯乙酸1.0ml摇匀，置沸水浴上加热20min，冷至室温，以水依法操作得空白液，于615nm处测定吸收值，绘制标准曲线，求得回归方程。

2. 测定操作

（1）给药方式 隔夜，禁食7h，口服二片扑热息痛，以150ml水送服。

（2）收集唾液 分别于0min、15min、30min、45min、60min、90min、120min、180min和240min收集唾液2ml，置离心管中，离心（3000r/min）3min，取上清液1.0ml供测试。

（3）唾液浓度测定 取上清液1.0ml，置刻度离心试管中，加20%三氯乙酸1.0ml摇匀，置沸水浴上加热20min，冷至室温，加1%邻甲酚1.0ml摇匀，再加40mol/L氨试液2.0ml，混匀，离心，取上清液进行比色测定，空白同上。计算血药浓度，绘制唾液药-时曲线。

（二）血液中氯喹的荧光分光光度测定法

氯喹主要用于控制疾病症状的发作并可根治恶性症疾，也可用于治疗阿米巴肝炎和肝脓肿以及某些自身免疫性疾病（如类风湿性关节炎、红斑狼疮等）。治疗血药浓度为0.01～0.10μg/ml，当用药剂量过大或疗程过长，血药浓度大于0.8μg/ml时，80%病人可出现不良反应，主要表现为头痛、头晕、耳鸣、烦躁、胃肠道反应、皮肤瘙痒、白细胞减少以及视力障碍等。因此，临床上常需对病人进行用药检测。

利用氯喹在碱性溶液中具有荧光，兔血清中的氯喹经二氯甲烷提取、盐酸提取，然后在pH 9.5缓冲液中在λex333nm、λem380nm处进行荧光分光光度法测定。

1. 标准溶液的制备

取氯喹贮备溶液适量，加0.1mol/L HCl稀释成1μg/ml氯喹标准溶液，分别取氯喹标准溶液0.02ml、0.05ml、0.10ml、0.30ml、0.50ml，置入具塞试管中，加0.1mol/L HCl调整体积至0.50ml，加兔血清1ml，摇匀，加0.50mol/L NaOH溶液1ml、1,2-二氯乙烷6ml，振摇提取

10min，离心（3000r/min），取有机层 4.0ml，置一具塞试管中，加 0.1mol/L HCl 5ml，离心，取酸层 4.0ml 于另一试管中，加 0.1mol/L NaOH 溶液 0.8ml、pH 9.5 缓冲液 1.0ml，摇匀，于 λex333nm、λem380nm 处测定荧光强度，用荧光强度对浓度绘制标准曲线，并求算回归方程。

2. 测定操作

利用体内实验，取体重约 2.5kg 家兔，按 10mg/kg 剂量耳静脉注射硝酸氯喹溶液（20mg/ml），分别于给药后 0.5h、1h、2h、4h、8h、12h、24h、36h、48h、60h、72h、84h、108h 颈静脉取血 2～3ml，离心，取血清 1ml，按标准曲线绘制项下进行分析，用 0.1mol/L HCl 0.5ml 代替氯喹标准溶液作为空白，根据测得的荧光强度，用标准曲线回归方程求得氯喹的含量。

解析：① 测定溶液的 pH 值对氯喹的荧光产率有影响，溶液 pH 值为 9.5～10 时，灵敏度是 pH 值为 13 时的 10 倍多，因此必须控制测定溶液的 pH 值为 9.5～10，当 pH 值大于 10 时，荧光明显淬灭。

② 用有机溶剂振摇提取药物 5min 即可达平衡，为了保证提取率稳定，确定振摇提取时间为 10min。

③ 在本实验的条件下，测定溶液的荧光强度在 24h 内保持稳定不变。

④ 氯喹在体内的清除速度较慢，给药后 13d 的家兔血清中仍能检出氯喹。

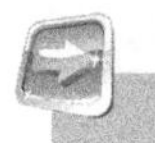

目标检测

一、单项选择题

1. 体内药物分析最常用的生物样品是（　　）。

A. 血浆　　B. 细菌　　C. 放线菌

D. 病毒　　E. 组织

2. 与血药浓度相关内容描述准确的是（　　）。

A. 所有人有效的药物剂量变动是一致的

B. 药物吸收后在血浆内的总浓度

C. 药物作用的强度与药物在血浆中的浓度成反比

D. 药物在体内的浓度不随着时间而变化

E. 当苯妥因钠的血药浓度超过安全范围，也不会有病人出现中毒反应

3. 与采集血样描述相吻合的是（　　）。

A. 制备血浆时最常用的抗凝剂为肝素，它能促进凝血酶原转化为凝血酶

B. 加入血样后立即旋摇，务必猛烈，以促使血细胞破裂

C. 血浆是在加肝素、枸橼酸、草酸盐等抗凝剂的全血经离心后分取的

D. 当室温低时，血凝过程较快

E. 每种药物生物半衰期相同，到达稳态的时间相同

4. 与采集尿样描述相吻合的是（　　）。

A. 不可用于乙酰化代谢和氧化代谢快、慢型测定

B. 可测定在任意时间内的尿液体积及尿药浓度

C. 尿药浓度较高，通常变化较小

D. 尿药测定主要用于药物剂量回收

E. 受试者肾功能正常与否都不影响药物的排泄

5. 与采集唾液描述相吻合的是（　　）。

A. 无法从唾液药物浓度推定血浆中游离药物浓度

B. 非电离的药物在唾液中的浓度低些

C. 与蛋白结合百分率较高的药物，其在唾液中的浓度比血浆浓度高得多

D. 各腺体分泌的唾液组成没有差别

E. 可用唾液中药物的浓度来反应血浆药物浓度

二、配伍选择题

【6～8】

生物样品中蛋白质的处理：

A. 硫酸铵　B. 三氯醋酸　C. 金黄色葡萄球菌

D. 枯草菌溶素　E. 枯草芽孢杆菌

6. 使蛋白质失去胶体性而沉淀下来（　）

7. 使蛋白质的阳离子形成不溶性盐而沉淀（　）

8. 使组织酶解，并可使药物释放出来（　）

【9～11】

体内药物分析方法的应用：

A. 血液取样荧光分光光度法测定　B. 唾液取样比色测定

C. 粪便取样　D. 尿液取样比色测定

E. 羊水取样

9. 扑热息痛浓度（　）

10. 异烟肼及其代谢物乙酰异烟肼的测定（　）

11. 氯喹的测定（　）

三、多项选择题

12. HPLC 在体内药物分析中应用的优点是（　）。

A. 适用范围广　B. 样品预处理简单

C. 分离效率高　D. 120℃以上柱温条件下进行

E. 专一性高

13. 气相色谱法测定生物样品的时候，常用的衍生化反应有（　）。

A. 酰化　B. 烷基化　C. 芳香化

D. 酯化　E. 硅烷化

14. 样品的制备方法是（　）。

A. 生物样品中蛋白质的处理

B. 生物样品中药物及其代谢物的萃取

C. 生物样品中待测组分的浓集

D. 生物样品中待测组分的衍生化

E. 生物样品的高温杀菌

15. 体内药物的分析方法含有（　）。

A. 光谱分析法　B. 色谱法　C. 毛细管电泳法

D. 免疫分析法　E. 同位素法

四、简答题

16. 体内药物分析中样品的种类有哪些？

17. 血浆的制备方法是什么？

18. 体内药物分析的特点是什么？

实训十五　尿中异烟肼及其代谢物乙酰异烟肼的测定

【实训目的】

（1）了解尿中异烟肼及其代谢物乙酰异烟肼的测定原理。

（2）掌握尿中异烟肼及其代谢物乙酰异烟肼的测定操作方法。

【实训资料】

(1) 检验药品的名称：异烟肼。

(2) 检验药品的来源：处方药或送检样品。

(3) 检验药品的规格、批号、包装及数量：根据药品包装确定，并记录有关情况。

(4) 检验依据：《中国药典》(2015 年版)。

【实训方案】

(一) 实训形式

本次实训任务分成 6 人一组，组内交替进行任务实施，3 人配合完成每个检查项目。

(二) 实训时间

具体实训时间安排可参考表 15-1。

表 15-1 尿中异烟肼及其代谢物乙酰异烟肼的测定的实训时间安排

实训内容	实训时间/min	备注
仪器的准备	20	分析天平、量筒、烧杯、酸式碱式滴定管、表面皿、容量瓶、锥形瓶、碘量瓶、移液管、洗瓶等常规分析仪器
试剂配制及标准曲线制作	30	熟练标准品配制;学生按组领取
尿液收集	15	班级学生制作
异烟肼及其代谢物乙酰异烟肼的测定	40	比色测定
观察试验结果	10	
进行统计分析	20	
报告书写	25	报告书要书写规范,不要涂抹
清场	20	所有仪器要清洗干净,放回原位

【实训过程】

利用乙酰异烟肼与氰化钾、氯胺 T 反应呈桃红色，在 550nm 波长处进行比色测定。首先在尿液中加乙酐使游离的异烟肼乙酰化，测定其异烟肼的总量，然后直接测定尿中乙酰异烟肼的量。总量减去乙酰异烟肼的量乘以 0.766 即为尿液中游离异烟肼的量。

(一) 标准溶液配制和样品收集

1. 标准溶液制备

乙酰异烟肼 (AINH) 标准溶液，精密称取标准品 100mg，置 100ml 量瓶中，加水溶解并稀释至刻度，摇匀，取此溶液 1.0ml、2.0ml、3.0ml、4.0ml、5.0ml 分别置于 50ml 量瓶中，加水稀释至刻度，摇匀即得 20μg/ml、40μg/ml、60μg/ml、80μg/ml、100μg/ml 标准液。

2. 标准曲线的制作

精密吸取上述溶液各 1.0ml，分置 5 个 10ml 带塞刻度比色管中，依次加入下列试液：1.0ml 20%新配制的 KCN 水溶液，混合后放置 1.5min，加入新配制的 12.5%氯胺 T 水溶液 4.0ml，混合后放置 1.5min，加入丙酮 2.5ml，充分混合使桃红色沉淀溶解，最后加水至 10.0ml，用 1cm 比色杯，以蒸馏水为空白，在 550nm 波长处测定吸收度，并绘制标准曲线。

3. 尿液收集

口服异烟肼 200mg 后计时，收集 6～8h 内的尿液，测定其中异烟肼和乙酰异烟肼的浓度，用二者的浓度比作为体内药物乙酰化代谢的分型。

(二) 异烟肼及其代谢物乙酰异烟肼的测定

1. 尿药浓度的测定预试

先进行预试，以便确定取样量。取 10ml 带塞比色管两只，一只加入乙酰异烟肼标准液

（100μg/ml）1.0ml，另一只加入0.4ml尿液，再加蒸馏水至1.0ml，然后照标准曲线项下方法，分别加入显色液和丙酮，并用蒸馏水稀释至10ml，将样品管显色与标准管比较（目视）以确定取样量。

2. 样品的测定

取两只10ml带塞刻度比色管（编号甲、乙），根据预试结果分别精密加入相等容积的尿样，然后加入0.5mol/L HCl 0.5ml，混合后放置15min，向甲管中加入乙酐1滴，振摇1min放置0.5h以上，加入7mol/L NaOH一滴，再向甲乙两管中分别加入0.5mol/L NaOH 0.5ml，照标准曲线项下方法，分别加入显色剂和丙酮，并用蒸馏水稀释至10.0ml后，进行比色测定。

根据甲乙两管的吸收值，分别从标准曲线上查找其对应的浓度，再根据甲乙两管的浓度之差，乘以0.766即得样品中异烟肼的浓度，按式(15-1)计算代谢比率（MR）。

$$MR=\frac{\text{异烟肼量}}{\text{乙酰异烟肼量}} \tag{15-1}$$

3. 观察结果

（1）观察　加入显色剂后，放入分光光度计，进行比色测定，观察测定数值。

（2）实验数据记录及处理　实验数据填入表15-2中。

表15-2　实验数据记录及处理

样品	吸收值 $A_{甲}$	吸收值 $A_{乙}$
甲		
乙		

【注意事项】

（1）KCN为剧毒药物，使用中要严格控制，比色后的溶液应集中处理，切勿与酸性溶液接触。

（2）甲管中加乙酐处理，使样品中的异烟肼酰化成乙酰异烟肼，故甲管测定结果为样品中的异烟肼与乙酰异烟肼的总和，甲乙两管之差即为样品中的异烟肼的量。但比色型式是乙酰异烟肼，故要乘以换算因素 F：

$$F=\frac{\text{异烟肼分子量}}{\text{乙酰异烟肼分子量}}=0.766$$

（3）为分型准确，必须排除影响代谢的其他因素，测定者应肝、肾功能正常，服用异烟肼前不应服用其他影响代谢的药物。

（4）按时收集尿液，因服药后6h的尿液浓度按其代谢比率能很好地区别代谢型，为时间一致，应准确收集6～8h内的尿液。

（5）尿中一部分异烟肼呈腙类衍生物存在或与尿中酮类反应或是结合状态，因此必须加酸处理使之解离，游离的酰肼基才能被乙酐酰化成乙酰异烟肼，否则异烟腙类衍生物的存在，在测定乙酰异烟肼的过程中也会呈色，使结果偏高。

（6）测定结果是由两次比色而得的，加上尿中一些物质的干扰，所以同一份样品多次测定有一定的差值，偶尔也会出现乙管吸收度反而高于甲管，但若差别不大可认为是方法误差引起的，若差别很大，应重测。为得到一定的可靠性，需作双样分析，取平均值。

（7）加显色剂之前，溶液应呈中性或偏碱性，若乙酐加量过多，未被7mol/L NaOH中和，此时剩余的乙酐将影响生成的颜色，表现为吸收度下降，所以多余乙酐形成的乙酸应被完全中和，为此，乙酐与7mol/L NaOH均应准确加入一滴且NaOH宜微过量。

（8）若收集的尿样不能立即分析测定，应置冰箱内或加入甲苯一滴。

（9）按照文献介绍，MR在3以下为“慢型”，在5以上为“快型”，若实验中MR在3～5之间可作为代谢“中型”处理。

参 考 文 献

[1] 国家药典委员会．中华人民共和国药典［M］．2015年版．北京：中国医药科技出版社，2015.
[2] 周勇，杜娜．药物分析［M］．北京：化学工业出版社，2017.
[3] 金虹，杨元娟．药物分析技术［M］．北京：中国医药科技出版社，2015.
[4] 刘洋，邹春阳．药物分析［M］．北京：清华大学出版社，2016.
[5] 王伟．色谱分析［M］．北京：化学工业出版社，2016.
[6] 干宁等．现代仪器分析［M］．北京：化学工业出版社，2016.
[7] 王凤山等．生物技术制药［M］．北京：人民卫生出版社，2016.
[8] 张振秋等．药物分析实验指导［M］．北京：中国医药科技出版社，2016.
[9] 曾青兰等．药物分析［M］．北京：中国轻工业出版社，2017.
[10] 关凤华．毛细管电泳技术在检测分析中的应用［J］．价值工程，2015，34（33）：140-141.
[11] 朱德艳．生物药物分析与检验［M］．第2版．北京：化学工业出版社，2016.
[12] 张骏．药物分析［M］．第3版．北京：高等教育出版社，2017.
[13] 于文国．生化分离技术［M］．第3版．北京：化学工业出版社，2015.
[14] 黄一石，吴朝华，杨小林．仪器分析［M］．北京：化学工业出版社，2013.
[15] 白秀峰．生物药物分析．北京：中国医药科技出版社，2014.
[16] 于治国．体内药物分析［M］．第3版．北京：中国医药科技出版社，2017.